临床常见病护理思维实践

高明欣 ◎著

辽宁科学技术出版社

沈 阳

图书在版编目（CIP）数据

临床常见病护理思维实践 / 高明欣著. — 沈阳：
辽宁科学技术出版社，2022.6

ISBN 978-7-5591-2543-9

Ⅰ.①临… Ⅱ.①高… Ⅲ.①常见病–护理 Ⅳ.
①R47

中国版本图书馆CIP数据核字（2022）第085010号

出版发行：辽宁科学技术出版社
　　　　　（地址：沈阳市和平区十一纬路25号 邮编：110003）
印 刷 者：辽宁鼎籍数码科技有限公司
经 销 者：各地新华书店
幅面尺寸：185 mm×260 mm
印　　张：15.5
字　　数：365千字
出版时间：2022年6月第1版
印刷时间：2022年6月第1次印刷
责任编辑：郑红
封面设计：李娜
责任校对：王玉宝

书　　号：ISBN 978-7-5591-2543-9
定　　价：88.00元

联系电话：024-23284526
邮购热线：024-23284502
http://www.lnkj.com.cn

前　言

护理学是医学科学领域中一门自然科学和社会科学相结合的独立的综合性应用学科，是研究护理现状及其发生、发展规律的学科。护理学的任务是促进和恢复患者健康，减轻患者痛苦。无论是在医院中抢救患者的生命，有效地执行治疗计划，进行专业的生活照顾、人文关怀和心理支持，还是在社区、家庭中对有健康需求的人群进行保健指导和预防疾病，护理学都发挥着越来越重要的作用。随着社会经济的发展、医学技术的进步，以及人民群众对健康和卫生保健需求的日益增长，人们对护理学科的地位有了新的认识。为了使临床工作者能够及时学习和应用最新的临床护理技术，也为了使患者得到最全面的护理，编者结合多年临床护理经验，并参阅大量文献编写了本书。

本书首先叙述了护理理论与应用、护理程序、护理评估、常见症状的护理、患者的舒适与安全；其次着重讲述了普外科、呼吸内科、心内科、消化内科等内容。本书内容丰富系统，具有很强的指导性、科学性、实用性，对临床各层次的护理人员、护理一线的工作者及护理专业的在校生均具有较高的参考与借鉴价值。

在编写过程中，虽然尽了最大努力，但由于编者知识水平所限，书中难免有不足、疏漏之处，敬请广大读者予以批评指正。

编　者

目　录

第一章 护理理论与应用

第一节 系统理论

系统理论是研究系统的模式、性能、行为和规律的一门科学。它为人们认识各种系统的组成、结构、性能、行为和发展规律提供了一般方法论的指导。系统理论的创始人是美籍奥地利理论生物学家和哲学家路德维希·冯·贝塔朗菲（Luduig von Bertalanffy）。系统是由若干相互联系的基本要素构成的，它是具有确定的特性和功能的有机整体。世界上的具体系统是纷繁复杂的，必须按照一定的标准，将千差万别的系统分门别类，以便分析、研究和管理，如教育系统、医疗卫生系统、宇航系统、通信系统等。如果系统与外界或它所处的外部环境有物质、能量和信息的交流，那么这个系统就是一个开放系统，否则就是一个封闭系统。护理专业既是一个封闭的系统又是一个开放的系统。

一、系统理论概述

系统概念中常见的关键名词有封闭系统与开放系统，输入、输出及反馈微观状态与宏观状态。所谓开放系统是指能与环境进行能量交换，可重建或破坏其原有组合，在过程中有输入和输出的系统。开放系统可以达到一种瞬间独立的状态，称为稳定状态。因此，人是一个开放系统，开放系统会对环境中的外来刺激做出反应，对于环境的侵入刺激，可产生组织上的改变。封闭系统的定义是一个与环境没有任何物质、信息和能量交换之系统。人有时在行为表现上也有封闭系统的倾向。封闭系统是相对的、暂时的，绝对的封闭系统是不存在的。开放系统具有自我调控能力。

人们研究和认识系统的目的之一，就在于有效地控制和管理系统。控制论则为人们对系统的管理和控制提供了一般方法论的指导，它是数学、自动控制、电子技术、数理逻辑、生物科学等学科和技术相互渗透而形成的综合性科学。根据系统论的观点，护理的服务对象是人，是一个系统，由生理、心理、社会、精神、文化等部分组成，同时人又是自然和社会环境中的一部分。人的内部各系统之间，以及人与外部环境中各种系统间都相互作用和影响。人的健康是内环境的稳定及内环境与外环境间的适应和平衡。系统论为护理学提供了以人、环境和健康为整体的理论基础。

系统论对护理实践具有重要的指导作用，促进了整体护理思想的形成，是护理程序的理论框架，作为护理理论或模式发展的框架，为护理管理者提供理论依据。许多护理理论家应用系统论的观点，发展了护理理论或模式，如纽曼（Neuman）的系统模式，罗伊（Roy）的适应模式等，这些理论模式又为护理实践提供了科学的理论指导，也为护理科研提供了理论框架和假设的理论依据。

医院护理管理系统是医院整体系统的一个子系统，与其他子系统（如医疗、行政、后勤等）和医院整体系统相互联系、相互作用和相互制约。因此，护理管理者在实施管理过程中应运用系统方法，调整各部门关系，不断优化系统结构，得到医院行政领导、医疗和后勤等部门的支持和配合，使之协调发展，高效运行，为病患提供高质量的护理服务。

玛莎·罗杰斯（Martha Rogers，以下简称"罗杰斯"）在 1970 年根据人类学、社会学、天文学、宗教学、哲学、历史学等知识，提出了一个护理概念结构。由于人是护理的中心，其概念结构也就着眼于人，并且以一般系统理论为基础。她把人描述为一个协调的整体，人的生命过程是一个动态的过程，并且是一个持续的、有创新的、进化的、具有高度差异的和不断变换形态的过程，所以罗杰斯护理理论被称为生命过程模式。

护理程序是一个开放系统，构成系统的要素有患者、护士、其他医护人员及医疗设备、药物等。这些要素通过相互作用和与环境的相互作用，给予护理对象计划性、系统、全面整体的护理，使其恢复或增进健康。护理程序系统运行过程包括评估、诊断、计划、实施、评价 5 个步骤。其中护理评估是护理程序的首要环节，而且贯穿在护理活动的全过程中。护理评估的科学性直接影响护士对病情的正确判断和护理措施的制定，全面正确的评估是保证高质量护理的先决条件，所以护理评估在护理工作中起到了灵魂的作用。在护理程序中的评估部分，应收集所有个人和环境的有关情况，由于我们的测量手段和收集资料的工具有限，因此所收集的资料常是孤立或局限的，但分析资料应能反映全面情况，所以需要补充提问和从收集的资料中寻求反映。在用生命过程模式理论评估患者时，可使用动态原则做指导以预测个体发展的性质与方向，这样可使护理工作促进人与环境间的融洽结合，加强人能量场的力量及整体性，以及改进人和环境场的形式以实现最佳健康状态。

罗杰斯生命过程模式的主要内容如下。

（一）四个主要概念

1. 人

人是一个有组织、有独特形态的能量场，在与环境能量场不断地进行物质和能量的交换中，导致人与环境不断更换形态，因而增加了人的复杂性和创新性。人的行为包括生理、心理、社会、文化和精神等属性，并按不可分割的整体性反映整个人。

2. 环境

环境包括个体外界存在的全部形态，是四维能量场，与人能量场一样具有各种形态和整体性，并且是一个开放系统。

3. 健康

健康不是一种静止的状态，健康是形态的不断创新和复杂性的增加。健康和疾病都是有价值的，而且是不可分离的，是生命过程的连续表达方式。

4. 护理

护理是一种艺术和科学，它直接服务于整体的人。帮助个体利用各种条件加强人与环境的关系，使人的整体性得到提高。维持健康、促进健康、预防与干预疾病及康复都属护理的范畴。

（二）生命过程的四个基本特征

1. 能量场

能量场是生命体和非生命体的基本单位，是对有生命的和无生命的环境因素的统一概念，具有变化的动态的内在能力，能量场是无界限的，又是不可分割的，并可延伸至无穷大。它分为人场和环境场。①人场：是统一整体的人，是由整体所特有的形态和表现特征确定，具备部分知识是不能对人场这个整体做出预测的。②环境场：由形态确定，且与人场进行整合，每个环境场对于每个人场来说都是特定的。人场和环境场都在不断地、创新地变化，两者没有明确的界限。

2. 开放性

人场和环境场之间处于持续的相互作用过程，两者之间有能量流动，没有界限、没有障碍能阻碍能量的流动。

3. 形态

形态是一个能量场的突出特征，能量场之间的交换有一定的形态，是以"单波"的形式传播。这些形态不是固定的，而是随情景需要而变化。具体来说，形态通过能量场的行为、品质和特征来表现，不断形成新的形态的动态过程称为塑型，即不断创新的过程，使能量场持续表现出各种新的形态。在护理领域，护士的主要任务是进行健康塑型，即帮助患者在知情的情况下参与治疗和护理，促进统一体向健康的方向发展。

4. 全方位性

能量场的交换是一个非线性范畴，不具备空间的或时间的属性，体现了能量场的统一性和无限性。

（三）生命过程的体内动态原则

1. 整体性

整体性是指人场和环境场之间的持续的、共有的、同时进行的互动过程。由于人类与其环境的不可分离性，因此在生命过程中的系列变化就是他们互动中出现的持续修正。在两个统一体之间长期进行的相互作用和相互变化中，双方也同时进行着塑造。

2. 共振性

共振性是对人场与环境场之间出现的变化性质而言，而人场与环境场的形态变化则是通过波动来传播。人的生命过程可以比作各种不同频率、有节奏的波组成的交响乐，人类对环境的体验是他们在和世界进行结合时的一种共振波。共振性是人场和环境场的特征，其波动形态表现为低频长波至高频短波的持续变化。

3. 螺旋性

螺旋性指的是人场与环境场之间所发生变化的方向。此原则是说明人与环境变化的性质和方向是以不断创新和必然性为特征，是沿着时间-空间连续体呈螺旋式纵轴前进的。在人场与环境场之间进行互动时，人与环境的形态差别不断增加。但其节奏不会重复，如人的形态不会重复，而是以更复杂的形式再现。因而在生命过程中出现的系列变化就成为不断进行重新定型、逐渐趋向复杂化的一个单向性现象，并对达到目的有一定必然性的过程。总之，体内动态原则是从整体来看人的一种方法。整体性体现了人场和环境场发生相互作用的可能性，共振性是指它们发生了相互作用，而螺旋性是相互作用的结果和表现形式。

二、系统论在护理实践中的应用

罗杰斯认为，个体与环境不断地互相交换物质、信息和能量，环境是指个体以外的所有因素，两者之间经常交换使双方都具有开放系统的特点。在应用生命过程模式理论对患者进行护理评估时，所收集的资料应体现体内动态原则，主要是了解在不同实践阶段，环境是如何影响人的行为形态。护理评估是对整体的人，而不是对某一部分情况的评估，是对个人的健康与潜在健康问题的评估，而不是对疾病过程的评估。

第二节 自理理论

多萝西娅·伊丽莎白·奥瑞姆（Dorothea Elizabeth Orem，以下简称"奥瑞姆"）是美国著名的护理理论学家之一。她在长期的临床护理、教育和护理管理以及研究中，形成和完善了自理模式（Orem's self-care model）。强调护理的最终目标是恢复和增强人的自护能力，对护理实践有着重要的指导作用。

一、自理理论概述

奥瑞姆的自理模式主要包括自理理论、自理缺陷理论和护理系统理论。

（一）自理理论

每个人都有自理需要，而且因不同的健康状况和生长发育的阶段而不同。自理理论包括自我护理、自理能力、自理的主体、治疗性自理需要和自理需要五个主要概念。

（1）自我护理是个体为维持自身的结构完整和功能正常，维持正常的生长发育过程，所采取的一系列自发的调节行为。人的自我护理活动是连续的、有意义的。完成自我护理活动需要智慧、经验和他人的指导与帮助。正常成人一般可以进行自我护理活动，但是婴幼儿和那些不能完全自我护理的成人则需要不同程度的帮助。

（2）自理能力是指人进行自我护理活动的能力，也就是自我照顾的能力。自理能力是人为了维护和促进健康及身心发展进行自理的能力，是一个趋于成熟或已成熟的人的综合能力。人为了维持其整体功能正常，根据生长发育的特点和健康状况，确定并详细叙述自理需要，进行相应的自理行为，满足其特殊需要，比如人有预防疾病和避免损伤的需要，在患病或受损伤后，有减轻疾病或损伤对身心损害的需要。奥瑞姆认为自理能力包括十个主要方面。①重视和警惕危害因素的能力：关注身心健康，有能力对危害健康的因素引起重视，建立自理的生活方式。②控制和利用体能的能力：人往往有足够的能量进行工作和日常生活，但疾病会不同程度地降低此能力，患病时人会感到乏力，无足够的能量进行肢体活动。③控制体位的能力：当感到不适时，有改变体位或减轻不适的能力。④认识疾病和预防复发的能力：患者知道引发疾病的原因、过程、治疗方法及预后，有能力采取与疾病康复和预防复发相关的自理行为，如改善或调整原有的生活方式，避免诱发因素，遵医嘱服药等。⑤动机是指对疾病的态度。若积极对待疾病，患者有避免各种危险因素的意向或对恢复工作回归社会有信心等。⑥对健康问题的判断能力：当身体健康出现问题时，能做出决定，及时就医。⑦学习和运用与疾病治疗和康复相关的知识和技能的能力。⑧与医护人员有效沟通，配合各项治疗和护理的能力。⑨安排自我照顾行为的能力，能解释自理活动的内容和益处，并合理安排自理活动。⑩从个人、家庭和社会各方面寻求支持和帮助的能力。

（3）自理的主体：完成自我护理活动的人。在正常情况下，成人的自理主体是本身，但是儿童、患者或残疾人等的自理主体部分是自己、部分为健康服务者或是健康照顾者如护士等。

（4）治疗性自理需要：在特定时间内，以有效的方式进行一系列相关行为以满足自理需要，包括一般生长发育的和健康不佳时的自理需要。

（5）自理需要：为了满足自理需要而采取的所有活动，包括一般的自理需要，成长发展的自理需要和健康不佳的自理需要。

一般的自理需求：与生命过程和维持人体结构和功能的整体性相关联的需求。①摄取足够的空气、水和食物。②提供与排泄有关的照料。③维持活动与休息的平衡。④维持孤独及社会交往的平衡。⑤避免对生命和健康有害因素。⑥按正常规律发展。

发展的自理需求：与人的成长发展相关的需求；不同的发展时期有不同的需求；有预防和处理在成长过程中遇到不利情况的需求。

健康不佳时的自理需求：个体在身体结构和功能、行为和日常生活习惯发生变化时出现的自理需求。包括：①及时得到治疗。②发现和照顾疾病造成的影响。③有效地执行诊断、治疗和康复方法。④发现和照顾因医护措施引起的不适和不良反应。⑤接受并适应患病的事实。⑥学习新的生活方式。

（6）基本条件因素：反映个体特征及生活状况的一些因素包括年龄、健康状况、发展水平、社会文化背景、健康照顾系统、家庭、生活方式、环境和资源等。

（二）自理缺陷理论

自理缺陷是奥瑞姆理论的核心，是指人在满足其自理需要方面，在质或量上出现不足。当自理需要小于或等于自理主体的自理能力时，人就能进行自理活动。当自理主体的自理能力小于自理需要时，就会出现自理缺陷。这种现象可以是现存的，也可以是潜在的。自理缺陷包括两种情况：一种是当自理能力无法全部满足治疗性自理需求时，即出现自理缺陷；另一种是照顾者的自理能力无法满足被照顾者的自理需要。自理缺陷是护理工作的重心，护理人员应与患者及其家属进行有效沟通，保持良好的护患关系，以确定如何帮助患者，与其他医疗保健专业人士和社会教育性服务机构配合，形成一个帮助性整体，为患者及其家属提供直接帮助。

（三）护理系统理论

护理系统是在人出现自理缺陷时护理活动的体现，是依据患者的自理需要和自理主体的自理能力采取的护理形式。

护理力量是受过专业教育或培训的护士所具有的护理能力。既了解患者的自理需求及自理力量，又能做出行动、帮助患者，通过执行或提高患者的自理力量来满足治疗性自理需求。

护理系统也是护士在护理实践中产生的动态的行为系统，奥瑞姆将其分为三个系统：全补偿护理系统、部分补偿系统、辅助教育系统。各护理系统的适用范围、护士和患者在各系统中所承担的职责如下所述。

1．全补偿护理系统

患者没有能力进行自理活动；患者神志和体力上均没有能力；神志清楚，知道自己的自理需求，但体力上不能完成；体力上具备，但存在精神障碍无法对自己的自理需求做出判断和决定，对于这些患者需要护理给予全面的帮助。

2．部分补偿护理系统

这是满足治疗性自理需求，既需要护士提供护理照顾，也需要患者采取自理行动。

3．辅助-教育系统

患者能够完成自理活动，同时也要求其完成；需要学习才能完成自理，没有帮助就不能完成。护士通过对患者提供教育、支持、指导，提高患者的自理能力。

这三个系统类似于我国临床护理中一直沿用至今的分级护理制度，即特级和一级护理、二级护理和三级护理。

奥瑞姆理论的特征：其理论结构比较完善而有新意；相对简单而且易于推广；奥瑞姆的理论与其他已被证实的理论、法律和原则也是一致的；奥瑞姆还强调了护理的艺术性以及护士应具有的素质和技术。

二、自理理论在护理实践中的应用

奥瑞姆的自理理论被广泛应用在护理实践中，她将自理理论与护理程序有机地联系在一起，通过设计好的评估方法和工具评估患者的自理能力及自理缺陷，以帮助患者更好地达到自理。她将护理程序分为以下三步。

（一）评估患者的自理能力和自理需要

在这一步中，护士可以通过收集资料来确定病种存在哪些自理缺陷，以及引起自理缺陷的原因，评估患者的自理能力与自理需要，从而确定患者是否需要护理帮助。

1．收集资料

护士收集的资料包括患者的健康状况，患者对自身健康的认识，医师对患者健康的意见，患者的自理能力，患者的自理需要等。

2．分析与判断

在收集自理能力资料的基础上，确定以下问题：①患者的治疗性自理需要是什么。②为满足患者的治疗性自理需求，其在自理方面存在的缺陷有哪些。③如果有缺陷，由什么原因引起的。④患者在完成自理活动时具备的能力有哪些。⑤在未来一段时间内，患者参与自理时具备哪些潜在能力，如何制定护理目标。

（二）设计合适的护理系统

根据患者的自理需要和能力，在完全补偿系统、部分补偿系统和支持-教育系统中选择一个合适的护理系统，并依据患者智力性自理需求的内容制订出详细的护理计划，给患者提供生理和心理支持及适合于个人发展的环境，明确护士和患者的角色功能，以达到促进健康、恢复健康、提高自理能力的目的。

（三）实施护理措施

根据护理计划提供适当的护理措施，帮助和协调患者恢复和提高自理能力，满足患者的自理需求。

第三节　适应理论

美国护理理论家卡利斯塔·罗伊（Callista Roy，以下简称"罗伊"）提出适应模式。罗伊对适应模式的研究始于1964年，她分析并创造性地运用了一般系统理论、行为系统模式、适应理论、压力与应激理论、压力与应对模式，以及人类基本需要理论的有关理论观点，从而构建了罗伊适应模式。

一、适应理论概述

（一）罗伊适应模式的假设

该理论主要源于系统论、整体论、人性论和赫尔森适应理论的哲学观点：人是具有生物、心理和社会属性的有机整体，是一个适应系统。在系统与环境间存在着持续的信息、物质与能量的交换，人与环境间的互动可以引起自身内在或者外部的变化，而人在这变化环境中必须保持完整性，因此每个人都需要适应。

（二）罗伊适应模式的主要概念

1. 刺激

刺激是指来自外界环境或人体内部的可以引起反应的一个信息、物质或能量单位。

（1）主要刺激：指当时面对的需要立即适应的刺激，通常是影响人的一些最大的变化。

（2）相关刺激：所有内在的或外部的对当时情境有影响的刺激，这些刺激是可观察到的、可测量的，或是由本人主动诉说的。

（3）固有刺激：原有的构成本人特征的刺激，这些刺激与当时的情境有一定关联，但不易观察到及客观测量到。如某患者因在室外高温下工作引起心肌缺氧，出现胸疼。其中主要刺激是心肌缺氧，相关刺激是高温、疼痛感、患者的年龄、体重、血糖水平和冠状动脉的耐受程度等，固有刺激是吸烟史和与其职业有关的刺激。

2. 适应水平

适应水平是人对刺激以正常的努力进行适应性反应的范围。每个人的反应范围都是不同的，受各人应对机制的影响而不断变化。

（三）罗伊的适应模式

罗伊的适应模式是以人是一个整体性适应系统的理论观点为理论构架的。应用应对机制来说明人作为一个适应系统面临刺激时的内在控制过程。适应系统的内在控制过程，也就是应对机制，包括生理调节和心理调节。①生理调节是遗传的，机体通过神经—化学物质—内分泌途径进行应答。②心理调节则是后天习得的，机体通过感觉、加工、学习、判断和情感等复杂的过程进行应答。

生理调节和心理调节作用于效应器即生理功能、自我概念、角色功能及相互依赖，形成四种相应的适应方式。①生理功能：氧合功能、营养、排泄、活动与休息、皮肤完整性、感觉、体液、电解质与酸碱平衡、神经与内分泌功能等。②自我概念：个人在特定时间内对自己的看法与感觉，包括躯体自我与个人自我两部分。③角色功能方面：描述个人在社会中所承担角色的履行情况，分为三级：一级角色与机体的生长发育有关，二级角色来源于一级角色，三级角色由二级角色衍生出来。④相互依赖：陈述个人与其重要关系人及社会支持系统间的相互关系。

罗伊认为护理是一门应用性学科，她通过促进人与环境的互动来增进个体或人群的整体性适应。强调护理的目标是：①促进适应性反应。应用护理程序促进人在生理功能、自我概念、角色功能及相互依赖这四个方面对健康有利的反应。②减少无效性反应。护理活动是以健康为目标，对作用于人的各种刺激加以控制以促进适应反应；扩展个体的适应范围，使个人能耐受较大范围的刺激。罗伊对健康的认识为处于和成为一个完整的和全面的人的状态和过程。人的完整性则表现为有能力达到生存、成长、繁衍、主宰和自我实现；健康也是人的功能处于对刺激的持续适应状态，健康是适应的一种反映。罗伊认为环境是围绕着和作用于人的和群体的发展和行为的所有情况、事实和影响。环境主要是来自人内部和环绕于人周围的一些刺激；环境中包含主要刺激、相关刺激和固有刺激。

二、罗伊适应模式在护理中的应用

罗伊的适应模式是目前各国护理工作者广泛运用的护理学说。它从整体观点出发，着重探讨了人作为一个适应系统面对环境中各种刺激的适应层面与适应过程。为增进有效适应护理应不失时机地对个体的适应问题，以及引起问题产生的刺激因素加以判断和干预，从而促进人在生理功能、自我概念、角色功能与社会关系方面的整体性适应，提高健康水平。

适应模式一经提出便博得护理界广为关注和极大兴趣，广泛应用于护理教育、研究和临床护理中。在护理教育中，先后被多个国家用作护理本科课程、高级文凭课程的课程设置理论框架。应用该模式为课程设置理论框架有三个优点：使学生明确护理的目的就是要促进和改善不同健康或疾病状态下的人在生理功能、自我概念、角色功能和相互依赖四个方面的适应能力与适应方法；体现了有别于医学的护理学课程特色，便于分析护理学课程与医学课程的区别与联系；有利于学生验证理论和发展对理论价值的分析和洞悉能力。

在科研方面，适应模式被用于多个护理定性和定量研究的理论框架。例如，患者及其家属对急慢性疾病适应水平及适应方式的描述性研究，吸毒妇女在寻求帮助方面的适应性反应，手术患者家属的需求，丧偶的适应过程研究等。

在临床护理实践中，适应模式在国外已用于多种急、慢性患者的护理，包括哮喘、慢性阻塞性肺部疾病、心肌梗死、肝病、肾病、癌症等，同时此模式也用于指导康复护理、家庭和社区护理。近年来，在我国也有相关的文献报道，应用适应模式对乳腺癌患者进行护理等。

根据适应模式，罗伊将护理的工作方法分为六个步骤：一级评估、二级评估、护理诊断、制定目标、护理干预和护理评价。

（一）一级评估

一级评估是指收集与生理功能、自我概念、角色功能和相互依赖四个方面有关的行为，又称为评估。通过一级评估，护士可以确定患者的行为是适应性反应还是无效性反应。

（二）二级评估

二级评估是对影响患者行为的三种刺激因素的评估，具体内容包括以下几点。

1. 主要刺激

主要刺激是对当时引起反应的主要原因的评估。

2. 相关刺激

相关刺激包括吸烟、药物、饮酒、生理功能、自我概念、角色功能、相互依赖、应对机制及方式、生理及心理压力、社交方式、文化背景及种族、信仰、社会文化经济环境、物理环境、家庭结构及功能等。

3. 固有刺激

固有刺激包括遗传、性别、信仰、态度、生长发育的阶段、特性及社会文化方面的其他因素。通过二级评估，可以帮助护士明确引发患者无效性反应的原因。

（三）护理诊断

护理诊断是对个体适应状态的陈述或诊断，护士通过一级和二级评估，可明确患者的无效反应及其原因，进而推断出护理问题或护理诊断。

（四）制定目标

目标是对患者经过护理干预后达到的行为结果的陈述，包括短期目标和长期目标。制定目标时护士应注意一定以患者的行为反应为中心，尽可能与患者及其家属共同制订并尊重患者的选择，且制定可观察、可测量和可达到的目标。

（五）护理干预

干预是护理措施的制定和落实。罗伊认为护理干预可以通过控制或改变各种作用与适应系统的刺激，使其全部作用于个体适应范围内。控制刺激的方式有消除刺激、增强刺激、减弱刺激或改变刺激，干预也可着重于提高个体的应对能力，扩大适应的范围，尽量使全部刺激作用于适应范围以内，以促进适应性反应。

（六）护理评价

在此过程中，护士应将干预后患者的行为改变与目标行为相比较，既定的护理目标是否达到，衡量其中差异，找出未达到的原因，根据评价结果再调整，并进一步计划和采取措施。

第四节　健康系统理论

贝蒂·纽曼（Betty Neuman，以下简称"纽曼"）1970 年提出了健康系统模式，后经两年的完善于 1972 年在《护理研究》杂志上发表了《纽曼健康系统模式》一文。经过多次修改，于 1988 年再版的《纽曼系统模式在护理教育与实践中的应用》完善地阐述了纽曼的护理观点，并被广泛地应用于临床护理及社区护理实践中。

一、健康系统理论概述

纽曼健康系统模式主要以格式塔特心理学为基础，并应用了路德维希·冯·贝塔朗菲的系统理论、席尔（Selye）压力与适应理论及凯普兰（Caplan）三级预防理论。主要概念如下。

(一) 个体

个体是指个体的人，也可为家庭、群体或社区，是与环境持续互动的开放系统，称为服务对象系统。

1. 正常防御线

正常防御线是指每个个体经过一定时间逐渐形成的对外界反应的正常范围，即通常的健康/稳定状态。它是由生理的、心理的、社会文化的、发展的、精神的机能所组成，用来对付应激源的。这条防御线是动态的，与个体随时需要保持稳定有关。一旦压力源入侵正常防御线，个体发生压力反应，表现为稳定性减低和产生疾病。

2. 抵抗线

抵抗线是防御应激源的一些内部因素，其功能是使个体稳定并恢复到健康状态（正常防御线）。它是保护基本结构，并且当环境中的应激源侵入或破坏正常防御线时，抵抗线被激活，例如：免疫机制，如果抵抗线的作用（反应）是有效的，系统可以重建；但如果抵抗线的作用（反应）是无效的，其结果是能量耗尽，系统灭亡。

3. 弹性防御线

弹性防御线为外层的虚线，也是动态的，能在短期内迅速发生变化。当环境施加压力时，它是正常防御线的缓冲剂；而当环境给以支持并有助于成长和发展时，它是正常防御线的过滤器。其功能会因一些变化如失眠、营养不良或其他日常生活变化而降低。当这个防御线的弹性作用不能再保护个体对抗应激源时，应激源就会破坏正常防御线而导致疾病。当弹性防御线与正常防御线之间的距离增加，表明系统保障程度增强。

以上三种防御机制，既有先天赋予的，又有后天习得的，抵抗效能取决于心理、生理、社会文化、生长发育、精神五个变量的相互作用。三条防御线的相互关系是弹性防御线保护正常防御线，抵抗线保护基本结构。当个体遇到压力源时，弹性防御线首先激活以防止压力源入侵。若弹性防御线抵抗不消，压力源侵入正常防御线，人体发生反应，出现症状。此时，抵抗线被激活。当抵抗有效，个体又恢复到正常防御线未遭受入侵时的健康状态。

(二) 应激源

纽曼将应激源定义为能够产生紧张及潜在地引起系统失衡的刺激。系统需要应对一个或多个刺激。纽曼系统模式中强调的是确定应激源的类型、本质和强度。

1. 个体外的应激源

这是发生在个体以外的力量。如失业，是受同事是否接受（社会文化力量）、个人对失业的感受（心理的）及完成工作的能力（生理的、发展的、心理的）所影响。

2. 个体间的应激源

这是发生在一个或多个个体之间的力量。如夫妻关系，常受不同地区和时代（社会文化）、双方的年龄和发展水平（生理和发展的）及对夫妻的角色感觉和期望（心理的）所影响。

3. 个体内的应激源

这是发生在个体内部的力量。如生气，是一种个体内部力量，其表达方式是受年龄（发展的）、体力（生理的）、同伴们的接受情况（社会文化的），以及既往应对生气的经历（心理的）所影响。

应激源可以对此个体有害，但对另一个体无害。因而仔细评估应激源的数量、强度、相持时间的长度，以及对该系统的意义和既往的应对能力等，对护理干预是非常重要的。

（三）反应

纽曼认为保健人员应根据个体对应激源反应情况进行以下不同的干预。

1. 初级预防

初级预防是指在只有怀疑有或已确定有应激源而尚未发生反应的情况下就开始进行的干预。初级预防的目的是预防应激源侵入正常防御线或通过减少与应激源相遇的可能性和增强防御线来降低反应的程度，如减轻空气污染、预防免疫注射等。

2. 二级预防

如果反应已发生，干预就从二级预防开始。主要是早期发现病例、早期治疗症状以增强内部抵抗线来减少反应，如进行各种治疗和护理。

3. 三级预防

三级预防是指在上述治疗计划后，已出现重建和相当程度的稳定时进行的干预。其目的是通过增强抵抗线维持其适应性以防止复发，如进行患者教育，提供康复条件等。

二、纽曼系统模式在护理中的应用

纽曼系统模式自正式发表以来得到了护理学术界的一致认同，已被广泛用于护理教育、科研和临床护理实践中。

纽曼系统模式的整体观、三级预防概念，以及于个人、家庭、群体、社区护理的广泛适应性，为中专、大专、本科、硕士等不同层次护理专业学生的培养提供了有效的概念框架。除了用于课程设置，此系统模式还可作为理论框架设计护理评估、干预措施和评价工具供学生在临床实习使用，且具有可操作性。

在护理科研方面，纽曼系统模式既已用于指导对相关护理现象的定性研究，又已作为对不同服务对象预防性干预效果的定量研究理论框架，而此方面报道最多的是应用纽曼系统模式改善面对特定生理、心理、社会、环境性压力源患者的护理效果研究。

在临床护理实践方面，大量文献报道，纽曼系统模式可用于从新生儿到老年处于不同生长发育阶段的人的护理。它不仅在精神科使用，也在内外科、重症监护室、急诊、康复病房、老年护理院等使用。纽曼系统模式已被用于对多种患者的护理，如慢性阻塞性肺病、多发性硬化、高血压、肾脏疾病、癌症、急慢性脊髓损伤、矫形整容手术等患者，甚至也用于对艾滋病和一些病情非常危重复杂的患者，如多器官衰竭、心肌梗死患者的护理。

第二章 护理程序

第一节 护理评估

护理评估（nursing assessment）是有目的、有计划、有步骤地收集有关护理对象生理、心理、社会文化和经济等方面的资料，对此进行整理与分析，以判断服务对象的健康问题，为护理活动提供可靠的依据。具体包括收集资料、整理资料和分析资料三部分。

一、收集资料

（一）资料的来源

1. 直接来源

护理对象本人，是第一资料来源也是主要来源。

2. 间接来源

（1）护理对象的重要关系人，也就是社会支持性群体，包括亲属、关系亲密的朋友、同事等。

（2）医疗活动资料，如既往实验室报告、出院小结等健康记录。

（3）其他医护人员、放射医师、化验师、药剂师、营养师、康复师等。

（4）护理学及其他相关学科的文献等。

（二）资料的内容

在收集资料的过程中，各个医院均有自己设计的收集资料表，无论依据何种框架，基本内容主要包括一般资料、生活状况及自理程度、健康检查及心理社会状况等。

1. 一般资料

一般资料包括患者姓名、性别、出生日期、出生地、职业、民族、婚姻、文化程度、住址等。

2. 现在的健康状况

现在的健康状况包括主诉、现病史、入院方式、医疗诊断、目前用药情况，以及目前的饮食、睡眠、排泄、活动、健康管理等日常生活形态。

3. 既往健康状况

既往健康状况包括既往史、创伤史、手术史、家族史、有无过敏史、有无传染病，以及既往的日常生活形态、烟酒嗜好，女性还包括月经史和婚育史。

4. 护理体检

护理体检包括体温、脉搏、呼吸、血压、身高、体重、生命体征、各系统的生理功能，以及有无疼痛、眩晕、麻木、瘙痒等，有无感觉（视觉、听觉、嗅觉、味觉、触觉）异常，有无思维活动、记忆能力等障碍等认知感受形态。

5．实验室及其他辅助检查结果

实验室及其他辅助检查结果包括最近进行的辅助检查的客观资料，如实验室检查、X 线检查、病理检查等。

6．心理方面的资料

心理方面的资料包括对疾病的认知和态度、康复的信心、病后情绪、心理感受、应对能力等变化。

7．社会方面的资料

社会方面的资料包括就业状态、角色问题和社交状况、有无重大生活事件、支持系统状况、有无宗教信仰、享受的医疗保健待遇等。

（三）资料的分类

1．按照资料的来源划分

它包括主观资料和客观资料。主观资料指患者对自己健康问题的体验和认识，包括患者的知觉、情感、价值、信念、态度、对个人健康状态和生活状况的感知。主观资料的来源可以是患者本人，也可以是患者家属或对患者健康有重要影响的人。客观资料指检查者通过观察、会谈、体格检查和实验等方法得到或被检测出的有关患者健康状态的资料。客观资料获取是否全面和准确主要取决于检查者是否具有敏锐的观察能力及丰富的临床经验。

当护士收集到主观资料和客观资料后，应将两方面的资料加以比较和分析，可互相证实资料的准确性。

2．按照资料的时间划分

它包括既往资料和现时资料。既往资料是指与服务对象过去健康状况有关的资料，包括既往病史、治疗史、过敏史等。现时资料是指与服务对象现在发生疾病有关的状况，如现在的体温、脉搏、呼吸、血压、睡眠状况等。

护士在收集资料时，需要将既往资料和现时资料结合起来分析。

（四）收集资料的方法

1．观察

观察是指护理人员运用视、触、叩、听、嗅等感官，获得患者、家属及患者所处环境的信息并进行分析判断，是收集有关服务对象护理资料的重要方法之一。观察贯穿在整个评估过程中，可以与交谈同时进行。护士应及时、敏锐、连续地对服务对象进行观察，如患者出现面容痛苦、呈强迫体位，就提示患者是否有疼痛，由此进一步询问持续时间、部位、性质等。观察作为一种技能，需要护理人员在实践中不断培养和锻炼，以期得到发展和提高。

2．交谈

护患之间的交谈是一种有目的的医疗活动，使护理人员获得有关患者的资料和信息。一般可分为以下两种。①正式交谈：事先通知患者，有目的、有计划的交谈，如入院后的采集病史。②非正式交谈：护士在日常护理工作中与患者随意自然的交谈，不明确目的，不规定主题、时间，是一种"开放式交流"，以便及时了解到服务对象的真实想法和心理反应。交谈时护士应注意沟通技巧的运用，对一些敏感性话题应注意保护患者的隐私。

3. 护理体检

护理人员运用体检技能，为护理对象进行系统的身体评估，获取与护理有关的生命体征、身高、体重等资料，以便收集与护理诊断、护理计划有关的患者方面的资料，及时了解病情变化和发现护理对象的健康问题。

4. 阅读

阅读包括查阅护理对象的医疗病历（门诊和住院）、各种护理记录及实验室和辅助检查结果，以及有关文献等。也可以用心理测量及评定量表对服务对象进行心理社会评估。

二、整理资料

为了避免遗漏和疏忽相关和有价值的资料，得到完整全面的资料，常依据某个护理理论模式设计评估表格，护理人员依据表格全面评估，整理资料。

（一）按戈登（Gordon）的功能性健康形态整理分类

1. 健康感知-健康管理形态

健康感知-健康管理形态指服务对象对自己健康状态的认识和维持健康的方法。

2. 营养代谢形态

营养代谢形态包括食物的利用和摄入情况。如营养、液体、组织完整性、体温调节及生长发育等的需求。

3. 排泄形态

排泄形态主要指肠道、膀胱的排泄状况。

4. 活动-运动形态

活动-运动形态包括运动、活动、休闲与娱乐状况。

5. 睡眠-休息形态

睡眠-休息形态指睡眠、休息及精神放松的状况。

6. 认知-感受形态

认知-感受形态包括与认知有关的记忆、思维、解决问题和决策，以及与感知有关的视、听、触、嗅等功能。

7. 角色-关系形态

角色-关系形态家庭关系、社会中角色任务及人际关系的互动情况。

8. 自我感受-自我概念形态

自我感受-自我概念形态指服务对象对于自我价值与情绪状态的信念与评价。

9. 性-生殖形态

性-生殖形态主要指性发育、生殖器官功能及对性的认识。

10. 应对-压力耐受形态

应对-压力耐受形态指服务对象压力程度、应对与调节压力的状况。

11. 价值-信念形态

价值-信念形态指服务对象的思考与行为的价值取向和信念。

（二）按马斯洛（Maslow）需要层次进行整理分类

1. 生理需要

体温 39 ℃，心率 120 次/分，呼吸 32 次/分，腹痛等。

2. 安全的需要

对医院环境不熟悉，夜间睡眠需开灯，手术前精神紧张，走路易摔倒等。

3. 爱与归属的需要

患者害怕孤独，希望有亲友来探望等。

4. 尊重与被尊重的需要

如患者说"我现在什么事都不能干了""你们应该征求我的意见"等。

5. 自我实现的需要

担心住院会影响工作、学习，有病不能实现自己的理想等。

（三）按北美护理诊断协会的人类反应形态分类

1. 交换

交换包括营养、排泄、呼吸、循环、体温、组织的完整性等。

2. 沟通

沟通主要指与人沟通交往的能力。

3. 关系

关系指社交活动、角色作用和性生活形态。

4. 价值

价值包括个人的价值观、信念、宗教信仰、人生观及精神状况。

5. 选择

选择包括应对能力、判断能力及寻求健康所表现的行为。

6. 移动

移动包括活动能力、休息、睡眠、娱乐及休闲状况、日常生活自理能力等。

7. 知识

知识包括自我概念，感知和意念；包括对健康的认知能力、学习状况及思考过程。

8. 感觉

感觉包括个人的舒适、情感和情绪状况。

三、分析资料

（一）检查有无遗漏

将资料进行整理分类之后，应仔细检查有无遗漏，并及时补充，以保证资料的完整性及准确性。

（二）与正常值比较

收集资料的目的在于发现护理对象的健康问题。因此护士应掌握常用的正常值，将所收集到的资料与正常值进行比较，并在此基础上进行综合分析，以发现异常情况。

（三）评估危险因素

有些资料虽然目前还在正常范围，但是由于存在危险因素，若不及时采取预防措施，以后很可能会出现异常，损害服务对象的健康。因此，护士应及时收集资料评估这些危险因素。

护理评估通过收集服务对象的健康资料，对资料进行组织、核实和分析，确认服务对象对现存的或潜在的健康问题或生命过程的反应，为做出护理诊断和进一步制订护理计划奠定了基础。

四、资料的记录

(一) 原则

书写全面、整洁、简练、流畅，客观资料运用医学术语，避免使用笼统、模糊的词，主观资料尽量引用护理对象的原话。

(二) 记录格式

根据资料的分类方法，根据各医院，甚至各病区的特点自行设计，多采用表格式记录。与患者第一次见面收集到的资料记录称为入院评估，要求详细、全面，是制订护理计划的依据，一般要求入院后 24 小时内完成。住院期间根据患者病情天数，每天或每班记录，反映了患者的动态变化，用以指导护理计划的制订、实施、评价和修订。

第二节　护理诊断

护理诊断是护理程序的第二个步骤，是在评估的基础上对所收集的健康资料进行分析，从而确定服务对象的健康问题及引起健康问题的原因。护理诊断是一个人生命过程中的生理、心理、社会文化发展及精神方面健康状况或问题的一个简洁、明确的说明，这些问题都属于护理职责范围之内，能够用护理的方法解决的问题。

一、护理诊断的概念

1990 年，北美护理诊断协会（North Amertca Nursing Diagnostic Association，NANDA）提出并通过了护理诊断的定义：护理诊断（nursing diagnosis）是关于个人、家庭、社区对现存或潜在的健康问题及生命过程反应的一种临床判断，是护士为达到预期的结果选择护理措施的基础，这些预期结果应能通过护理职能达到。

二、护理诊断的组成部分

护理诊断有四个组成部分：名称、定义、诊断依据和相关因素。

(一) 名称

名称（label）是对服务对象健康状况的概括性的描述。应尽量使用 NANDA 认可的护理诊断名称，以有利于护士之间的交流和护理教学的规范。常用改变、受损、缺陷、无效或低效等特定描述语。例如，排便异常、便秘；有皮肤完整性受损的危险。

(二) 定义

定义（definition）是对名称的一种清晰的、正确的表达，并以此与其他诊断相鉴别。一个诊断的成立必须符合其定义特征。有些护理诊断的名称虽然十分相似，但仍可从定义中发现彼此的差异。例如："压力性尿失禁"的定义是"个人在腹内压增加时立即无意识地排尿的一种状态"，"反射性尿失禁"的定义是"个体在没有要排泄或膀胱满胀的感觉下可以预见的不自觉地排尿的一种状态"。虽然两者都是尿失禁，但前者的原因是腹内压增高，后者的原因是无法抑制的膀胱收缩。因此，确定诊断时必须认真区别。

（三）诊断依据

诊断依据（defining characteristics）是做出护理诊断的临床判断标准。诊断依据常常是患者所具有的一组症状和体征，以及有关病史，也可以是危险因素。对于潜在的护理诊断，其诊断依据则是原因本身（危险因素）。

诊断依据依其在特定诊断中的重要程度分为主要依据和次要依据。

1. 主要依据

主要依据是指形成某一特定诊断所应具有的一组症状和体征及有关病史，是诊断成立的必要条件。

2. 次要依据

次要依据是指在形成诊断时，多数情况下会出现的症状、体征及病史，对诊断的形成起支持作用，是诊断成立的辅助条件。

例如：便秘的主要依据是"粪便干硬，每周排大便不到三次"，次要依据是"肠鸣音减少，自述肛门部有压力和胀满感，排大便时极度费力并感到疼痛，可触到肠内嵌塞粪块，并感觉不能排空"。

（四）相关因素

相关因素（related factors）是指造成服务对象健康状况改变或引起问题产生的情况。常见的相关因素包括以下几个方面。

1. 病理生理方面的因素

病理生理方面的因素指与病理生理改变有关的因素。例如，"体液过多"的相关因素可能是右心衰竭。

2. 心理方面的因素

心理方面的因素指与服务对象的心理状况有关的因素。例如，"活动无耐力"可能是由疾病后服务对象处于较严重的抑郁状态引起。

3. 治疗方面的因素

治疗方面的因素指与治疗措施有关的因素（用药、手术创伤等）。例如，"语言沟通障碍"的相关因素可能是使用呼吸机时行气管插管。

4. 情景方面的因素

情景方面的因素指环境、情景等方面的因素（陌生环境、压力刺激等）。例如，"睡眠形态紊乱"可能与住院后环境改变有关。

5. 年龄因素

年龄因素指在生长发育或成熟过程中与年龄有关的因素。如婴儿、青少年、中年、老年各有不同的生理、心理特征。

三、护理诊断与合作性问题及医疗诊断的区别

（一）合作性问题——潜在并发症

在临床护理实践中，护士常遇到一些没有完全包含在 NANDA 制订的护理诊断中的问题，而这些问题也确实需要护士提供护理措施，因此，1983 年有学者提出了合作性问题的概念。该学者把护士需要解决的问题分为两类：一类经护士直接采取措施可以解决，属于护理诊断；另一类需要护士与其他健康保健人员，尤其是医师共同合作解决，属于合作性问题。

合作性问题需要护士承担监测职责，以及时发现服务对象身体并发症的发生和情况的变化，但并非所有并发症都是合作性问题。有些可通过护理措施预防和处理，属于护理诊断；只有护士不能预防和独立处理的并发症才是合作性问题。合作性问题的陈述方式是"潜在并发症（potential complication）：××××"，如"潜在并发症：脑出血"。

（二）护理诊断与合作性问题及医疗诊断的区别

1. 护理诊断与合作性问题的区别

护理诊断是护士独立采取措施能够解决的问题；合作性问题需要医师、护士共同干预处理，处理决定来自医护双方。对合作性问题，护理措施的重点是监测。

2. 护理诊断与医疗诊断的区别

明确护理诊断和医疗诊断的区别对区分护理和医疗两个专业、确定各自的工作范畴和应负的法律责任非常重要。两者主要区别见表 2-1。

表 2-1　护理诊断与医疗诊断的区别

项目	护理诊断	医疗诊断
临床判断的对象	对个体、家庭、社会的健康问/生命过程反应的一种临床判断	对个体病理生理变化的一种临床判断
描述的内容	描述的是个体对健康问题的反应	描述的是一种疾病
决策者	护士	医疗人员
职责范围	在护理职责范围内进行	在医疗职责范围内进行
适应范围	适用于个体、家庭、社会的健康问题	适用于个体的疾病
数量	往往有多个	一般情况下只有一个
是否变化	随病情的变化	一旦确诊不会改变

第三节　护理计划

制订护理计划是如何解决护理问题的一个决策过程，计划（planning）是对患者进行护理活动的指南，是针对护理诊断制定具体护理措施来预防、减轻或解决有关问题。其目的是确认护理对象的护理目标，以及护士将要实施的护理措施，使患者得到合适的护理，保持护理工作的连续性，促进医护人员的交流和利于评价。制订护理计划包括四个步骤。

一、排列护理诊断的优先顺序

一般情况下，患者可以存在多个护理诊断，为了确定解决问题的优先顺序，根据问题的轻重缓急合理安排护理工作，需要对这些护理诊断包括合作性问题进行排序。

（一）排列护理诊断

一个患者可同时有多个护理问题，制订计划时应按其重要性和紧迫性排出主次，一般把威胁最大的问题放在首位，其他的依次排列，这样护士就可根据轻、重、缓、急有计划地进行工作，通常可按如下顺序排列。

1. 首优问题

首优问题是指会威胁患者生命，需立即行动去解决的问题。如清理呼吸道无效、气体交换受阻等。

2. 中优问题

中优问题是指虽不会威胁患者生命，但能导致身体上的不健康或情绪上变化的问题，如活动无耐力、皮肤完整性受损、便秘等。

3. 次优问题

次优问题指人们在应对发展和生活中变化时所产生的问题。这些问题往往不是很紧急，如营养失调、知识缺乏等。

（二）排序时应该遵循的原则

（1）按马斯洛的人类基本需要层次论进行排列，优先解决生理需要。这是最常用的一种方法。生理需要是最低层次的需要，也是人类最重要的需要。一般来说，影响生理需要满足的护理问题，对生理功能的平衡状态威胁最大的护理问题是需要优先解决的护理诊断。如与空气有关的气体交换障碍、清理呼吸道无效，与水有关的体液不足，与排泄有关的尿失禁、尿潴留等。

具体的实施步骤可以按以下方法进行：首先列出患者的所有护理诊断，其次将每一诊断归入五个需要层次，最后由低到高排列出护理诊断的先后顺序。

（2）考虑患者的需求。马斯洛的理论为护理诊断的排列提供了一个普遍的原则，但由于护理对象的复杂性、个体性，相同的需求对不同的人，其重要性可能不同。因此，在无原则冲突的情况下，可与患者协商，尊重患者的意愿，考虑患者认为最重要的问题予以优先解决。

（3）现存的问题优先处理，但不要忽视潜在的和有危险的问题。有时它们常常也被列为首优问题而需立即采取措施或严密监测。

二、制定预期目标

预期目标是指通过护理干预，护士期望患者达到的健康状态或在行为上的改变。其目的是指导护理措施的制定。预期目标不是护理行为，但能指导护理行为，并作为对护理效果进行评价的标准。每一个护理诊断都要有相应的目标。

（一）预期目标的制定

1. 目标的陈述公式

时间状语＋主语（＋条件状语）＋谓语＋行为标准。

（1）主语：患者或患者身体的任何一部分，如体温、体重、皮肤等，有时在句子中省略了主语，但句子的逻辑主语一定是患者。

（2）谓语：患者将要完成的行动，必须用行为动词来说明。

（3）行为标准：主语进行该行动所达到的程度。

（4）条件状语：患者完成该行为时所处的特定条件，如"拄着拐杖"行走50 m。

19

（5）时间状语：主语应在何时达到目标中陈述的结果，即何时对目标进行评价，这一部分的重要性在于限定了评价时间，可以督促护士尽心尽力地帮助患者尽快达到目标，评价时间的确定，往往需要根据临床经验和患者的情况来确定。

2. 预期目标的种类

根据实现目标所需时间的长短可将护理目标分为短期目标和长期目标两大类。

（1）短期目标：在相对较短的时间内要达到的目标（一般指一周内），适合于病情变化快、住院时间短的患者。

（2）长期目标：需要相对较长时间才能实现的目标（一般指一周以上甚至数月）。

长期目标是需要较长时间才能实现的，范围广泛；短期目标则是具体达到长期目标的台阶或需要解决的主要矛盾。如下肢骨折患者，其长期目标是"三个月内恢复行走功能"，短期目标分别为"第一个月借助双拐行走""第二个月借助手杖行走""第三个月逐渐独立行走"。短期目标与长期目标互相配合、呼应。

（二）制定预期目标的注意事项

（1）目标的主语一定是患者或患者的一部分，而不能是护士。目标是期望患者接受护理后发生的改变，达到的结果，而不是护理行动本身或护理措施。

（2）一个目标中只能有一个行为动词，否则在评价时，如果患者只完成了一个行为动词的行为标准就无法判断目标是否实现。另外行为动词应可观察和测量，避免使用含糊的不明确的词语；可运用下列动词：描述、解释、执行、能、会、增加、减少等，不可使用含糊不清、不明确的词，如了解、掌握、好、坏、尚可等。

（3）目标陈述的行为标准应具体，以便于评价。目标有具体的检测标准，有时间限度，由护患双方共同制定。

（4）目标必须具有现实性和可行性，要在患者的能力范围之内，要考虑其身体心理状况、智力水平、既往经历及经济条件，目标完成期限的可行性，目标结果设定的可行性。要使患者认可，乐意接受。

（5）目标应在护理工作所能解决范围之内，并要注意医护协作，即与医嘱一致。

（6）目标陈述要针对护理诊断，一个护理诊断可有多个目标，但一个目标不能针对多个护理诊断。

（7）应让患者参与目标的制定，这样可使患者认识到对自己的健康负责不仅是医护人员的责任，也是患者的责任，护患双方应共同努力以保证目标的实现。

（8）关于潜在并发症的目标，潜在并发症是合作性问题，护理措施往往无法阻止其发生，护士的主要任务在于监测并发症的发生或发展。潜在并发症的目标陈述为：护士能及时发现并发症的发生并积极配合处理。如"潜在并发症：心律失常"的目标是"护士能及时发现心律失常的发生并积极配合抢救"。

三、制定护理措施

护理措施是护士为帮助患者达到预定目标而制定的具体方法和内容，规定了解决健康问题的护理活动方式与步骤，是一份书面形式的护理计划，也可称为"护嘱"。

（一）护理措施的类型

护理措施可分为依赖性护理措施、协作性护理措施和独立性护理措施三类。

1. 依赖性护理措施

依赖性护理措施即来自医嘱的护理措施，它描述了贯彻医疗措施的行为。如医嘱"每晨测血压1次""每小时巡视患者1次"。

2. 协作性护理措施

协作性护理措施是护士与他的健康保健人员相互合作采取的行动。如患者出现"营养失调：高于机体的需要量"的问题时，为帮助患者达到理想体重的目标，需要和营养师一起协商、讨论、制定护理措施。

3. 独立性护理措施

独立性护理措施是护士根据所收集的资料，凭借自己的知识、经验、能力，独立思考、判断后做出的决策，是在护理职责范围内。这类护理措施完全由护士设计并实施，不需要医嘱。如长期卧床患者存在"有皮肤破损的危险"，护士每天定时给患者翻身、按压受压部位皮肤、温水擦拭等措施都是独立性护理措施。

（二）护理措施的构成

完整的护理措施计划应包括：护理观察措施、行动措施、教育措施三部分。

例：

护理诊断：胸痛，与心肌缺血、缺氧致心肌坏死有关。

护理目标：24小时内患者主诉胸痛程度减轻。

制定护理措施如下。

1. 观察措施

（1）观察疼痛的程度和缓解情况。

（2）观察患者心律、心率、血压的变化。

2. 行动措施

（1）给予持续吸氧，2～4 L/min。（依赖性护理措施）

（2）遵医嘱持续静脉点滴硝酸甘油15滴/分。（依赖性护理措施）

（3）协助床上进食、洗漱、大小便。（独立性护理措施）

3. 教育措施

（1）教育患者绝对卧床休息。

（2）保持情绪稳定。

（三）制定护理措施应注意的注意事项

1. 针对性

护理措施针对护理目标制定，一般一个护理目标可通过几项措施来实现，措施应针对目标制定，否则即使护理措施没有错误，也无法促使目标实现。

2. 可行性

护理措施要切实可行，措施制定时要考虑：①患者的身心问题。这也是整体护理中所强调的要为患者制定个体化的方案。措施要符合患者的年龄、体力、病情、认知情况，以及患者自己对改变目前状况的愿望等。如对老年患者进行知识缺乏的健康教育时，让患者短时间内记忆很多教育内容是困难的。护理措施必须是患者乐于接受的。②护理人员的情况。护理人员的配备及专业技术、理论知识水平和应用能力等是否能胜任所制定的护理措施。③适当的医院设施、设备。

3. 科学性

护理措施应基于科学的基础上，每项护理措施都应有措施依据，措施依据来自护理科学及相关学科的理论知识。禁止将没有科学依据的措施用于患者。护理措施的前提是一定要保证患者的安全。

4. 一致性

护理措施不应与其他医护人员的措施相矛盾，否则容易使患者不知所措，并造成不信任感，甚至可能威胁患者安全。制定护理措施时应参阅其他医护人员的病历记录、医嘱，意见不一致时应共同协商，达成一致。

5. 指导性

护理措施应具体、有指导性，不仅使护理同一患者的其他护士很容易地执行措施，也有利于患者。如对于体液过多需进食低盐饮食的患者，正确的护理措施是：①观察患者的饮食是否符合低盐要求。②告诉患者和家属每日摄盐<5 g。含钠多的食物除咸味食品外，还包括发面食品、碳酸饮料、罐头食品等。③教育患者及家属理解低盐饮食的重要性等。

不具有指导性护理措施，如：①嘱患者每日摄盐量<5 g。②嘱患者不要进食含钠多的食物。

四、护理计划成文

护理计划成文是将护理诊断、目标、护理措施以一定的格式记录下来而形成的护理文件，不仅为护理程序的下一步实施提供了指导，也有利于护士之间，以及护士与其他医护人员之间的交流。护理计划的书写格式，因不同的医院有各自具体的条件和要求，所以书写格式也是多种多样的。大致包括日期、护理诊断、目标、措施、效果评价几项内容，见表2-2。

表 2-2　护理计划

日期	护理诊断	护理目标	护理措施	评价	停止日期	签名
2006-2-19	气体交换受阻	1. 2.	1. 2. 3.			
2006-2-22	焦虑	1. 2.	1. 2. 3.			

护理计划应体现个体差异性，一份护理计划只对一个患者的护理活动起作用。护理计划还应具有动态发展性，随着患者病情的变化、护理的效果而调整。

第四节　护理实施

实施是为达到护理目标而将计划中各项措施付诸行动的过程。实施的质量如何与护士的专业知识、操作技能和人际沟通能力三方面的水平有关。实施过程中的情况应随时用文字记录下来。

实施过程包括实施前准备、实施和实施后记录三个部分。一般来讲，实施应发生于护理计划完成之后，但在某些特殊情况下，如遇到急诊患者或病情突变的住院患者，护士只能先在头脑中迅速形成一个初步的护理计划并立即采取紧急救护措施，事后再补上完整的护理计划。

一、实施前的准备

护士在执行护理计划之前，为了保证护理效果，应思考安排以下几个问题，即"五个W"。

（一）"谁去做"（who）

对需要执行的护理措施进行分类和分工，确定护理措施是由护士做，还是辅助护士做；哪一级别或水平的护士做；是一个护士做，还是多个护士做。

（二）"做什么"（what）

进一步熟悉和理解计划，执行者对计划中每一项措施的目的、要求、方法和时间安排应了如指掌，以确保措施的落实，并使护理行为与计划一致。此外，护士还应理解各项措施的理论基础，保证科学施护。

（三）"怎样做"（how）

（1）分析所需要的护理知识和技术：护士必须分析实施这些措施所需要的护理知识和技术，如操作程序或仪器设备使用的方法，若有不足，则应复习有关书籍或资料，或向其他有关人员求教。

（2）明确可能会发生的并发症及其预防：某些护理措施的实施有可能对患者产生一定程度的损伤。护士必须充分预想可能发生的并发症，避免或减少对患者的损伤，保证患者的安全。

（3）如患者情绪不佳，合作性差，那么需要考虑如何使措施得以顺利进行。

（四）"何时做"（when）

实施护理措施的时间选择和安排要恰当，护士应该根据患者的具体情况、要求等多方面因素来选择执行护理措施的时机。例如，健康教育的时间，应该选择在患者身体状况良好、情绪稳定的情况下进行以达到预期的效果。

（五）"何地做"（where）

确定实施护理措施的场所，以保证措施的顺利实施。在健康教育时应选择相对安静的场所；对涉及患者隐私的操作，更应该注意选择环境。

二、实施

实施是护士运用操作技术、沟通技巧、观察能力、合作能力和应变能力去执行护理措施的过程。在实施阶段，护理的重点是落实已制定的措施，执行医嘱、护嘱，帮助患者达到护理目标，解决问题。在实施中必须注意既要按护理操作常规规范化地实施每一项措施，又要注意根据每个患者的生理、心理特征个性化地实施护理。

实施是评估、诊断和计划阶段的延续，需随时注意评估患者的病情及患者对护理措施的反应及效果，努力使护理措施满足患者的生理、心理需要，促进疾病的康复。

三、实施后的记录

实施后，护士要对其所执行的各种护理措施及患者的反应进行完整、准确的文字记录，即护理病历中的护理病程记录，以反映护理效果，为评价做好准备。

记录可采用文字描述或填表，在相应项目上打"√"的方式。常见的记录格式有 PIO 记录方式，"PIO"即由问题（problem，P）、措施（intervention，I）、结果（outcome，O）组成。"P"的序号要与护理诊断的序号一致并写明相关因素，可分别采用 PES、PE、SE 三种记录方式。"I"是指与"P"相对应的已实施的护理措施，即做了什么，但记录并非护理计划中所提出的全部护理措施的罗列。"O"是指实施护理措施后的结果。可出现两种情况：一种结果是当班问题已解决；另一种结果是当班问题部分解决或未解决。若措施适当，由下一班负责护士继续观察并记录；若措施不适宜，则由下一班负责护士重新修订并制定新的护理措施。

记录是一项很重要的工作，其意义在于：①可以记录患者住院期间接受护理照顾的全部经过。②有利于其他医护人员了解情况。③可作为护理质量评价的一个内容。④可为以后的护理工作提供资料。⑤是护士辛勤工作的最好证明。

第五节　护理评价

评价（evaluation）是有计划地、系统地将患者的健康现状与确定的预期目标进行比较的过程。评价是护理程序的第五步，但实际上它贯穿整个护理程序的各个步骤。例如：评估阶段，需评估资料收集是否完全，收集方法是否正确；诊断阶段，需评价诊断是否正确，有无遗漏，是否是以收集到的资料为依据；计划阶段，需评价护理诊断的顺序是否合适，目标是否可行，措施是否得当；实施阶段，需评价措施是否得到准确执行，执行效果如何等。评价虽然位于程序的最后一步，但并不意味着护理程序的结束。相反，通过评价发现新问题，重新修订计划，而使护理程序循环往复地进行下去。

评价包括以下几个步骤。

一、收集资料

收集有关患者目前健康状态的资料，资料涉及的内容与方法同第二节评估部分的相应内容。

二、评价目标是否实现

评价的方法是将患者目前健康状态的资料与计划阶段的预期目标相比较，以判断目标是否实现。经分析可得出三种结果：①目标已达到；②部分达到目标；③未能达到目标。

例：预定的目标为"一个月后患者拄着拐杖行走 50 m"，一个月后评价结果如下。

患者能行走 50 m——目标达到。

患者能行走 30 m——目标部分达到。

患者不能行走——目标未达到。

三、重审护理计划

对护理计划的调整包括以下几种方式。

（一）停止

重审护理计划时，对目标已经达到，问题已经解决的，停止采取措施，但应进一步评估患者可能存在的其他问题。

（二）继续

问题依然存在，计划的措施适宜，则继续执行原计划。

（三）修订

对目标部分实现或目标未实现的原因要进行探讨和分析，并重审护理计划，对诊断、目标和措施中不适当的内容加以修改，应考虑下述问题：收集的资料是否准确和全面；护理问题是否确切；所定目标是否现实；护理措施设计是否得当，以及执行是否有效，患者是否配合等。

护理程序作为一个开放系统，患者的健康状况是一个输入信息，通过评估、计划和实施，输出患者健康状况的信息，经过护理评价结果来证实计划是否正确。如果患者尚未达到健康目标，则需要重新收集资料、修改计划，直到患者达到预期的目标，护理程序才告停止。因此，护理程序是一个周而复始、无限循环的系统工程（图2-1）。

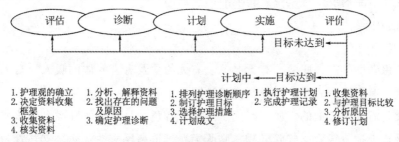

图 2-1　护理程序的循环过程

护理程序是一种系统的解决问题的程序，是护士为患者提供护理照顾的方法，应用护理程序可以保证护士给患者提供有计划、有目的、高质量、以患者为中心的整体护理。因此，它不仅适用于医院临床护理、护理管理，同时它还适用于其他护理实践，如社区护理、家庭护理、大众健康教育等，是护理专业化的标志之一。

第三章　护理评估

第一节　咳嗽与咳痰的评估

咳嗽是一种防御性反射动作，借以清除呼吸道分泌物和防御异物吸入。咳痰是借助咳嗽将呼吸道分泌物从口腔排出体外的动作。咳嗽可伴或不伴咳痰。咳嗽无痰或痰量很少，称为干性咳嗽；伴有咳痰的咳嗽，称为湿性咳嗽。

一、常见病因

咳嗽和咳痰的常见病因有：①呼吸道疾病，如咽喉、气管、支气管和肺的异物、炎症、肿瘤、出血，以及刺激性气体吸入等。②胸膜疾病，胸膜炎或胸膜受刺激，如自发性气胸等。③其他疾病或药物，如食管反流性疾病、左心功能不全引起的肺淤血与肺水肿、肺栓塞、服用β受体阻滞剂或血管紧张素转换酶抑制剂等。

二、评估内容

（一）病史

（1）了解患者的年龄、职业、有无受凉、有无粉尘及有害气体的吸入、有无过敏史、吸烟的年限和量、有无服用β受体阻滞剂或精神因素影响等。

（2）咳嗽：需评估咳嗽的性质、时间、规律、音色，是否有效咳嗽。干咳或刺激性咳嗽多见于上呼吸道炎症、气管支气管异物、胸膜炎、气道高反应性疾病、支气管肿瘤；发作性干咳可能是咳嗽变异型哮喘，高亢的干咳伴有呼吸困难可能是支气管肺癌累及气管或主支气管；湿性咳嗽、慢性咳嗽常见于慢性支气管炎、支气管扩张、肺脓肿和空洞型肺结核等；犬吠样咳嗽见于会厌、喉部疾患或异物；金属音调咳嗽见于纵隔肿瘤、主动脉瘤或支气管肺癌压迫气管；嘶哑性咳嗽多见于声带炎、喉炎、喉结核、喉癌、喉返神经麻痹等。常年咳嗽，秋冬季加重提示慢性阻塞性肺疾病。夜间咳嗽明显者多见于左心衰竭、肺结核。

（3）咳痰：需评估痰液的颜色、性状、气味、量，是否容易咳出。正常痰液呈无色或灰白色。黄色见于化脓性感染，如化脓性支气管炎、金黄色葡萄球菌性肺炎、肺结核等；红色痰提示痰中有血液，见于肺癌、肺结核、支气管扩张等；急性肺水肿时痰呈粉红色；大叶性肺炎痰呈铁锈色；充血性心脏病肺淤血时痰呈灰棕色；绿色痰则见于铜绿假单胞菌感染；红褐色或巧克力色痰，考虑阿米巴肺脓肿；胶冻样痰，常见于肺炎克雷伯菌肺炎；大量的白色泡沫样痰是肺泡癌的特征性表现。痰有恶臭，常见于厌氧菌感染。排痰量少时仅数毫升，多时数百毫升，一般将24小时痰量超过100 mL定为大量痰。痰量的增减，反映感染的加重或减缓；痰量突然减少但体温却升高，可能是支气管引流不畅。

（4）观察伴随症状：有无发热、胸痛、呼吸困难、发绀、哮喘、杵状指等。

（二）身体评估

观察患者的意识状态、生命体征、营养及体位情况，是否有发热、脉速、血压异常，呼吸频率、节律和深度的改变。是否有口唇、甲床发绀，鼻翼扇动，端坐呼吸。有无皮肤脱水、桶状胸，气管是否居中，胸廓两侧运动是否对称，是否有肺泡呼吸音改变及异常呼吸音，有无干、湿啰音等。

（三）心理-社会反应

有无焦虑、烦躁不安、抑郁等不良情绪反应，是否对患者的日常生活和睡眠造成影响，患者的应对方式及效果，家庭社会支持度。

（四）实验室及其他检查

痰液检查寻找致病菌，药物敏感试验，血常规检查，血气分析，X线胸片，纤维支气管镜检查，肺功能测定等有无异常。

第二节　咯血的评估

咯血指喉部及喉部以下呼吸道出血经咳嗽由口排出的现象。咯血量多少不一，一般呈鲜红色，表现为大量咯血、血痰或痰中带血。

一、常见病因

常见的咯血原因有：呼吸系统疾病，如肺结核、支气管扩张、肺梗死、肺癌等；心血管疾病，如风湿性心瓣膜二尖瓣狭窄、急性肺水肿等。

二、评估内容

（一）病史

1. 评估咯血的原因

支气管疾病，肺部疾病，心血管疾病；其他原因：急性传染病、血液病、风湿病、肺出血、肾炎综合征等可致咯血。

2. 评估咯血年龄特征

青壮年咯血多见于肺结核、支气管扩张症、风湿性心脏病二尖瓣狭窄；40岁以上有长期吸烟史的咯血者，除见于慢性支气管炎外，应警惕支气管肺癌的发生。

（二）身体状况

1. 咯血临床表现

少量咯血为痰中带血；急性中等量以上咯血，患者咯血多为鲜红色，伴泡沫或痰液呈碱性；短时间内反复大量咯血可发生窒息、肺不张、继发感染、失血性休克等严重并发症。

2. 咯血量的评估

（1）小量咯血：每日咯血量在100 mL以下。

（2）中等量咯血：每日咯血量在100～500 mL。

（3）大量咯血：每日咯血量＞500 mL（每次咯血量＞300 mL）或不管咯血量多少只要出现窒息者均为大量咯血。大量咯血主要见于支气管扩张症、慢性纤维空洞型肺结核患者。

3. 评估血液的来源

见表 3-1。

表 3-1　评估血液来源

评估要点	咯　血	呕　血
病因	支气管扩张症、原发性支气管肺癌、肺结核、肺炎、风湿性心脏病等	消化性溃疡、急性胃黏膜受损、肝硬化、胃癌等
出血前驱症状	咽部痒感、胸闷、咳嗽等	上腹部不适、恶心呕吐
出血方式	咳出	呕出
血中混有物	痰、泡沫	食物残渣、胃液
血液颜色	鲜红	棕黑、暗红，有时鲜红
酸碱反应	碱性	酸性
黑便	无，如咽下可有	有，可为柏油样便，呕血停止后可持续数日
出血后痰液性状	常有血痰数日	无血痰

4. 伴随症状

咯血伴发热、胸痛、脓痰、皮肤黏膜出血、杵状指（趾）等。

5. 咯血并发症的评估

大咯血患者常见并发症有窒息、失血性休克、肺不张、继发感染。

（三）心理-社会反应

无论咯血量多少，患者均可产生不同程度的心理反应，如焦虑、恐慌、恐惧等。少量咯血常致精神不安、失眠；大量咯血可产生恐惧感，引起交感神经兴奋，可出现心跳加快、血压升高、呼吸浅快、皮肤潮红或苍白、出冷汗等。

（四）实验室及其他检查

评估血常规、血气分析、全项生化等实验室检查，胸部 X 线或 CT 等影像检查、纤维支气管镜检查、肺功能检查、结核菌素试验等检查结果。

第三节　胸痛的评估

胸痛是一组常见的非特异性的临床症状，胸腔内脏器或胸壁组织病变累及壁层胸膜时引起胸痛。

一、常见病因

胸痛常见于胸膜炎、自发性气胸、肺炎、肺癌、胸膜肿瘤、肺血栓栓塞症等。其他原因的胸痛有：①胸壁疾病，如带状疱疹、肋间神经炎、胸壁外伤等。②循环系统疾病：心绞痛、急性心肌梗死、急性心肌炎、心包炎等。③纵隔疾病及食管疾病：膈下脓肿、反流性食管炎、纵隔肿瘤等。

二、评估内容

（一）致病因素

胸壁病变、胸内脏器疾病、神经精神性胸痛。

（二）身体状况

（1）胸痛的部位及是否放射到背部。

（2）胸痛的性质：胸膜炎为尖锐刺痛或撕裂痛，且在深呼吸和咳嗽时加重；自发性气胸在剧咳或屏气时突然剧痛；胸痛伴高热多有肺炎；肺癌出现隐痛、持续加剧甚至刀割样痛；肺血栓栓塞症可有突发性胸痛伴咯血和（或）呼吸困难。

（3）胸痛发生的时间及诱因，如是否突然发作胸痛，是否用力后出现剧烈胸痛等。

（4）伴随状况，如呼吸困难、晕厥、出汗、恶心、呕吐、焦虑不安、血压或高或低、咯血、发绀、颈静脉怒张等。

（三）心理-社会反应

无论疼痛的程度如何，患者均可产生不同程度的心理反应，如焦虑、恐慌、恐惧等。导致胸痛的各种疾病往往有如下共同特点：发病突然，胸痛剧烈、大汗、恶心、呕吐、脉搏快或慢、血压升高或降低、呼吸窘迫感或呼吸困难、神志不清、烦躁不安、面色苍白、皮肤湿冷、少尿，这些都会引起患者的恐慌甚至恐惧。

（四）实验室及其他检查

尿隐潜血、胸部 CT、床旁 X 线、心电图等。

第四章　常见症状的护理

第一节　呼吸困难

呼吸困难是指患者呼吸时主观上自觉空气不足或呼吸急促，客观上可看到患者呼吸活动费力、辅助呼吸肌参与呼吸运动，以增加通气量。呼吸频率、深度与节律发生异常，严重时患者可出现张口、抬肩、鼻翼扇动、发绀甚至端坐呼吸，而引起严重不适的异常呼吸。正常人在安静状态下，因年龄不同，呼吸次数有很大的差异，一般情况下，呼吸频率随年龄的增长而减慢，但当从事运动或情绪波动时，呼吸次数也会有明显的变化。

一、病因与发病机制

（一）病因

呼吸困难的发生与呼吸运动密切相关，调节呼吸运动的机制有：①神经调节，包括各种反射系统和高级中枢神经系统。②呼吸力学，主要为弹性阻力与非弹性阻力。③气体交换，通过气体交换，机体吸入氧，呼出二氧化碳。

一般来说，呼吸运动受很多因素的影响，如年龄、运动、睡眠、精神兴奋、剧痛等均可使呼吸次数减慢或增快。临床上当人体呼吸不能适应机体的需要时，则发生呼吸困难，呼吸困难常见于呼吸、循环、神经、血液系统疾病及中毒患者。

1. 呼吸系统疾病

（1）喉部疾病：主要是因为肺外的通气路径即上呼吸道阻塞，如吞入异物、喉头血管性水肿、白喉等。

（2）气管、支气管疾病：支气管哮喘、毛细支气管炎、异物、肿瘤、气管或支气管受压（如甲状腺肿大、主动脉瘤、纵隔肿瘤）等。

（3）肺部疾病：肺炎、肺脓肿、肺不张、肺梗死、弥漫性肺结核、肺动脉栓塞等。

（4）胸膜疾病：胸膜炎、胸腔积液、自发性气胸、血胸等。

（5）胸壁改变：多源于胸廓畸形，如漏斗胸、鸡胸、脊柱侧弯或后侧弯、后弯、前弯及脊柱炎等。

（6）呼吸肌病变：呼吸肌麻痹是由于横膈神经受损或格林-巴利综合征造成支配呼吸肌的运动神经元损害。

2. 心脏疾病

充血性心力衰竭，心包大量快速积液等。

3. 血液变化

重度贫血、失血、一氧化碳中毒、糖尿病、尿毒症等。

4．神经精神性疾病

脊髓灰质炎、格林-巴利综合征所致的肋间肌或膈肌麻痹、脑出血、癔症、重症肌无力等。

5．其他

大量腹腔积液、气腹、腹腔内巨大肿瘤、怀孕后期等。

(二) 发病机制

造成呼吸困难的机制大致分为以下几个方面。

1．通气不足

(1) 呼吸道阻力增加。

(2) 呼吸运动受限，胸肺顺应性降低，顺应性由弹性决定，弹性丧失则由不顺应变为僵硬。

(3) 呼吸肌的神经调节或胸廓功能障碍。

2．弥散功能障碍

肺泡中的氧透过气-血间的一切屏障进入血液并与血红蛋白结合的量下降。肺泡-毛细血管膜面积减少或肺泡-毛细血管膜增厚，均会影响换气功能而导致呼吸困难。

3．肺泡通气与血流比例失调

肺泡通气与血流比值大于或小于 0.8 时，分别造成无效通气与生理性动静脉分流，导致缺氧。

4．吸入的氧气不足

空气中的氧含量较低或组织无法利用氧，如氰化物中毒，不正常的血红蛋白无法携带氧气，虽有足够的氧气到达组织，但是却无法为组织所利用。

由于以上因素刺激延髓呼吸中枢，增加呼吸肌的工作量，企图增加氧的供给量，从而造成呼吸困难的症状。

二、分类

(1) 按其病因可分为呼吸源性、心源性、血源性、中毒性、神经精神性呼吸困难。

(2) 按其发病急缓可分为突发性、阵发性和慢性呼吸困难。

(3) 按其程度可分为轻度呼吸困难，即指运动时出现呼吸困难；中度呼吸困难，指安静状态下无症状，但稍微运动即造成呼吸困难；重度呼吸困难，指安静状态下也出现明显的呼吸困难。

(4) 按呼吸周期可分为吸气性呼吸困难，指吸气时出现显著的呼吸困难，有明显的三凹征，即吸气时胸骨上窝、锁骨上窝、肋间隙出现凹陷；呼气性呼吸困难，指呼气费力，呼气时间延长；混合性呼吸困难，指吸气与呼气均费力。

三、临床表现

(一) 呼吸困难会导致呼吸频率、节律及深度的变化

1．潮式呼吸

潮式呼吸即陈-施呼吸，指呼吸由浅慢至深快，再由深快至浅慢直至暂停数秒，再开始如上的周期性呼吸。

2. 间停呼吸

间停呼吸即毕奥呼吸，指在有规律地呼吸几次后，突然停止呼吸，间隔一个短的时期后，又开始呼吸，如此周而复始。

3. 叹息样呼吸及点头呼吸

叹息样呼吸及点头呼吸是临终性呼吸。

4. 呼吸频率异常

呼吸频率异常指呼吸过快或过慢。

5. 呼吸深度异常

呼吸深度异常指呼吸深大或呼吸微弱而呼吸频率不变，也可为频率、深度均异常。

（二）循环系统反应

呼吸困难刺激心脏使心率加快，心排血量增加，血压上升。但严重呼吸困难可导致血压、脉率和搏出量下降，而发生心肌缺氧、坏死、心律紊乱，甚至心搏骤停，表现为出冷汗、发绀、胸部压迫感、杵状指等。

（三）中枢神经系统反应

呼吸困难可致低氧血症和高碳酸血症，神经细胞对低氧极为敏感。一般说来，轻度低氧血症时，最早出现的功能紊乱表现在智力、视觉方面，短暂或轻微的缺氧后功能可迅速恢复，重而持久的缺氧则导致神经细胞死亡。严重时，可出现脑皮质功能紊乱而发生一系列功能障碍，直接威胁生命。中枢神经系统功能障碍表现为头痛、不安、空白与记忆障碍、计算障碍、精神紊乱、嗜睡、惊厥、昏迷等。

（四）泌尿系统反应

呼吸困难引起轻度缺氧时，尿中可出现蛋白、红细胞、白细胞与管型，严重时可发生急性肾衰竭，出现少尿、氮质血症和代谢性酸中毒，甚至无尿。

（五）消化系统反应

呼吸困难致严重缺氧时，可使胃壁血管收缩，降低胃黏膜的屏障作用，出现消化道出血；另外，二氧化碳潴留可增强胃壁细胞的碳酸酐酶活性，而使胃酸分泌增加。

（六）酸碱度与电解质变化反应

呼吸困难可致呼吸性酸中毒、代谢性酸中毒或呼吸性酸中毒合并代谢性酸中毒、呼吸性碱中毒。

（七）耐力反应

严重的呼吸困难致患者能量消耗增加和缺氧，故感胸闷、气急、耐力下降，而使活动量减少。

（八）心理反应

呼吸困难与心理反应是相互作用、相互影响的关系。呼吸困难的心理反应受个性、人群关系、情绪及既往经验等影响。如极度紧张会导致呼吸困难，激怒、焦虑或挫折等易加剧哮喘者的呼吸困难；惊吓、疼痛等易发生过度换气的呼吸困难。呼吸困难一般可导致表情痛苦、紧张、疲劳、失眠；严重时会有恐惧、惊慌、濒死感。慢性呼吸困难患者自觉预后差，另外，家庭经济不宽裕、家属或人群缺乏同情心也可使患者悲观、失望甚至厌世。呼吸困难的病因是否明确，以及其性质和发作持续时间也会使患者产生不良的心理反应。

四、治疗

（一）药物治疗

常用药物有肾上腺素，为治疗支气管哮喘药，禁用于高血压及心脏病患者，且注射时要测量患者的脉搏、血压等生命体征。异丙肾上腺素，禁用于伴冠心病、心动过速、甲亢的支气管哮喘者，且用量不宜过大，并应舌下含服。氨茶碱，禁用于伴严重心血管病、肾脏病的呼吸困难患者，静脉注射液的配制一般为氨茶碱 0.25 g 加 25 ％葡萄糖 20 mL，缓慢推注，同时应严密观察患者，静脉注射后至少 4 小时再开始口服治疗。本品不宜与麻黄碱或其他拟肾上腺素药同时注射，否则会增加氨茶碱的毒性作用。

（二）氧疗法

氧疗法是指用提高吸入气中氧浓度的方法增加肺泡中的氧分压、提高动脉血氧分压和氧含量、改善或消除低氧血症的治疗方法。氧疗吸入气的氧浓度，低的可只稍高于空气，如在 24 ％～28 ％，高的可达 100 ％，即"纯氧"，应根据呼吸困难的程度而定。氧疗法一般包括使用鼻导管、面罩、气管插管等给氧方式。在氧疗过程中，会因使用不当而出现如下危险。

1. 慢性气道阻塞患者

用氧之初，若氧的浓度太高，则有导致二氧化碳积聚的危险，因为这些病的呼吸运动是由低的血氧分压刺激外周感受器所驱动的，一旦用过高浓度氧，则消除了这种刺激，引起通气减少甚至暂停，反而导致更严重的二氧化碳积聚。

2. 氧中毒

长时间使用高浓度氧将发生氧中毒。持续用氧 24 小时，胸骨会产生难受的感觉，用氧 36 小时则发生血氧分压下降，连续用两天 50 ％浓度的氧，则可产生氧中毒的反应。

（四）人工机械通气法

人工机械通气是帮助重度呼吸困难者渡过危险期的重要手段。使用人工通气，须用气管内插管或气管切开。机械通气类型有间歇正压通气（intermittent positive pressure ventilation，IPPV）、呼气末正压通气（positive end expiratory pressure，PEEP）、连续气道正压通气（continuous positive airway pressure，CPAP）等。

五、护理

（一）护理目标

（1）呼吸困难的程度及伴随症状减轻或消失。

（2）患者舒适感增加。

（3）患者及家属配合治疗的自我管理能力提高。

（二）护理措施

1. 减轻呼吸困难

（1）维持患者呼吸道通畅：①对意识清醒，能自行咳嗽、咳痰者，应协助其翻身、叩背，指导其有效咳嗽、排痰的动作。②患者痰液多且黏稠时，可服祛痰药或行雾化吸入。③对于咳痰无力、痰不易咳出者，应及时给予吸痰。④对于气道部分或完全堵塞、神志不清者，应及时建立人工气道，如行气管切开或气管内插管，进行吸痰。

（2）维持患者的舒适体位：①根据病情，可借助枕头、靠背椅或床旁桌，采取半坐卧或坐位身体前倾的体位，并维持患者舒适。②患者若无法躺下或坐下，则可采取背靠墙、重心放于双脚、上半身前倾的姿势，使胸廓和横膈放松，以利呼吸。③少数患者也可采取特殊卧位，如自发性气胸者应取健侧卧位，大量胸腔积液患者取患侧卧位，严重堵塞性肺气肿患者应静坐，缓缓吹气。

（3）保证休息：减少活动量，可减少氧及能量的消耗，减轻缺氧，改善心、肺功能。

（4）穿着适当：避免穿紧身衣物和盖厚重被子，以减轻胸部压迫感。

（5）提供舒适环境：保持环境安静，避免噪声，调整室内温度、相对湿度，保持空气流通、清新。

（6）稳定情绪：必要时限制探视者，并避免谈及引起患者情绪波动的事件，使患者心情保持平静。

（7）指导患者采取放松技巧：①吸气动作应缓慢，尽量能保持5秒以上，直至无法再吸气后，再缓慢吐气。②噘嘴呼吸以减慢呼吸速率，增加气道压力，减轻肺塌陷，缓解呼吸异常现象。

2. 指导患者日常生活方式

（1）禁烟、酒，以减轻对呼吸道黏膜的刺激。

（2）进易消化、不易发酵的食物，控制体重，避免便秘、腹部胀气及肥胖，因为肥胖时代谢增加，氧耗量增加，而使呼吸困难加重。

（3）根据自我呼吸情况，随时调整运动类型及次数。

（4）避免接触可能的变应原，减少呼吸困难的诱因。

（5）保持口腔、鼻腔清洁，预防感染。

3. 严密观察病情并记录

（1）观察呼吸频率、节律、形态的改变及伴随症状的严重程度等。

（2）及时分析血气结果，以判断呼吸困难的程度。

（3）记录出入水量，如心源性呼吸困难者，应准确记录出入水量，以了解液体平衡情况；哮喘引起的呼吸困难者，在不加重心脏负担的前提下，应适当进水。

4. 提高患者自我管理能力

（1）指导患者掌握各种药物的正确使用方法，尤其是呼吸道喷雾剂的使用，并给予回复示教，以确定患者能正确使用。

（2）指导患者及家属执行胸部物理治疗，如呼吸锻炼、有效咳嗽、背部叩击、体位引流等，使之能早日自行照顾。

（3）向患者解释饮食的重要性，使之了解饮食习惯与呼吸困难的利害关系。

（4）教会患者观察呼吸困难的各种表现，严重时应及时就医。

（5）保持心情愉快，适当休息，避免劳累，减少谈话。

（6）向患者解释氧疗及建立人工气道的重要性，使之能理解与配合。

5. 氧疗护理

正确的氧疗可缓解缺氧引起的全身各器官系统生理学改变，提高患者的活动耐力和信心。鼻导管氧气吸入较为普遍，一般流量为 2～4 L/min。

（1）轻度呼吸困难伴轻度发绀，$PaO_2>34.58$ kPa（260 mmHg），$PaCO_2<6.65$ kPa（50 mmHg），可给低流量鼻导管吸氧。

（2）中度呼吸困难伴明显发绀，PaO_2 在 4.66～6.65 kPa（35～50 mmHg），可给低流量吸氧，必要时也可加大氧流量，氧浓度在 25 %～40 %。

（3）重度呼吸困难伴明显发绀，$PaO_2<3.99$ kPa（30 mmHg），$PaCO_2>9.31$ kPa（70 mmHg），可给持续低流量吸氧，氧浓度在 25 %～40 %，并间断加压给氧或人工呼吸给氧。

6. 加强用药管理

用药期间应密切监测呼吸情况、伴随症状及体征，以判断疗效，注意药物不良反应，掌握药物配伍禁忌。

第二节　发　热

发热是人体对于致病因子的一种全身性反应。正常人在体温调节中枢的调控下，机体的产热和散热过程保持相对平衡，当机体在致热源的作用下或体温调节中枢的功能发生障碍时，产热过程增加，而散热不能相应地随之增加，散热减少，体温升高超过正常范围，称为发热。当腋下温度高于 37 ℃，口腔温度高于 37.2 ℃，或直肠温度高于 37.6 ℃，一昼夜间波动在 1 ℃以上时，可认作发热。按发热的高低可分为：低热（37.3～38 ℃）、中等度热（38.1～39 ℃）、高热（39.1～40 ℃）、超高热（40 ℃以上）。

一、常见病因

发热是由各种原因引起的，如机体散热减少、产热增多或体温调节中枢功能障碍。发热的原因可分为感染性和非感染性两类，其中以感染性最为常见。

（一）感染性发热

各种病原体，如病毒、细菌、支原体、立克次体、螺旋体、真菌、寄生虫等所引起的感染。由于病原体的代谢产物或毒素作用于单核细胞-巨噬细胞系统而释放出致热源，从而导致发热。

（二）非感染性发热

（1）结缔组织与变态反应性疾病，如风湿热、类风湿病、系统性红斑狼疮、结节性多动脉炎、血清病、药物热等。

（2）组织坏死与细胞破坏，如白血病、各种恶性肿瘤、大手术后、大面积烧伤、重度外伤、急性溶血、急性心肌梗死、血管栓塞等。

（3）产热过多或散热减少，如甲状腺功能亢进（产热过多）、重度脱水（散热减少）等。

（4）体温调节中枢功能障碍失常，如中暑、颅脑损伤、颅内肿瘤等。

（5）自主神经（植物神经）功能紊乱，如功能性低热、感染后低热等。

二、热型及临床意义

（一）稽留热

体温恒定地维持在 39～40 ℃的高水平，达数天或数周。24 小时内体温波动范围不超过 1 ℃。常见于大叶性肺炎、斑疹伤寒及伤寒高热期。

（二）弛张热

体温常在 39 ℃以上，波动幅度大，24 小时内波动范围超过 2 ℃，但都在正常水平以上。常见于败血症、风湿热、重症肺结核及化脓性炎症等。

（三）间歇热

体温骤升达高峰后持续数小时，又迅速降至正常水平，无热期（间歇期）可持续 1 天至数天。如此高热期与无热期反复交替出现，见于疟疾、急性肾盂肾炎等。

（四）波状热

体温逐渐上升到 39 ℃或更高，数天又逐渐下降至正常水平，持续数天后又逐渐升高，如此反复多次。常见于布鲁菌病。

（五）回归热

体温急剧上升到 39 ℃或更高，数天后又骤然下降至正常水平。高热期与无热期各持续若干天后规律交替一次。可见于回归热、霍奇金病、周期热等。

（六）不规则热

发热的体温曲线无一定规律，可见于结核病、风湿热、支气管肺炎、渗出性胸膜炎等。

三、护理

（一）护理要点

体温反映机体调节产热和散热的情况。

（1）急性病期以感染性发热为多见，对发热患者应注意热型，以及发热前有无寒战，发热时伴随症状，有无持续高热或高热骤退现象。

（2）高热患者应卧床休息，给予易消化、高热量、高维生素流质或半流质饮食，鼓励多饮水，保持环境安静，有寒战时注意保暖。

（3）体温超过 39 ℃需进行物理降温，如头部冷敷、冰袋置于大血管部位、冰水或酒精擦浴、4 ℃冷盐水灌肠、消炎痛栓肛塞。

（4）按医嘱应用药物（如布洛芬、消炎痛、柴胡注射液、清开灵）降温，但年老体弱者不宜连续使用退热剂。

（5）加强口腔护理，发热患者唾液分泌减少，机体抵抗力下降，易引起口腔黏膜损害或口腔感染，因此应按时做好口腔护理。

（6）退热时患者常大汗淋漓，应及时补充液体，并擦身换衣，防止虚脱和受凉。

（7）如有中枢性高热服用解热剂效果较差，可给予物理降温，以减少脑细胞耗氧量，包括盖薄被、酒精擦浴、头置冰袋或冰帽，对不宜降温者可行人工冬眠，高热惊厥者应按医嘱给抗惊厥药。

（8）重症结核伴高热者，可按医嘱在有效抗结核药治疗的同时，加用糖皮质激素，并按高热护理处理。

（二）用药及注意事项

（1）一般处理：卧床休息，补充能量，纠正水与电解质平衡。

（2）在发热的病因诊断过程中，若体温低于 39 ℃ 且诊断尚未明确，可暂不用退热药物，观察体温变化曲线，以明确病因。若体温高于 39 ℃，不管什么情况均需立即降温治疗（物理或药物方法）至 39 ℃ 以下（尤其是小儿），以防高热惊厥发生。必要时可考虑转上级医院。

（3）对疑诊感染性疾病，经病原学检查后可针对性地给予敏感的抗生素、抗结核药、抗真菌及抗原虫药物等。

（4）物理降温：见"护理要点"。

（5）药物降温：对高热惊厥者，除物理降温外，应配合药物降温。①小儿可使用亚冬眠疗法。②成人可用消炎痛、布洛芬、柴胡及复方奎宁等解热剂，亦可用激素类药物如地塞米松5～10 mg，静脉推注或静脉滴注等。③针灸疗法：针刺合谷、曲池、太冲、大椎等穴，必要时针刺少商、委中穴出血。

第三节　疼　痛

疼痛是临床上一些疾病常见的症状或一种综合征，是患者就医的主要原因之一。据某医院对 550 名普通综合门诊连续就诊的患者统计，有 40 ％患者主诉是疼痛。除不可测定疼痛的疾病外，美国每年有 8 800 万人患急、慢性疼痛，其中 7 700 万是慢性疼痛，每年用于这方面的花费约 60 亿美元。20 世纪 70 年代以来，对疼痛的理论研究使人们对疼痛产生的机制和疼痛的治疗、护理有了许多新的认识。

一、概述

疼痛是一种复杂的病理生理活动，是人体对有害刺激的一种保护性防御反应。1979 年国际疼痛研究会（international association of studying pain，IASP）对疼痛的定义是："疼痛是一种令人不快的感觉和情绪上的感受，伴随着现有的或潜在的组织损伤，疼痛经常是主观的，每个人在生命的早期就通过损伤的经历学会了表达疼痛的确切词汇。无疑这是身体局部状态或整体的感觉，而且也总是令人不愉快的一种情绪上的感受。"简而言之，疼痛是由于现有的或潜在的组织损伤而产生的一种令人不快的感觉和情绪上的感受。这种感受是一个广泛涉及心理社会因素的问题，受个性、社会文化、宗教信仰及个人经历等因素的影响。疼痛感觉和反应因人而异，因时而异。所以每个人对疼痛的表达形式也不同。若严重的持续性疼痛，会使患者身心健康受到极大影响，因此帮助患者避免疼痛、适应疼痛、解除疼痛，详细观察疼痛的性质和特点，有助医师正确地诊断和治疗，这是护理工作中的一项重要内容。提高疼痛护理的效果，与护士所具备的镇痛的知识、技能，以及对患者的态度密切相关。提高护士教育质量、加强职业培训，尤其是使护士掌握控制疼痛的有效方法，是改善疼痛护理的关键。

（一）疼痛的临床分类

临床上可以根据疼痛的病因、发病机制、病程、疼痛的程度及部位等进行分类。疼痛的分类对于诊断、治疗有一定帮助，同时对于总结分析病例及治疗效果有一定参考价值。常用分类方法如下。

1. **按病情缓急分类**

急性和慢性痛。

2. **按疼痛轻重分类**

轻度痛（微痛、隐痛、触痛）、中度痛（切割痛、烧灼痛）、重度痛（疝痛、绞痛）、极度痛（剧痛、惨痛）。

3. **按时间分类**

一过性、间断性、周期性、持续性疼痛等。

4. **按机体部位分类**

躯体性痛（表面痛）、内脏痛（深部痛）。

5. **按疼痛的表现形式分类**

原位痛、牵涉痛、反射痛、转移性痛。

临床上可以根据以上不同的因素，做出各种疼痛的分类，但由于疼痛包含许多复杂因素，不是一种分类方式可以概括的，因此临床上要结合具体患者，根据病因、病情的主要特点进行分类。

（二）常见疼痛的病理生理变化

1. **急性疼痛**

急性疼痛常有明确的病因，由疾病或损伤所致单独的或多种的急性症状，严重者伴有休克、虚脱、高热等全身症状。患者的精神和情绪常表现为处于兴奋焦虑状态，进行有防御的反应。疼痛程度较重，为锐痛、快痛，一般发病及持续时间较短，临床上见于急性炎症、心肌梗死、脏器穿孔、创伤、手术等。

2. **慢性疼痛**

慢性疼痛的病因可以是明确的或不明确的。患者常有复杂的精神、心理变化，常表现为精神抑郁，久病则可能出现厌世、悲观情绪。疼痛程度为轻、中度，发病慢，病程较长，常伴有自主神经功能紊乱，如表现为食欲缺乏、心动过缓、低血压等。临床上见于慢性腰腿痛、神经血管疾病性疼痛、晚期癌痛等。

3. **表面疼痛**

表面疼痛又称浅表痛，是指体表如皮肤、黏膜等处所感受的疼痛，如穿刺、压迫、捻挫、冷热、酸碱等物理性、化学性刺激所引起的疼痛。性质多为锐痛、快痛，比较局限，有防御反应，严重者可以产生休克等全身症状。

4. **深部疼痛**

深部疼痛是指肌腱、韧带、关节、骨膜、内脏、浆膜等部位的疼痛，性质一般为钝痛，不局限。患者只能笼统地申诉疼痛部位，严重者常伴有呕吐、出汗、脉缓、低血压等症状。

5. **内脏疼痛**

内脏疼痛是深部疼痛的一部分，疼痛刺激多由于无髓纤维传入，痛阈较高。一般由挤压、切割、烧灼等引起，并伴有自主神经症状。由于其传入通路不集中，并涉及几个节段的脊神经，故疼痛定位不精确。内脏疼痛可以产生牵涉性，因为该脏器传入纤维进入脊髓神经后根后，和躯体传入纤维在同节脊髓后角细胞水平发生聚合，所以在远距离脏器的体表皮肤发生牵涉性疼痛。

（三）疼痛对全身各系统的影响

1. 精神心理状态

急性剧痛的疼痛可以引起患者精神兴奋、烦躁不安甚至强烈的反应，如大哭大喊。长时间的慢性疼痛使大部分患者呈抑制状态，情绪低落，表情淡漠。

2. 神经内分泌系统

急剧强烈的刺激，中枢神经系统表现为兴奋状态，疼痛刺激兴奋了交感神经和肾上腺髓质，使儿茶酚胺和肾上腺素分泌增多；肾上腺素抑制胰岛素分泌，促进胰血糖素分泌，增强糖原分解和异生，导致血糖升高，同时出现负氮平衡；皮质醇、醛固酮、抗利尿激素、甲状腺素和三碘甲腺氨酸都增加。

3. 循环系统

剧烈疼痛可引起心电图 T 波变化，特别是冠状动脉病变患者。在浅表痛时脉搏增快，深部痛时减慢，变化与疼痛程度有关，强烈的内脏痛甚至可以引起心搏骤停。血压一般与脉搏变化一致，高血压病患者因疼痛而促使血压升高。而剧烈的深部疼痛会引起血压下降，发生休克。

4. 呼吸系统

强烈疼痛时呼吸快而浅，尤其是发生胸壁或腹壁痛时表现得更明显，而每分钟通气量通常无变化。但是与呼吸系统无关部位的疼痛，患者由于精神紧张、兴奋不安，也可产生过度换气。

5. 消化系统

强烈的深部疼痛引起恶心、呕吐，一般多伴有其他自主神经症状，表现为消化功能障碍，消化腺分泌停止或被抑制。

6. 泌尿系统

疼痛可引起反射性肾血管收缩及垂体抗利尿激素分泌增加，导致尿量减少。

二、疼痛的护理评估

在一些国家，学者们已经把疼痛的控制作为一门学科来研究。研究人员包括医师、护士及其他辅助治疗人员。疼痛控制是广义的概念，包括一切解除、减轻和预防疼痛的方法及措施。在对疼痛控制的过程中，疼痛的评估是一个重要环节。要选择合适的护理措施，护士不仅要客观地判断疼痛是否存在，还要确定疼痛的强度。因此，评估疼痛的强度，分析采集的信息及选择合适的护理措施都是护士的责任。

对疼痛的反应和描述，个体差异很大，很难作为疼痛的客观指标。评估疼痛的目的是：①提供疼痛的正式记录。②提供有价值的主观经历的记录。③监测缓解疼痛措施的效果。④监测治疗的不良反应。⑤认识病情进展的体征。⑥促进交流。

（一）影响疼痛表达的因素

1. 主观因素

主观因素包括人的性格、精神心理状态等。

（1）个性因素：从生理和心理两方面来考虑患者的疼痛十分重要。通常来说，内向性格的人对疼痛的耐受性大于外向性格的人，主诉较少。

（2）注意力的集中或分散、转移：在日常生活中疼痛可以因为从事注意力集中的工作而忘却，事实表明痛冲动可以由于应用其他刺激而改变或减弱。

（3）对疼痛的态度：比彻（Beecher）曾比较了战伤士兵与一般创伤患者对麻醉药的需要量，发现前者虽然创伤范围大，但所需麻醉药量却相对较少，认为这与对待创伤疼痛的不同态度有关。

（4）情绪的影响：布龙佐（Bronzo）用辐射热法研究情绪与痛阈的关系，发现焦虑不安使痛阈降低。

（5）既往经验：对疼痛的感受，除了极少数先天性痛觉缺失患者外，过去的生活经历、疼痛的经验及对疼痛的理解都与疼痛的感受和反应有关。

（6）精神异常与疼痛：精神分裂症、神经官能症、精神抑郁症等患者，常伴有疼痛症状。据某疼痛治疗中心分析，精神抑郁症患者主诉头痛占 40 %，腰背痛 62.5 %，四肢关节痛 56 %，胃痛 6.3 %。有人认为这种没有躯体器质性损伤或病变的心因性疼痛，不是一种感觉体验而是一种复杂的心理状态。

2. 客观因素

（1）环境的变化：昼夜不同的时间内疼痛的感受不同，如夜间疼痛常加重。充满噪声或强烈的光线照射可以影响患者疼痛的感受和反应。

（2）社会文化背景：每个人所受的教育程度和文化水平不同，对疼痛的耐受性和反应也不同。生活在一个推崇勇敢和忍耐精神的文化背景之中，往往更善于耐受疼痛。

（3）性别：一般认为男性的耐受性大于女性，女性比男性更易表达疼痛。

（4）年龄：一般老年患者较年轻患者主诉疼痛机会少、程度低，这可能是由于老年患者感觉降低及过去有较多的疼痛经历，所以对疼痛的耐受性增高。

3. 护理人员的因素

①对患者的类比心理往往导致主观偏差，如认为同一种肿瘤患者的疼痛程度应该类似。②凭一般经验将患者的疼痛与某些疾病种类相联系。③缺乏有关疼痛的理论、实践知识。④过分担心药物不良反应和成瘾性，使患者得不到必要的药物治疗。⑤与患者缺乏思想交流，仅依据主诉来判断疼痛的存在与程度。以上这些因素往往使一部分患者的疼痛得不到及时处理。

（二）疼痛的护理评估

正确评估疼痛便于选择治疗方式和评价治疗效果。由于痛觉是主观的精神活动，旁观者无法直接察觉到，所以只能依赖间接方法的综合分析，做动态观察和多方位间接评估。

以往通常用简单的方法测量疼痛的次数和程度，或是简单地问："你还疼吗？疼痛减轻了吗？"近年来，许多学者从多方面进行研究，试图找到测量疼痛的理想方法。目前常用的方法有以下几种。

1. 详细询问病史

（1）初次疼痛的表现：出现时间，整个过程疼痛特征的变化，疼痛的部位、分布、强度、性质、时间特性、持续性或周期性等。

（2）相差的感觉现象：如感觉异常、感觉障碍及麻木。伴随症状常见肌萎缩、消瘦、乏力、出汗、流泪、鼻塞、头晕、眼花、视力障碍、恶性呕吐、内脏功能障碍等。

（3）激化或触发疼痛的因素：不同体位对疼痛的影响。体力活动、社交活动、情绪、药物等对疼痛的影响。

（4）用药史：包括止痛和其他治疗史。

（5）癌性疼痛：若是癌症患者，应知道癌肿的病理诊断、手术、转移和扩散、化疗和放疗的剂量和疗程、电子计算机断层扫描或磁共振扫描检查结果等。

2. 视觉模拟评分法（visual analogue scale，VAS）

此法由日本学者发明。具体方法是在白纸上画一条粗直线，通常为 10 cm，一端为"0"表示"无痛"，另一端为"10"表示"最剧烈的疼痛"（图 4-1）。患者根据自己所感受的疼痛程度，在直线上某一点做一记号，以表示疼痛的强度及心理上的冲击。从起点至记号处的距离就是疼痛的量。此评分法较多地用于衡量疼痛强度，也可做多方位的疼痛评估。它的优点是简单明白，易行易评，对疼痛强度有量的表达。此法的灵敏度较高，微细的变化均可以表示出来，可让 7 岁以上意识正常的患者自己填写疼痛的等级。

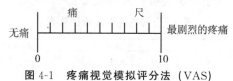

图 4-1　疼痛视觉模拟评分法（VAS）

3. 马克盖尔疼痛调查表（McGill pain questionatire，MPQ）

这是由疼痛闸门学说的提出者罗纳德·梅尔扎克（Ronald Melzack）以他所在的大学名称命名的疼痛调查表，他是在卡尔·M. 达伦巴哈（Karl M. Dallenbach）于 1939 年列出的 44 个形容疼痛性质词的基础上，广泛地从书刊上收集有关疼痛的词汇达102 个之多，如轻度、重度疼痛。可怕的疼痛及无法忍受的疼痛等来帮助描述自己的疼痛，使患者更好地表达疼痛。它是目前被英语国家最为广泛应用的评估疼痛的工具。由于它的合理性，已被翻制成法文、德文、芬兰文、意大利文、西班牙文及阿拉伯文等多种版本。

这些疼痛描绘词汇分散在三个大组中：感觉的、情感的和评价的。感觉组又分为 10 个亚小组，分别代表不同性质的疼痛，包括时间性疼痛（如搏动性痛）、空间性疼痛（如穿透样痛）、点样压力、切样压力、收缩压力、牵引压力、热感、钝性、明快性和杂类感觉。情感分为 5 个亚小组，包括紧张、油然自发的情绪、恐惧性、惩罚性、情绪-评估-感觉的杂类。评价不分类，共16 个亚小组，61 个字。由于以上范围内的描述字汇不敷应用，故又补充 4 个亚小组，共 17 个字，供患者选择合适的描绘字（表 4-1）。

此调查表应用时费时 15～20 分钟，随着经验的增加，时间可缩短至 5～10 分钟。MPQ的结果可靠有效，重复性好，而且可多方面地反映疼痛的情况。

MPQ 虽然是目前较为合理的测痛手段，但由于语言文字结构学上的问题，不能将英语的描绘字简单地直译而全盘照搬过来，在英语国家里，不少人对某些词汇也不是轻易能理解的。其他国家首先收集有关疼痛的词汇，如阿拉伯语的痛词汇为 100 个，意大利文为 203 个，其次在大批群众中进行每个字评级，如德国将 122 人分三批，意大利将 160 人分两批对痛的词汇评级。可见这是非常艰巨的工作。美国的米尔恩（Memillan）设计了一份短期形式的 MPQ 疼痛估计表（short-form of Mc Gill pain questionnarre，SFMPQ），该表简化了 MPQ 调查表的内容，缩短了填写时间。由 15 个描述信息组成，11 个感觉（跳痛、针刺样痛、刀割样痛、刺骨痛、痉挛性痛、咬痛、烧灼痛、剧烈痛、触痛、痛苦的痛、撕裂样痛），4 个情感（疲劳、厌倦、恐惧、痛苦的折磨），将每一个信息从 0～3 分为 4 个等级。我们只能采用 MPQ 的原理，制作我国自己的中文版 MPQ。

4. 上海医科大学华山医院的疼痛评估表

参照戴维·A. 卡尔诺夫斯基（David A. Karnofsky）的 100 等分法和基尔（Keele）的 24 小时记录的方法，设计了疼痛缓解程度评价表。这是疼痛缓解百分制评分法，把患者在治疗前所感受到的最痛的程度假定为 100 分，不管患者的疼痛程度如何。在 100 分以下表示疼痛减轻，超过 100 分表示疼痛加重。记录的次数由患者自己掌握，并不严格要求患者必须每小时记录一次，但必须记录最痛和最轻的时间和程度，以免患者把注意力终日集中在疼痛上。此法的优点是 100 分法，比较符合中国人的习惯，可以看到动态变化和药物治疗的关系；缺点是不能反映疼痛的程度和性质。这方面只能依靠详细的病史记录来补充。从我国人群的总体文化水平考虑，此方法是切实可行的（表 4-2）。

表 4-1 马克盖尔疼痛调查表

注：1～10 为感觉，11～15 为情感，16 为评估，17～20 为杂类，PRI 为疼痛分级指数，PPI 为目前疼痛强度

表 4-2　上海医科大学华山医院麻醉科所设计的疼痛缓解程度评价表

姓名____　性别：男、女　年龄____　日期____年____月____日　编号____

病员同志：

下表是请你对自己的疼痛做一个评价，横线表示时间，从早上 6 点到第 2 天早晨 6 点，每格代表 1 小时，纵线表示疼痛程度，以原来疼痛作为 100 %，将现在的疼痛与其作比较，如增加则为大于 100 %，如减轻 20 %，则为 80 %，依次类推，每小时记录 1 次，并且，请把用药情况记录下来。

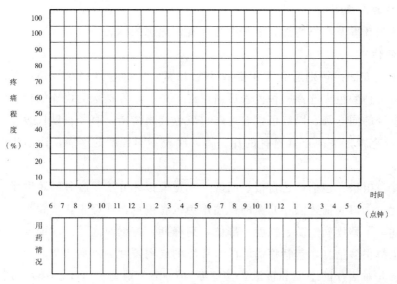

5. 疼痛的监护

疼痛的监护包括心跳、呼吸、局部肌肉紧张度、掌心出汗、血浆皮质醇水平等指标，其他如表情、体位、儿童哭闹等也可间接了解疼痛的程度。

另外，学者们还研制了评估疼痛的仪器，以记录疼痛的感觉和情感的尺度及对生活的影响。尽管方法很多，但至今仍未找到理想的客观评估疼痛的仪器和方法。

护士对疼痛患者管理的重要步骤是对病史的收集，其主要内容如下：①疼痛的部位。②疼痛的程度，让患者自己描述。③疼痛的性质，即疼痛感觉像什么。④疼痛的频率和持续的时间。⑤加重或缓解的有关因素。⑥疼痛对生活的影响。⑦以前和现在缓解疼痛的方法。⑧当前患者的期望是什么。通过以上诸项调查，可较全面了解患者疼痛的原因，从而正确评估疼痛的程度，制定控制疼痛的措施。

（三）小儿疼痛的评估

对小儿疼痛性质和强度的客观评估是一个难题。婴儿尚未有直接表达疼痛的能力，较大儿童有口述表达的能力，但他们的词汇量是随着年龄增长而积累的。由于背景不同，所用的词汇也不同，所以医护人员一般并不信赖儿童的口述，而依赖小儿行为的表现。

1. 行为评估法

对婴儿疼痛的评估，目前只限于急性疼痛，如将声音的表达包括尖叫声、哭声的强度、时间、哭周期的数目、频率、音调、曲调等作为疼痛程度的标志。婴儿哭声的 11 个声学特性可被鉴别出来。哭声的长度及发音可用于预测哭的类型，如冷热、饥饿、疼痛。面部表情是婴儿对伤害性刺激的先天性反应。"鉴别面部活动的系统"将面部分为3个区域，即前额及眉头、眼及鼻脊、嘴；有8种面部表情，即眉收紧、鼻唇沟加深、双唇张开、嘴垂直拉开（唇角拉紧、下巴明显下拉）、嘴水平拉大、噘嘴、舌拉紧（舌呈高耸的杯状，舌边紧锐）及下巴抖动。身体部位分为上身、手臂及双腿。疼痛动作如上身的僵硬、回缩、四肢的猛烈移动和护卫。

2. 生理学的疼痛测试

疼痛时呼吸频率及心率增加，手掌出汗被看作焦虑的标志。

3. 疼痛评估法

（1）推测式方法：特别适合于年龄较小的儿童。①颜色选择法：斯图尔特（Stewart）最初让小儿从7种颜色中选择一种代表疼痛，红、黑、紫等被选为疼痛的标志，以后采用很多组的不同直径的同心圆，以红色代表疼痛、黑色代表情绪，直径长度代表强度。②海斯特（Hester）的扑克牌方法；0～4选择的扑克牌以代表不同程度的疼痛，让小儿选择以表示所受痛苦的程度。

（2）直接自报法：包括口述自报、面谈、视觉模拟评分法及各种间距度量法，如表达情绪的面部变化。①口头描述法：儿童的口述难免带有偏见，或夸张，或缩小，应配合仔细观察。根据口述，了解疼痛性质、强度、部位、高峰期、持续时间等。②面谈：面谈有独特的作用，可以了解很多信息，包括疼痛原因，环境的或内源性的疼痛激化因素，家庭成员或朋友的反应，患儿对治疗的态度和祈求。③琼斯（Jeans）及戈登（Gorden）的画图法：要求54名3～13岁的健康儿童画出他们自己想象中和经历中的关于疼痛的图画。画后，护理人员和儿童们面谈，了解他们以往的疼痛经历、痛的字汇、痛的言语及应付痛的能力。根据图的内容、所用的颜色、类型、痛的来源（自伤或他伤）及意向（意外的或意料的），将图画编码。患儿画出一人或身体的一部分，选择红色或黑色代表疼痛程度，然后根据编码评分。

三、疼痛的护理措施

控制疼痛的方法很多，归纳起来主要是药物治疗、手术治疗及心理行为的治疗。

（一）疼痛护理的要点

（1）护士首先要有同情心，用亲切和蔼的态度对待患者，表现出对患者痛苦的充分理解。国外曾报道一组癌症患者通过护士及家属的鼓励，96％获得止痛效果，一般的止痛方法可能产生80％以上的效果。

（2）保持病室环境安静，尽量减少噪声，使患者充分休息。避免对患者的一切恶性刺激。在进行护理工作时，动作要轻柔，避免粗暴操作，减少疼痛刺激。

（二）药物止痛

1. 常用的止痛药物

（1）抗胆碱能药：用以解痉止痛，对各种平滑肌痉挛如肠绞痛有明显效果，常用药有颠茄片、颠茄合剂、溴丙胺太林（普鲁本辛）、阿托品等，服后可出现口干舌燥。

（2）解热镇痛药：用以抗风湿性解热镇痛药治疗头痛、风湿性神经痛等，常用药有阿司匹林、水杨酸钠等。

（3）镇痛药：如阿片、吗啡、可卡因、哌替啶等为全身性止痛剂，有镇痛、镇静、解痉作用，多用于严重疼痛患者，但有成瘾性。

（4）非麻醉性镇痛药：这类药物对肌肉、韧带、骨关节的疼痛有效，对内脏疼痛则无效。

（5）麻醉性镇痛药：此类药物对癌症性疼痛最有效，由于会产生耐药性与成瘾性，故倾向于作为最后的治疗手段。但深部的绞痛和胀痛，任何部位剧烈的锐痛，有时必须注射麻醉性镇痛药。针对晚期癌症患者的剧烈疼痛使用麻醉性镇痛药缓解疼痛时，不宜迟延，因为药物成瘾并不重要，最后阶段应尽一切可能让患者感到舒适。

只有依据疼痛的不同原因，选用恰当的止痛药物，采用适当的给药途径，才能获得止痛效果。

2.给药方法

（1）经口给药：口服止痛药是最常见的方法，患者也易接受。如阿司匹林、吲哚美辛等，由于对胃肠道黏膜有一定的损伤，临床应用受到一定限制。近年来文献报道了对慢性癌痛采用布洛芬与美沙酮痛合用取得了良好效果。

口服吗啡制剂控制癌痛已沿用多年，过去每 4 小时给药一次较为麻烦。多年来研究者们试图研制长效口服吗啡制剂，以克服上述剂型的缺点。近来应用控制释放硫酸吗啡片剂（morphine sulfate tablet，MST）治疗晚期癌痛取得了较好的临床效果。

关于给药时间，以往习惯于疼痛时给药，近来研究发现，定时给药血清中浓度较稳定，止痛效果较好，同时用药总量还会减少。但不能千篇一律，当病情加重超出定时给药控制疼痛的效力时，则按需要给药更为适宜。也有一些人喜欢疼痛开始时给药。制定治疗方案时，要依据患者的意愿及影响止痛成败的各种因素做出选择。

（2）经胃肠外给药：当大量口服止痛药不能控制疼痛，或有严重的胃肠道反应如恶心、呕吐等不良反应，需采用胃肠道外给药途径。①连续皮下输入麻醉剂。安全性和效果较好，深受患者欢迎，现已为普遍采用。②静脉给药患者自控止疼（patient controlled analgesia，PCA）。用一个计数电子仪控制的注药泵——微泵，由患者或患者家属控制，在患者疼痛时给予一定剂量的止痛药物。可以提供麻醉剂的剂量、增减范围和估计两剂量的间隔最短时间及提供一个稳定的注药间隔周期。优点是能较好地控制疼痛，减少止痛药用量及不良反应，并提供患者独立地管理止痛药的机会，对改善肺功能和减少术后并发症也有帮助。适用于不同的临床病例，包括7岁以上的儿童，已日趋广泛地应用于临床。早年用于手术后止痛，近来，这一技术广泛用于意识正常而没有阿片类药物成瘾的各种癌痛患者，其安全性和止痛效果是可靠的，在使用 PCA 泵时应注意要有完整的医疗记录：医嘱记录、护理计划、疼痛管理计划、护理记录和医疗记录等。此外，所有医护人员都要知道患者正在实施的疼痛管理情况，有的医院是在患者的门上或病历上贴上带有 PCA 标志的标签，提示护理人员做好患者的疼痛管理工作。③硬膜外镇痛法（epidural inducing analgesia，EIA）。经硬膜外导管通过人工或可控性微泵持续给小剂量止痛药，方法简便有效，尤其适用于长期疼痛患者。特点：提供持久的止痛效果，降低麻醉镇痛剂用量。不良反应：呼吸抑制、血压降低及小腿水肿，一般呼吸抑制的危险性存在于中断给药后 6～24 小时。减少呼吸抑制发生率可采用以下措施：高龄全身情况差者减量；避免与其他镇痛方法联合使用；注意呼吸类型。据报道，通过静脉、肌肉、吸入等途径的中枢性镇痛与通过硬膜外腔等途径的局部镇痛比较，后者效果更佳，不影响意识，无成瘾性。

（三）针刺和刺激镇痛

1. 针刺

这是一种值得推广的安全、简便、经济、有效的止痛方法。针刺镇痛是用特制的不锈钢针刺入机体一定的穴位来解除疼痛的一种方法。有时也采用电针刺激。经大量的临床试验和观察研究表明，针刺利用可控制的低振幅频率的电流刺激局部组织，或兴奋深部组织包括肌肉在内的牵张、压力等多种感受器，通过各种传入神经纤维将信息传入中枢神经系统，在中枢神经系统的各级水平阻遏或调制伤害性信号的传递和感受。电针的传入冲动主要进入中枢神经系统，激活内源性阿片肽镇痛系统、非阿片肽镇痛系统和经典递质系统而达到镇痛效果。

2. 经皮肤电刺激神经

这是根据痛觉产生的闸门控制学说和电针镇痛而发展起来的一种方法。这种方法常被用于慢性疼痛，刺激电极可放在某些穴位、疼痛部位或邻近关节。其镇痛范围限于同一脊髓节段或同神经支配区。根据刺激脉冲的频率及强度不同，其作用机制也不尽相同，低频低强度刺激可兴奋神经干中粗的神经纤维。在脊髓水平，粗神经纤维的冲动可抑制细神经纤维或中间神经元对痛觉信号的向上传递。如果刺激较强，则可激活脑内源性镇痛系统，通过下行抑制作用抑制痛觉信息在脊髓的传递。

3. 表皮刺激止痛法

冷、温湿敷法，可使神经末梢的敏感性降低而减轻疼痛。

涂薄荷脑软膏止痛法止痛的原理尚不清楚。用法：取薄荷脑软膏（如清凉油）涂在疼痛部位附近。对疼痛不易触及的"内在疼"可用以上方法或用按摩七星针敲打刺激对侧皮肤以达到止痛的目的。

4. 脑刺激镇痛

在脑内某些核团如中脑水管周围灰质、下丘脑、尾核等埋藏电极，电刺激这些部位可控制癌症患者的顽痛。

（四）常用的疼痛护理措施

1. 松弛（relaxation）

这种方法是通过各种放松训练，使患者在精神上和肉体上从应激中释放出来。放松训练包括生物反馈，进行性肌肉松弛、深呼吸等。最简单的松弛性动作，如叹气、打呵欠、腹式呼吸等。

2. 想象（imagination）

想象是现实和幻想在精神上的表现。它不仅包括精神上的画面，而且也包括听觉、触觉、嗅觉、味觉及运动的再现。想象包括会话式的、简单的症状替换、标准想象技术、系统的个体想象技术等。

3. 分散注意力（distraction）

引导患者注意其他事物，"忽视"疼痛感觉，从而提高患者疼痛阈值以减轻疼痛。这种方法能提高对痛的耐受力，但不能去除疼痛，只可短期应用。分散注意力，采用的方法：当患者疼痛很轻时，可讲述患者感兴趣的故事；选放患者喜欢的音乐，播放快速、高音调的音乐，嘱患者边听边随节奏打拍并闭目，疼痛减轻时音量放小；缓慢、有节奏地呼吸，嘱患者眼睛注意室内前方物体，进行深慢吸气与缓慢呼出，继续慢吸慢呼并数数，闭目想象空气缓慢进肺或想象眼前是海滨和绿色原野。

4．催眠（hypnosis）

这是在有意识的状态下，由催眠师所执行的通过强化暗示改变意识状态而使行为改变的一种方法。

催眠状态是一种注意力或精神高度集中的状态，可产生多种效果。许多研究都证实催眠术对抑制疼痛十分有效，但其神经生理学基础尚不清楚。

5．音乐（music）

选择适当的音乐，使患者放松，不仅能改善患者的疼痛，而且对克服焦虑也有效。

6．幽默（humor）

有人报道，对某些患者来说，大笑 10 分钟后，患者的疼痛可缓解 2 小时。

7．按摩（chirapsia）

皮肤和皮下组织施以不同程度的按压，能松弛肌肉，改善循环，以减轻疼痛。

8．心理疗法

（1）生物反馈疗法：通过机器让患者本人感觉到自主神经系统反应（血压、脉搏、体温、肌电图），通过附加自发反应条件用意志控制这些功能。自我催眠疗法可减轻疼痛的感觉和苦恼，其内容是同疼痛作斗争，好像疼痛从伤口出来而消失。

（2）图像法：通过交谈制成图像以提供患者控制疼痛的感觉。多克（Doake）初次报道了图像法可减少止痛药的使用剂量并减轻疼痛。

四、癌症疼痛的护理

疼痛是癌症患者最主要的症状之一。世界上每天有 350 万例以上的癌症患者忍受着疼痛的折磨。一般癌症的疼痛率占 53％，晚期癌症则高达 91％。根据研究，疼痛发生率最高的是骨癌和口腔癌，为 80％～90％；其次是肝癌、泌尿系统癌肿、乳腺癌、肺癌等；发生最低的是白血病，仅占 5％。老年患者癌症出现的疼痛在程度上可能稍轻，但疼痛仍是晚期癌症患者护理的一项重要内容。世界卫生组织（World Health Organization，WHO）近来公布了治疗癌痛的指导原则，强调用药的三个步骤：首先用非麻醉药，如非甾体抗炎药（non-steroidal anti-inflammatory drug，NSAID）；其次用弱麻醉镇痛剂如可待因；最后选用强麻醉镇痛剂与复合止痛药联用，如吗啡制剂等。

（一）癌性疼痛的护理原则

1．变按需给药为按时给药

对癌性疼痛的治疗，传统的做法多以患者超过忍耐力为给药标准，并有意识地尽可能延长给药间隔时间，以减少止痛药用量，这样不仅不能使患者摆脱疼痛的痛苦，还会提高对疼痛的警觉和恐惧，甚至形成索取更多、更强的止痛药愿望，造成对止痛药的"心理性成瘾"。因此，最好根据药物半衰期按时给药，一般在前次服药效果消失 1 小时前给药为宜。尽可能口服，其次为直肠给药，最后才考虑注射。

2. 分阶梯复合用药

WHO 建议癌性痛治疗选用镇痛剂必须从弱到强按三个阶梯进行。首选第 1 类非阿片镇痛剂，代表药是阿司匹林，代替药是氨基比林，对于轻、中度疼痛有效。如果止痛不满意，可选用第 2 类阿片镇痛剂，代表药是可待因，代替药是右旋丙氧酚。只有效果仍不满意时才选用第 3 类强阿片镇痛剂，代表药是吗啡，代替药有美沙酮、哌替啶等。由于癌性疼痛具有急性和慢性疼痛两种特点，用止痛药可长期安排应付持续性疼痛，并应根据疼痛程度经常变换止痛药，在充分缓解的前提下尽可能减少止痛药用量。实践表明，合理的间隔时间、充足的剂量、科学的药物搭配，应用非麻醉性止痛药可使大多数癌性疼痛缓解。

3. 注重心理护理

疼痛患者极为敏感，需要格外关注，不仅需要技术上治疗，也需要情感上的照料。给予疼痛患者心理安慰、鼓励，使其精神上摆脱恐惧感，并教育患者及家属改变对药物不良反应及耐受性的错误认识，使广大的癌症患者从疼痛的痛苦中解脱出来。

（二）麻醉技术控制癌痛

1. 神经阻滞

神经阻滞是经皮将局麻药或神经破坏药直接注入神经节、神经干或神经丛及其周围，阻断疼痛传导的一类方法，在晚期癌痛患者中已应用了多年。近年来提倡给早期癌痛患者应用。治疗性神经阻滞常用破坏神经的不可逆的药物，如酚、酒精等。

2. 椎管内应用麻醉剂

椎管内应用麻醉剂已有十余年的历史。这项技术是通过导管或泵，连续或间断将药物输入硬膜外或鞘内。这种方法避免了口服给药法和其他方法给药的不良反应，同时还减少了辅助药物的应用。然而，耐药性是影响止痛效果的一个因素。

（三）神经外科技术控制癌痛

神经外科手术已广泛用于治疗癌痛。这些技术近期才应用于临床，手术治疗的目的是在周围神经与中枢神经之间某一点切断传导疼痛的途径。如周围神经切断术、脊髓前侧切断术、脑回切断术等。

第四节　腹　泻

腹泻（diarrhea）是指排便次数较平时增加，且粪质稀薄、容量及水分增加，并含有异常成分，如未消化的食物、黏液、脓血及脱落的肠黏膜等。腹泻时常伴有腹痛及里急后重。

正常排便次数因人而异，每日 2～3 次或 2～3 天一次。但每日排出水量不应超过 200 mL，粪便成形，不含有异常成分。病程不足 2 个月者为急性腹泻，超过 2 个月者为慢性腹泻。

一、病因与发病机制

每日进入肠道的水分有两个来源：一个来源为体外摄入，共约 2 500 mL（包括饮水 1 500 mL 及食物中含水约 1 000 mL）；另一来源为消化器官分泌进入肠道的消化液，共约 7 060 mL（包括唾液 1 000 mL、胃液 2 000 mL、胆汁 1 000 mL、胰液 2 000 mL、小肠液 1 000 mL、大肠液 60 mL）。二者合计约 9 560 mL。其中绝大部分被重吸收，空肠每日吸收水分约 4 500 mL，回肠吸收约 3 500 mL，结肠吸收约 900 mL。因此，每日从粪便排出的水分为 100～200 mL。当某些原因造成肠道分泌增加、吸收障碍或肠蠕动过快时，即可造成腹泻。但腹泻的发生常不是单一因素所致，有些腹泻是通过几种机制共同作用而产生的，根据发病机制可分为以下几种。

（一）感染性腹泻

造成的机制有二：①毒素，主要由于细菌毒素与肠黏膜上皮细胞的受体结合，使腺苷环化酶活力增强，细胞内环腺苷酸（cyclic adenylic acid，cAMP）增加，使肠黏膜细胞分泌的电解质和水增加。②由于细菌直接侵犯造成肠黏膜的破坏，使肠黏膜无法吸收而造成腹泻，如霍乱、沙门氏菌属感染及葡萄球菌毒素中毒。

（二）渗透性腹泻

由于水溶性物质吸收障碍，使肠腔内渗透压增加，影响水的吸收，肠内容积增大，肠管扩张，肠蠕动加速，从而发生腹泻。引起渗透性腹泻的原因如下。

1. 消化不良

消化不良可因胃、胰腺、肝胆系统疾病引起。

（1）胃原性腹泻：如胃大部分切除、空肠吻合术后，食物到达胃内未经充分消化即进入空肠，肠蠕动加快，引起腹泻。其还可见于萎缩性胃炎等。

（2）胰原性腹泻：见于慢性胰腺炎、胰腺癌等，由于胰腺分泌胰酶减少，食物中蛋白质、脂肪及淀粉的消化发生障碍，未经消化的营养物质不能被吸收而产生腹泻。

（3）肝、胆原性腹泻：常见于肝脏疾病、胆管梗阻等。因胆汁中含有胆盐和胆汁酸，对脂肪的消化和吸收具有重要作用。肝脏疾病时胆盐产生减少，胆管梗阻时胆汁不能进入肠道，皆可导致肠道胆盐缺乏，使脂肪的消化和吸收不良而发生腹泻。

2. 吸收不良

吸收不良见于吸收不良综合征，是由肠道吸收功能障碍所致，口服不易吸收的药物，如硫酸镁、甘露醇、山梨醇等引起的腹泻亦为渗透性腹泻。

（三）分泌性腹泻

此类腹泻乃因肠黏膜不但无法吸收水及电解质，反而不断地分泌水及电解质进入肠道内，这种腹泻即使在没有吃东西时也会发生。例如，心力衰竭、肝硬化门脉高压等，由于肠道静脉压升高，细胞外液容量增大，影响水分吸收也增加水的分泌，因而造成腹泻。另外还有内分泌因素，如类癌瘤释放出的血清素（serotonin）及组胺（histamine）、儿茶酚胺（catecholamine）、前列腺素（prostaglandin）等物质，亦可造成肠局部血管扩张及肠黏膜的分泌作用。其他胃肠道肿瘤如佐-埃综合征（分泌胃泌素的肿瘤）等也会有此类腹泻。另肠道切除后，尤其是末端回肠切除 100 cm 以上时，会造成原本应在该处吸收的盐类进入大肠，刺激大肠的分泌作用而造成腹泻。

（四）肠运动速度改变造成的腹泻

此类腹泻最常见的是肠敏感综合征，这是因为食物由口食至形成粪便需要一定的时间，假使肠道运动速度太快，则水分还未在大肠吸收足够便由肛门排出而形成腹泻。最需注意的是某些时候有肿瘤或粪便堵住直肠时，如未完全堵塞反而会出现腹泻的症状，主要是因为只有水分可由堵住处通过而排出体外。此时给予止泻药物是其禁忌。

（五）假造的腹泻

假造的腹泻指本来无病，却为了逃学、休假等而吃泻药或是在正常大便中加水混合，以达到其特殊目的。

二、临床表现

腹泻可造成脱水、电解质不平衡，如低血钾、低血钠等。低血钾可造成肌肉无力、心律不齐，甚至可因心律失常而死亡。长期腹泻可造成营养不良，血中清蛋白降低，使血中渗透压不足而造成全身性水肿，肛门局部出现溃烂、疼痛。患者感觉食欲缺乏、腹鸣、呃逆、腹痛，可合并发热（感染或脱水热）、失眠、头晕、全身倦怠。腹泻可产生低渗性脱水，即细胞外渗透压低于细胞内，引起细胞外液的水分移向细胞内，严重时导致脑细胞水肿，产生颅高压，表现为头痛、视力模糊、神志不清，甚至抽搐、惊厥、昏迷。

三、护理

（一）护理目标

（1）腹泻所带来的症状减轻或消除。

（2）患者的排便次数及大便性状恢复正常。

（3）维持水电解质平衡和良好的营养。

（4）药物治疗次数及剂量减少或停止使用。

（5）患者能说出日常生活中腹泻的原因、诱因及预防方法。

（6）患者能够描述腹泻时的自我照顾方法，如饮食、饮水、药物等。

（二）护理措施

1. 休息

创造舒适安静的环境，避免紧张性刺激，保持身体用物及床单位的整洁、舒适，频繁腹泻、全身症状明显者应卧床休息，腹部应予保暖，以使肠蠕动减少。腹泻症状减轻后可适当运动。

2. 病情观察与标本采集

严密观察生命体征变化，注意皮肤弹性、排便情况，如大便次数、间隔时间、量、气味、性状等，以及伴随症状如发热、恶心、呕吐、腹痛、腹胀等情况，以提供病情依据。及时采集各项检验标本如大便标本作常规、潜血及培养，采集标本时应注意不要放过那些有追踪病原菌价值的脓血便、红白冻状便等，并注意及时送检。

3. 补液治疗

遵医嘱给予补液治疗和药物治疗，并观察排便情况，评估药物治疗效果。

4. 肛门周围皮肤的护理

频繁的排便易造成肛门周围的皮肤擦伤而引起感染，应指导患者及家属便后用软纸轻拭并用温水清洗。有脱肛者可用手隔以消毒纱布轻揉局部，以助肠管还纳。每天用 1/5 000 PP 粉水坐浴，肛周局部涂以无菌凡士林或其他无菌油膏，保持清洁，保护局部皮肤。

5. 饮食护理

（1）严重腹泻者应禁食，以后按医嘱作渐进式饮食治疗（禁食—流质饮食—半流质饮食—普通饮食）。

（2）轻症者宜摄取高蛋白、高热量、低脂、少纤维素、易消化的流质、半流质饮食，如能适应可逐渐增加食量，对食欲差者应鼓励进食。

（3）避免食用过冷、过热及易产气的食物。

6. 心理护理

避免患者精神紧张、烦躁，耐心细致地给患者讲述疾病的发展、治疗及转归过程，以减轻患者的思想负担，对假造腹泻者予以疏导并矫正其行为。

7. 穴位按压

取内关、公孙做穴位按压 30～50 次（2～3 分钟），通常可协助改善症状。内关位于前臂掌侧桡尺骨之间腕关节以上 2 寸，公孙位于第一跖骨基底部前下缘处。

8. 健康教育

告诉患者饮食、饮水不洁，机体抵抗力低下等都是腹泻的原因和诱因。指导患者及家属注意饮食卫生，如：食物要洗净、煮熟；在夏秋季节，煮熟的食物不宜放置过久，食用前要再加热，生、熟食分开加工；便后及进食前要洗手等。同时，要注意吃易消化、少渣、少纤维素、低油脂的饮食，如稀饭、牛奶、豆浆、豆腐等，多饮水。腹泻时暂不吃冷食、冷饮、水果。禁食酒类、油炸食物及刺激性调料等。

指导患者遵医嘱按时、按量用药，疗程足够，治疗彻底，并说明中断治疗的危害，治疗不彻底或转变成慢性腹泻，会影响今后的工作、学习和生活。只有当患者具备了有关知识才能提高患者的自我护理能力，有利于腹泻的治愈。

第五章　患者的舒适与安全

第一节　概　述

一、舒适的概念

（一）舒适的概念

舒适（comfort）是个体身心健康、满意、没有疼痛、没有焦虑、轻松自在、安宁状态的一种自我感觉。舒适是一种主观感觉，可以分为许多层次，个体根据自己的生理、心理、社会、文化背景的特点和经历，对舒适和舒适的层次有不同的解释和体验。舒适是患者希望通过接受护理后得到的基本需要之一。一般，舒适是个体对几个方面的需要都得到满足时的自我满意的感觉。其表现为心情舒畅、心理稳定、精力充沛、完全放松、感到安全。

（二）舒适的内涵

依据个体的主观感觉，舒适的内涵可涉及以下四个方面内容。

1. 生理舒适

生理舒适指个体身体上的舒适感觉。患者希望没有躯体的疾病和缺陷。

2. 心理舒适

心理舒适指信念、信仰、自尊、人生价值等精神需要的满足。患者希望心情舒畅、心理稳定，没有焦虑和紧张。

3. 环境舒适

环境舒适指物理环境中温度、相对湿度、光线、音响、颜色、装饰等使个体产生舒适的感觉。患者希望没有外在不良环境的刺激。

4. 社会舒适

社会舒适指人际关系、家庭关系及社会关系间的和谐。患者希望与家人、医护人员、同室病友等之间有良好的人际关系。

以上四个方面具有整体性，它们之间既相互联系又相互影响，其中任何一个方面出现问题，都会影响其他方面的舒适。如生理、环境的不舒适可影响心理的舒适，心理、社会的不舒适也可影响生理的舒适。

二、不舒适的原因

（一）不舒适的概念

不舒适（discomfort）是指当个体的生理需要得不到满足，周围环境出现不良刺激，身体出现病理现象，感到疼痛，安全受到威胁和感到紧张时，会使舒适的程度逐渐下降，直至完全转变为不舒适。同舒适一样，不舒适也是个体的一种主观感觉，是相对的。不舒适的表现为身体疼痛、无力、烦躁不安、紧张焦虑、精神不振、失眠、消极失望、难以胜任日常的工作和生活等。其中疼痛是不舒适中最为严重的表现形式。

舒适与不舒适没有严格的分界线，每个人总是处于舒适与不舒适之间连线的某一个点上，并呈动态变化。同时，每个人对舒适与不舒适的感觉也存在较大的差异，为此护士在进行日常护理工作时，应认真倾听患者的主诉，仔细观察患者的表情和行为，收集真实全面的资料，应用动态观点并针对个体差异，正确评估患者舒适与不舒适的程度。

（二）不舒适的原因

引起个体不舒适的原因常为综合性，主要包括以下四个方面。

1. 身体方面

患者疾病导致的疼痛、恶心、呕吐、咳嗽、发热、腹胀、头晕、乏力等；姿势和体位不恰当，如当卧位时肢体缺乏支托物、关节未处于功能位置、身体某部位长期受压造成肌肉和关节的疲劳、麻木及疼痛等；活动受到限制，如使用约束带、夹板及石膏固定的患者；个人卫生不洁，如身体虚弱、长期卧床、意识丧失的患者；因自理能力缺乏或丧失，如不能得到良好的护理，常由皮肤污垢、出汗、口臭、瘙痒等这些因素引起身体的不舒适。

2. 心理方面

患者因疾病造成的身体危害、死亡，家庭的困顿，工作的丢失等产生的恐惧或焦虑；面对手术、医疗费用等必须应对的压力事件；由于医院环境的陌生与不适应缺乏安全感；住院后饮食起居生活习惯的改变与不适应；住院后患者角色行为的改变如角色行为冲突、角色行为强化、角色行为紊乱；因被家人冷落、被医护人员忽视、诊疗时过于暴露、身体某部位的缺陷等自尊受到伤害等，均可导致患者情绪的变化，引起心理的不舒适。

3. 环境方面

患者新入院进入一个陌生的环境，会感到紧张和不安，缺乏安全感；病室的温度、相对湿度、异味、噪声等不良的物理环境的刺激；床单位的杂乱无章，床垫的硬度不当，被褥不整洁等都可引起患者的不舒适。

4. 社会方面

患者缺乏社会支持系统，如与家人、亲朋好友的隔离，经济方面的拮据；角色适应不良，如住院期间担心工作、孩子、老人而出现角色行为的改变，不能安心养病，以至于影响疾病的康复；生活习惯的改变，如住院后患者因起居饮食习惯改变，作息时间紊乱，患者往往感到不适应，尤其见于老年患者；陌生的人际关系，如患者与护士、患者与医师、患者与其他人员关系不熟悉或紧张等这些因素均可导致患者的不舒适。

三、护理不舒适患者的原则

满足患者舒适的需要是实现护理的目的之一。不舒适受多种综合因素的影响，护士应全面了解引起不舒适的原因，以便及时发现，并能针对不同的原因，及时采取有效的护理措施，满足不同患者舒适的需要。护理不舒适患者时应遵循以下原则。

（1）预防是关键，促进患者舒适：为满足患者的舒适状态，不舒适原因的预防是关键性因素。因此，护士必须熟悉舒适的相关因素及引起不舒适的原因，对患者的身心进行整体的评估，努力做到预防在先，积极促进患者的舒适，如协助生活不能自理的患者保持个人卫生的清洁，卧位要正确，外部环境要良好等。特别值得注意的是，护士必须有良好的服务态度，语言要温和，尊重患者，预见患者的心理变化，虚心接受患者提出的意见，鼓励患者积极主动参与护理计划，确实发挥护士语言在促进患者心理舒适方面的积极作用。

（2）全面评估，找出不舒适的原因：虽然舒适和不舒适都是患者的主观感觉，很难进行准确评估。尽管如此，护士仍可通过仔细观察患者的不同表现，如面部表情、手势、姿势、体态、活动或移动能力、饮食、睡眠、皮肤颜色、有无出汗等，同时运用沟通交流技巧，多方收集患者的资料，认真分析情况，做出正确的判断，找出引起不舒适的原因。

（3）针对原因积极采取措施，消除或减轻不舒适：由于引起不舒适的原因包括身体、心理、环境及社会等多种因素，因此护士应有针对性地采取有效的护理措施，促进患者的舒适。对身体不舒适的患者，进行对症处理，如腹部手术后的患者采取半坐卧位以达到减轻疼痛，促进引流等目的；对心理紧张的患者，护士应主动与患者建立良好的护患关系，尊重患者，认真倾听患者的主诉，鼓励患者发泄压抑的情感，正确引导患者调整情绪，及时与家属联系，共同做好患者的心理护理；患者接受治疗和护理时，努力为其创造整洁、安全、安静、舒适的休养环境，避免不良环境的刺激；同时也要为患者提供可能的社会支持力量，如在允许情况下鼓励家属的探望，及时让家属缴纳医药费，协助患者和病友建立良好的人际关系。

不舒适是患者的复杂感觉，消除或减轻不舒适，既需要护士的责任心，也需要患者及家属的合作理解。

第二节　患者的疼痛护理与舒适

疼痛（pain）是引起患者不舒适的最常见、最重要的原因之一，也是一种令人苦恼和痛苦的主观感觉。疼痛往往与疾病的发生、发展及转归有着密不可分的关系，也是评价治疗和护理效果的指标之一。为此，护士必须掌握有关疼痛方面的相关理论知识，为患者做好疼痛护理。

一、疼痛的概述
（一）疼痛的概念
疼痛（pain）是各种形式的伤害性刺激作用于机体，所引起的一系列痛苦的不舒适的主观感觉，常伴有不愉快的情绪活动和防御反应。1978 年 NANDA 对疼痛的定义是："个体经受或叙述有严重不适或不舒适的感受。"1979 年国际疼痛研究协会将疼痛定义为："疼痛是一种令人不快的感觉和情绪上的感受，伴随着现有的或潜在的组织损伤。"

（二）疼痛的反应
一般认为疼痛是痛感觉和痛反应两者的结合，机体对疼痛的反应是多种多样的。

1. 生理反应

疼痛时会出现心率加快、呼吸频率增加、血压升高、出汗、面色苍白、恶心呕吐、肌紧张等，严重者出现休克。

2. 行为反应

疼痛时会伴随出现皱眉、咬牙等痛苦表情，哭泣、呻吟、尖叫、握拳、躲避等行为。患者会采取减轻疼痛的身体姿势，如胃疼患者用手压迫胃部，急腹症患者往往取弯腰、身体蜷缩的姿势等。

3. 情绪反应

疼痛的情绪反应有退缩、抑郁、愤怒、焦虑、依赖、挫折感等，注意力不能集中。

需要注意的是疼痛具有保护性生理意义，是一种对身体的危险警告。如机体遇到电击、火烧等刺激时，会因为疼痛而本能地采取躲避反应，以保护机体不继续受到伤害。同时疼痛也是许多疾病的一种症状，是进行诊断的重要依据。因此，当急性腹痛未明确诊断时，不能随意应用止痛剂，以免掩盖病情，延误诊断。

（三）疼痛的分类

一般根据疼痛的发生部位将其分为以下类型。

1. 皮肤疼痛

尖锐的刺痛、烧灼痛，定位准确。胸腹膜等浆膜疼痛也属于此类疼痛。

2. 深部组织疼痛

关节、肌腱、筋膜等深部组织疼痛较皮肤疼痛迟钝，但定位较清楚。

3. 内脏疼痛

当内脏痉挛、缺血、炎症、过度扩张等可引起疼痛，特点为钝痛，持续时间长，定位不清楚，是一种与情绪反应关系密切，伴随欲望的复合感觉，如饥饿、恶心、便意等，同时有自主神经兴奋的表现。

4. 牵涉痛

内脏的疼痛，引起体表特定部位疼痛的现象，称为牵涉痛。如胆囊结石引起的右肩部放射性疼痛。

二、疼痛的机制

疼痛的发生机制很复杂。研究表明疼痛的发生要经过疼痛的刺激和疼痛的传导过程。

（一）疼痛的刺激

疼痛不是由某一种特殊刺激引起的，任何形式的刺激只要超过一定程度时，都会引起疼痛，所以疼痛的刺激是一种伤害性刺激。伤害性刺激作用于机体，造成组织损伤和炎症反应，刺激组织释放某些内源性致痛物质如氢离子、钾离子、组胺、5-羟色胺、缓激肽、前列腺素等，这些内源性致痛物质使游离的神经末梢产生痛觉冲动。

（二）疼痛的传导

1. 疼痛感受器

一般认为疼痛感受器分布于皮肤、黏膜及其他组织内的游离神经末梢。在身体各组织中，由于游离神经末梢的分布密度不同，身体各组织对疼痛的敏感性也不相同。其中皮肤、黏膜的神经末梢密集，对疼痛的敏感性最高；肌肉、筋膜、关节、动脉管壁等也有较丰富的神经末梢；而内脏器官则较少。

2. 疼痛传入纤维

躯体神经有两种痛觉传入纤维：一种是有髓鞘的 A 纤维，传导速度快，为尖锐刺痛，定位清楚，在刺激后立即发生，刺激去除后很快消失；另一种是没有髓鞘的 C 纤维，传导速度慢，为烧灼痛，定位不清楚，疼痛产生较慢，但持续时间较长，常伴有情绪反应和血压、脉搏、呼吸等生理变化。

3. 痛觉中枢

目前认为，疼痛的传导纤维一部分在脊髓丘脑侧束中上行，经内囊投射到大脑皮质中央后回，引起有定位特征的痛觉；另一部分上行至丘脑内侧系统，引起慢痛和疼痛的情绪反应。

三、疼痛的原因及影响因素

(一) 疼痛的原因

引起疼痛的原因有很多，任何形式的伤害性刺激只要超过一定的限度就会引起疼痛。

1. 物理损伤

引起局部组织受损的刀割伤、碰撞、针刺、身体组织受牵拉、肌肉受压、挛缩等损伤，均可刺激神经末梢引起疼痛。

2. 化学刺激

强酸、强碱等化学物质不仅直接刺激神经末梢，导致疼痛，而且被化学灼伤的组织释放化学物质，作用于痛觉感受器后使疼痛加剧。

3. 温度刺激

皮肤接触过高或过低的温度时，都可引起组织损伤，如烫伤或冻伤。损伤的组织释放组胺等致痛物质，刺激神经末梢引起疼痛。

4. 病理改变

疾病造成体内某些管腔阻塞，组织缺血缺氧；空腔脏器过度扩张、平滑肌痉挛、局部炎症性浸润等都可引起疼痛。

5. 心理因素

情绪改变如紧张、焦虑、恐惧、抑郁、低落等都可引起局部血管的收缩或扩张而导致疼痛，如神经性疼痛；睡眠不足、疲劳、用脑过度也可引起功能性头痛。

(二) 疼痛的影响因素

机体所能感受到的引起疼痛的最小刺激称为疼痛阈。疼痛阈有很大的个体差异性，同样强度、同样性质的刺激可引起不同个体的不同疼痛反应。疼痛的影响因素是多方面的，包括生理、心理、文化及社会因素等。

1. 年龄

一般认为年龄不同，疼痛阈不同，随着年龄的增长，对疼痛的敏感性也随之增加。婴幼儿常不能很好地表达疼痛感受，护士对他们的疼痛反应应充分关注；儿童对疼痛的原因不能正确理解，疼痛的体验会产生恐惧和愤怒情绪；成人对疼痛比较敏感，对疼痛的原因能正确理解，疼痛体验反应良好；老年人疼痛阈提高，对疼痛不太敏感，表现为患病后虽然主诉不多，但病情却比较严重，护理时应引起重视，但有时老年人对疼痛的敏感性也会增强，应根据不同情况分别对待。

2. 社会文化背景

个体所处的社会文化背景不同，对疼痛的感受和表达有所不同。如在推崇勇敢与忍耐精神的文化氛围中，患者更善于耐受疼痛。患者的文化教养也会影响其对疼痛的反应和表达方式。

3. 个人经历

个体过去对疼痛的经验可影响其对现在疼痛的反应。多次经受疼痛折磨的患者会对疼痛产生恐惧心理，对疼痛的敏感性会增强；别人的疼痛经历也对患者有一定作用，如手术患者的疼痛会对同病室将要做相同手术的患者带来恐惧心理，增强敏感性。

4. 注意力

个体对疼痛的注意程度会影响对疼痛的感觉。当注意力高度集中于某事件时，痛觉可以减轻甚至消失。松弛疗法等就是通过转移患者对疼痛的注意力，达到减轻疼痛的效果。

5. 情绪

情绪可以改变患者对疼痛的反应，积极的情绪可以减轻疼痛，消极的情绪可加重疼痛。如恐惧、悲伤、焦虑、失望等消极情绪常加重疼痛，而疼痛加重又会使情绪进一步恶化，形成恶性循环。反之，愉快和信心常可减轻患者的疼痛感受。

6. 心理素质

个体的气质、性格可影响对疼痛的感受和表达。性格外向和稳定的患者，疼痛阈较高，耐受性较强；内向和神经质的患者，对疼痛较敏感，易受其他疼痛者的暗示。

7. 疲乏

患者疲乏时对疼痛的感觉会加重，忍耐性降低；当睡眠充足，精力充沛时，疼痛感减轻。

8. 社会支持系统

家属、朋友、医护人员的支持、鼓励和帮助，可以使患者疼痛减轻。如患儿有父母的照顾、产妇有丈夫的陪伴尤为重要。

四、疼痛患者的护理

(一) 疼痛的评估

疼痛是个体的主观感觉，存在个体差异，影响因素很复杂，不同个体对疼痛的描述方法不同，因此护理疼痛患者时，很难做到准确评估。目前观点认为，患者是唯一有权力描述其疼痛是否存在及疼痛性质的人。护士不能根据自己对疼痛的体验和理解，主观判断患者疼痛的程度和性质，可通过仔细地询问病史，认真倾听主诉，全面地观察和体检等方法对患者的疼痛进行评估。

1. 评估的内容

评估内容要全面、及时、准确、详细。

(1) 一般情况：了解患者的姓名、性别、年龄、职业、文化背景、民族、信仰、家庭情况等。

(2) 疼痛的部位：了解疼痛的部位如体表痛、胸痛、腹痛、头痛等，定位是否明确而固定，范围是局限还是不断扩大。

（3）疼痛的性质：疼痛有刺痛、隐痛、烧灼痛、牵拉痛、痉挛痛、绞痛、牵涉痛、触痛等。描述疼痛性质时，让患者用自己的话表达，记录时最好使用患者用过的词语，这样能正确表达患者疼痛的真实感受。

（4）疼痛的时间：疼痛开始时间，是间歇性还是持续性，持续的时间为多少，有无周期性或规律性等。一般 6 个月以内可缓解的疼痛为急性疼痛；持续 6 个月以上的疼痛为慢性疼痛，慢性疼痛常表现为持续性、顽固性、反复发作性。

（5）疼痛的程度：疼痛可分为轻度、中度、重度。对疼痛程度的评价可用评价工具进行，世界卫生组织将疼痛程度分为四级。

0 级：无痛。

1 级（轻度疼痛）：疼痛感不明显，可以忍受，不影响睡眠。

2 级（中度疼痛）：疼痛感明显，不能忍受，干扰睡眠，要求使用止痛药。

3 级（重度疼痛）：疼痛感加剧，不能忍受，严重干扰睡眠，需要使用止痛药。

（6）疼痛的伴随症状：疼痛时可出现许多伴随症状。例如：局部有无红、肿、热、痛的炎症表现，有无肢体的功能障碍；腹痛是否伴有发热、腹肌紧张、胃肠道功能紊乱；头痛是否有脑膜刺激征表现；有无生命体征变化等。

（7）疼痛的表达方式：个体差异决定了不同个体对疼痛的表达方式不同，通过观察患者的身体动作、面部表情、声音等，可以估计患者对疼痛的感受、疼痛的程度及疼痛的部位等。如儿童常用咬牙、呻吟、大声哭叫、动作表达疼痛；成人常用语言描述表达疼痛。

（8）疼痛的有关因素：了解哪些因素引起、减轻、加重疼痛，如进食、月经周期、天气、体位、活动等与疼痛是否有关。

（9）疼痛对患者的影响：了解疼痛是否影响睡眠和休息；是否影响正常工作和生活；是否出现抑郁退缩等情绪变化；患者家庭的支持情况等。

（10）既往疼痛的处理：过去经历疼痛时是否采取止痛措施，采用什么措施，止痛效果如何等。

2. 评估的方法

疼痛是人的主观感觉，每个人对疼痛的表达方法不尽相同，为了使评估者和被评估者对疼痛的程度达成共识，可以采用多种方法对疼痛的程度进行综合评估，如询问病史、观察和体检、阅读和回顾既往史、疼痛评估工具。

（1）询问病史：护士应认真倾听患者对疼痛的主诉，让患者用自己的语言来描述疼痛，切忌护士根据自己对疼痛的理解和体验主观判断患者疼痛的程度和性质。当患者自己对疼痛的叙述与护士所观察到的疼痛表现不一致时，护士与患者应共同讨论，查找原因，达成最后的共识。

（2）观察和体检：护士应具备敏锐的观察能力，做到密切观察患者疼痛的生理反应、心理反应和行为反应。进行体格检查时一定要规范、正确，仔细检查患者疼痛的部位、性质、程度、时间、伴随症状、表达方式等，这些都是评估疼痛的客观指标，是判断疼痛的主要依据。

（3）阅读和回顾既往史：了解患者以往疼痛的规律及使用止痛药物的情况。

（4）疼痛评估工具：与其他方法比较，此方法是一种较为客观的评价方法。一般根据患者的年龄和认知水平选择合适的评估工具。常用评估工具有数字评分法、文字描述评分法、视觉模拟评分法、面部表情测量法四种方法。

数字评分法（numberical rating scale，NRS）（图 5-1）：将一条直线等分为 10 个部分，其中一端为"0"表示无痛，另一端为"10"表示剧痛，患者可根据自己对疼痛的感受选择有代表性的一个数字表示疼痛的程度。

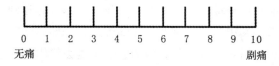

图 5-1　　数字式疼痛评定法

文字描述评分法（verbal descriptors scale，VDS）（图 5-2）：将一条直线等分为五段，每一个点对应描述疼痛的文字，其中一端表示"没有疼痛"，另一端表示"无法忍受的疼痛"，患者可选择其中之一表示自己疼痛的程度。

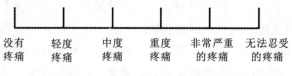

图 5-2　　文字描述式疼痛评定法

视觉模拟评分法（VAS）：将一条直线不做任何划分，仅在直线的两端分别注明无痛和剧痛，患者根据自己对疼痛的实际感受在直线上标记疼痛的程度。此种方法使用方便灵活，患者选择范围自由，不需要选择指定的数字或文字。

面部表情测量法（图 5-3）：适宜 3 岁以上的儿童。儿童从图示六个代表不同疼痛程度的面孔中，选择一个面孔来代表自己疼痛的感受。

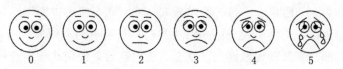

图 5-3　　面部表情疼痛测定法

（二）疼痛患者的护理

疼痛是一种痛苦的体验，护士应根据评估所掌握的患者疼痛的感受采取积极有效的护理措施，尽快减轻或消除患者的疼痛。

1. 护理目标

（1）患者疼痛减轻或消失，自我感觉舒适。

（2）患者及家属掌握有关疼痛的知识，学会缓解疼痛的方法。

2. 护理措施

（1）解除疼痛的刺激源：首先应减少或消除引起疼痛的原因，解除疼痛的刺激源。如外伤引起的疼痛，应根据情况采取止血、包扎、固定、止痛、处理伤口等措施；胸腹部手术后因为咳嗽、深呼吸引起伤口疼痛，术前应对患者进行健康教育，指导患者进行有效咳嗽和深呼吸的方法，术后应协助患者按压伤口后，再鼓励咳痰和深呼吸；协助置有引流管的患者在翻身前一定要先将引流管进行妥善放置，再为其翻身，有助于减轻疼痛。

（2）缓解或解除疼痛。

物理止痛：应用冷、热疗法可以有效减轻局部疼痛，如采用热水袋、热水浴、局部冷敷等方法。物理止痛较药物止痛不良反应少，应首选。

中医疗法：根据不同的疼痛部位，采用针灸、按压等方法，达到活血化瘀、疏通经络的目的，有较好的止痛效果。其中针灸对神经性疼痛效果优于药物治疗。

药物止痛：药物止痛作用只是暂时的，因为它们不能去除引起疼痛的原因，但又不能否认药物止痛是临床解除疼痛的主要手段，尤其是对于癌性疼痛药物止痛发挥了重要的作用。止痛药分为非麻醉性和麻醉性两大类。非麻醉性止痛药如阿司匹林、布洛芬、止痛片等，具有解热止痛功效，用于轻、中等程度的疼痛，如牙痛、关节痛、头痛、痛经等，此类药大多对胃黏膜有刺激，宜饭后服用。多数情况，非麻醉止痛药如果使用及时，对缓解癌症患者的疼痛有足够疗效，特别是在缓解轻度至中度疼痛，效果较好。对大多数患者来说，常规剂量的非麻醉止痛药与麻醉止痛药如可卡因的止痛效果相比无明显差别。所以患者如果使用非麻醉止痛药便可获得止痛效果的，就不要使用麻醉止痛药。麻醉性止痛药如可卡因、吗啡、哌替啶等，用于难以控制的中度和重度疼痛，止痛效果好，常与非麻醉止痛药一起应用，不仅能有效地控制不同程度的疼痛，而且有助于减少麻醉止痛药的用量，但有成瘾性和呼吸抑制的不良反应。一般来说，在医师指导下，疼痛患者在使用麻醉止痛药后发生成瘾的概率极小。当大多数患者使用其他方法能控制住疼痛时，都能较顺利地停止麻醉止痛药的使用。对癌症疼痛的处理，目前采用 WHO 所推行的三阶梯治疗方案，这是一个在国际上广泛认同的药物治疗方案，只要正确地遵循该方案的基本原则，90％的癌痛患者的疼痛会得到有效缓解，75％以上的晚期癌症患者的疼痛得以解除。所谓三阶梯疗法，是指根据轻、中、重不同程度将疼痛分为三个阶段：一阶梯为单独和（或）联合应用以阿司匹林为代表的非类固醇抗炎药；二阶梯为以可待因为代表的弱阿片类药；三阶梯为以吗啡为代表的强阿片类药，配合其他必要的辅助药来处理癌性疼痛。这套方法的基础是使用止痛的阶梯概念，具有方法简单、用药量合理、价格不高、药效良好等特点。

总之，药物止痛时需注意：适时给予止痛药物，癌症疼痛患者应在出现间断或持续的顽固性疼痛时果断地采取各种治疗措施；对各期患者和各类疼痛应按止痛原则选药，患者出现不同程度的疼痛时，必须按照从非阿片类到弱阿片类再到强阿片类的原则选用镇痛药物；用药的剂量应从小剂量开始，然后再根据疼痛控制情况逐渐加大剂量；选择合适的给药途径，对于绝大部分癌痛患者来说，通过口服镇痛药便可获得良好的效果，一些晚期患者不能口服药物，则应选择舌下含服镇痛药，或者皮下注射和静脉注射镇痛药；防止药物耐受性，因慢性疼痛长期使用镇痛药物的患者，会出现药物耐受性问题。同时，用药时间越长，所需要的药物剂量也越大，各种不良反应也会随之而来。

松弛疗法止痛：让患者学习应用松弛疗法可使全身肌肉充分放松，这不仅是缓解疼痛、防止疼痛加剧的好方法，而且在疾病的康复过程中，对帮助患者有效地消除焦虑、改善睡眠质量、得到充分休息、尽快恢复体力都起着非常重要的作用。松弛疗法的有呼吸松弛法和节律按压法。

皮肤刺激止痛：利用按压、冷药物、热药物、压力止痛等手段刺激皮肤，可达到止痛或减轻疼痛的效果，在医学领域的各专科都被广泛应用。如外科的烫伤，可利用局部冷敷的方法，减轻疼痛和渗出；内科疾病引起的腹痛，可通过按压、热敷等方法，得到缓解。如按压止痛是根据疼痛的部位，患者可以自己也可以由他人在腰、背及脚进行缓慢、稳定的环形按压；压力止痛是通过手腕、手指尖、指节或全手，按压患者疼痛部位或其附近区域10秒左右，寻找到最佳的压力止痛点后，给予1~2分钟的固定压力，有时缓解疼痛的时间可以达到几分钟甚至几小时。

毫米波生物止痛：毫米波是指自由空间波长为1~10 mm的电磁波，经体表穴位将仿声信息能量导入体内，治疗各种疼痛，包括骨、关节疼痛、癌性疼痛，尤其对癌性疼痛效果较佳，并协同放疗、化疗，达到增效、增敏的治疗效果。

其他止痛疗法：可采取经皮神经电刺激疗法、神经阻滞术、硬膜外与蛛网膜下隙给药止痛、神经外科手术止痛等方法达到止痛效果。

（3）心理护理。

支持性心理护理：疼痛时引起焦虑、恐惧、紧张等负性心理变化，负性心理反过来又会加剧疼痛，形成恶性循环。因此，护士应尽量为患者减轻心理压力，以同情、关爱、体贴、鼓励的态度支持患者，建立良好的护患关系；护士必须尊重并接受患者对疼痛的各种反应，不能以自己的体验来评判患者的感受；护士鼓励患者表达出对疼痛的感受及对适应疼痛时所做出的努力；同时护士的陪伴能减轻患者的心理负担从而减轻疼痛。

进行健康教育：护士应向患者解释引起疼痛的原因、产生机制、影响疼痛的因素，介绍减轻疼痛的措施，有助于减轻患者焦虑、恐惧等负性情绪，从而缓解疼痛压力。

分散注意力：可以削弱患者对疼痛的感受程度，从而使疼痛减轻，分散注意力的方法有很多。如鼓励患者积极参加有兴趣的活动（看报、听音乐、唱歌、看电视、玩游戏、下棋、与家人交谈，对患儿护士可通过微笑、爱抚、讲故事、玩具、糖果）等转移注意力；音乐疗法，音乐特征可以协助患者在接受治疗的过程中对生理、心理和情绪进行整合，使身心得到改善，音乐疗法分为倾听角色为主的被动性音乐疗法和执行角色的主动性音乐疗法，优美的旋律对降低心率和血压、减轻焦虑和抑郁、缓解疼痛等都有很好的效果；诱导性想象疗法是让患者集中注意力想象一个意境或风景，并使自己身处其中，可起到松弛或减轻疼痛的作用。

做好患者家属的工作也很重要，家属的支持和配合，在一定程度上也能减轻患者的疼痛。

（4）促进舒适：患者身心舒适也是减轻或解除疼痛的重要措施。护士应尽可能地满足患者对舒适的需要，如帮助患者采取正确的姿势，长期卧床者及时进行卧位的变换，以减少压迫；常规做好各项清洁卫生护理；保持室内良好环境；物品放于患者方便取出之处；护理活动安排在无疼痛或疼痛减轻时进行；各项操作前向患者进行详细的解释等，这些都能使患者身心得到放松，从而有利于减轻疼痛。

（三）护理评价

采取护理措施后及时评价患者对疼痛的反应，判断疼痛是否得到缓解，以便决定修改或继续执行护理计划。评价疼痛缓解的依据有以下几点。

（1）主诉疼痛减轻，身体状态和功能改善。

（2）焦虑程度缓解，休息睡眠质量较好。

（3）能轻松地参与日常活动，无痛苦表情。

（4）疼痛生理征象减轻或消失，如血压平稳，脉搏、呼吸、出汗、面色正常。

（5）对疼痛适应能力增强。

第三节　患者的安全

随着社会经济的不断发展，人民生活水平的不断提高，人们的自我保护意识和法律意识逐步提高，这标志着人类社会的进步。住院患者的安全问题也因此受到人们的广泛关注。

安全是指生活稳定，有保障，受保护，无危险与恐惧，即平安无危害，有安全感。安全在马斯洛的人类基本需要层次理论中，是个体生理需要满足后，最迫切的第二层次需要。

一、影响患者安全的因素

每个人都希望自己生活在一个安全的环境中不受伤害。所以，安全是人类生存的基本需要之一。在医院中，患者对安全的需要显得更加迫切，但医院可能存在着多种不安全的因素。如化学药物、气体、机器设备及放射线等都可能造成安全的危害；跌倒、灾难等都是潜在性的安全危害。所以，护士必须熟悉影响患者安全的因素，预知安全因素对患者可能造成的危害，积极主动保护患者的安全。影响患者安全的因素主要包括以下内容。

（一）感觉功能

视、触、叩、听、嗅这些感觉功能是保证人们处于安全状态的基本条件，良好感觉功能可以帮助人们识别、判断自身行为的安全性，也可以帮助人们很好地了解周围的环境，以避免不安全环境对机体造成的危害。患者因罹患各种疾病容易出现不同程度的感觉功能障碍，任何一种感觉障碍，都会使患者因无法辨别周围环境中存在或潜在的危险因素而受到伤害。如高血压患者发生脑出血后，导致一侧肢体的感觉丧失，可使该侧肢体对温度及压力的改变不敏感而发生烫伤、冻伤、坏死等伤害；糖尿病患者因并发症的发生可导致失明，可能发生跌倒、碰伤等意外伤害。

（二）目前健康状态

患者在患病住院期间，机体免疫功能下降，抵抗力减低；身体虚弱，行动不便；疾病程度严重导致意识改变；精神障碍出现行为异常；情绪紧张、焦虑等这些因素都可能发生意外或受到伤害。如白血病患者容易遭受感染；外科大手术后患者刚刚下床时容易摔倒；昏迷患者容易发生坠床；狂躁型精神病患者容易毁物伤人，甚至自杀。

（三）对环境的熟悉程度

众所周知熟悉的环境使人能够与他人进行有效的沟通，并从中获取大量的信息，提供给人更多的帮助，增强安全感。对于住院患者尤其是新入院患者对周围环境陌生，容易产生恐惧、紧张、焦虑等心理反应，因而缺乏安全感。

（四）年龄

年龄不同，人们对周围环境的感知和理解不同，从而决定着人们面对变化的环境时能否采取正确的自我保护措施。如新生儿、婴幼儿自我保护意识较差，需要依赖他人的保护；儿童处于生长发育期，对周围事物好奇，喜欢探险，因而容易受伤；老年人因器官功能逐渐退化，感觉功能逐步减退，容易发生意外伤害。

（五）诊疗技术

迅速发展的众多诊疗技术，虽然为一些特殊患者提供了准确的诊断标准和有效的治疗方案，但与此同时也给患者带来了一定的伤害。如一些接受侵入性诊断检查、外科手术治疗的患者容易发生皮肤损伤，有潜在感染的危险。

二、安全环境的评估

安全环境是指平安而无危险、无伤害的环境。患者作为医院的主要服务对象，为了保证住院患者的安全，护士必须应用所掌握的丰富知识和积累的丰富经验，对住院患者可能产生的一切心理和生理上的不安全因素进行正确的评估，从而保证医院功能的有效发挥。对住院患者安全环境的评估主要包括生理、心理及社会三方面。

（一）生理环境

患者由健康人转变为住院患者时，社会角色发生了本质性的改变。首先，患者最担心的问题是疾病本身产生的后果，能否再回到健康人的社会角色中去；其次，患者在整个住院期间最关注的问题是疾病的治疗效果如何，他们时刻都在想着自己所患疾病能否治愈，什么时候能够治愈，能否重新回到健康人的行列，能否回到亲人的身边；最后，还有的患者对所患疾病的现状也很担心，因为他们对自己所患的疾病并不是十分了解甚至一点都不了解，所以他们不清楚自己所患疾病现在处于哪个阶段，也不明白所患疾病所处的现状是否能被控制，如果不能控制将来会发展到什么程度。

（二）心理环境

大部分住院患者被动地接受着医护人员为他们所安排的一切，一般认为把自己的生命交给了医护人员，所以医护人员的技术水平是影响疾病恢复的最主要因素，医护人员的每一项技术操作都直接影响着疾病的发展和转归。另外，医护人员的态度也在很大程度上影响着患者的心理。患者住院后，医院就成了他们暂时的家，而这个家中为他们服务的成员就是医护人员，所以医护人员对他们的态度直接影响着他们的情绪，从而也就间接地影响了疾病的恢复。

（三）社会环境

患者住院后就意味着需要承担一定的医疗费用，并且患者必须暂时停止目前所从事的工作而在医院接受治疗。患者本身就很难接受这个现实，再加上暂时放弃工作，不但得不到健康时所应得到的报酬，还要花去一大笔的医疗费用，这使患者在心理上很难平衡。

对住院患者，护士还应特别注意评估医院中存在的各种潜在性不安全因素，评估患者的自我保护能力及影响因素。如患者的意识是否清楚，警觉性是否良好；患者的感觉功能是否正常，是否正在使用影响感觉功能的药物；患者是否因年龄、身体状况或意识状况而需要安全协助和保护；患者是否需要保护具约束；患者是否吸烟；病房内是否使用电器设备，床旁是否有电器用品；患者是否正接受氧气及冷热治疗；患者是否能满足自己的需要；患者是否感觉舒适；患者需要护士帮助时，是否及时取到呼叫器等。

三、医院常见不安全因素及防范

（一）医院常见不安全因素及防范

为了使患者在住院期间身心始终处于放松、接受治疗与护理的良好状态，达到预期的治疗和护理效果，医院必须有预防患者受到伤害的安全设施。首先护士应具备安全护理知识，在护理活动中把患者的安全放在第一位，主动为患者提供安全的护理措施，积极预防和消除一切不安全的因素。医院中的不安全因素有物理性损伤、化学性损伤、生物性损伤、心理性损伤、医源性损伤五种。

1. 物理性损伤及防范

物理性损伤包括机械性损伤、温度性损伤、压力性损伤、放射性损伤等。

（1）避免机械性损伤：跌倒、撞伤、坠床等是医院最常见的机械性损伤。年老体弱者，感觉异常、平衡障碍者易发生跌倒，躁动者、神志不清者、婴幼儿易发生坠床，故对这些患者应加强防范措施。如地面保持清洁、干燥，患者应穿防滑鞋，走廊、浴室、厕所的墙边应设置扶手及防滑标志；人行道处清除障碍物，物品摆放稳妥；为使患者活动方便，病床高度应适宜，床单位要有好的照明设施；病室、厕所、浴室应设有传呼系统，以备患者急需使用；对有跌倒危险的患者，应给予协助；为了防止坠床的发生，患者的日常用品放在易取之处，床旁桌椅应固定放置；对易发生坠床的患者，必要时使用床档或保护具。

（2）避免温度性损伤：乙醇、乙醚、氧气等都是易燃、易爆物品，如不妥善管理，易引起火灾。使用冷热疗法不当时可导致冻伤或烫伤，必须严加防范。如病室内有防火装备及遇火警时的疏散设施，电器设备定期检修，注意安全使用；定期进行安全宣传防火知识教育，病室内禁止吸烟；使用冷热疗法时，严格掌握操作规范要求，密切观察局部皮肤的变化，防止发生冻伤或烫伤。

（3）避免压力性损伤：骨折患者使用石膏或夹板固定过紧，高压氧舱患者治疗不当，输液时止血带使用时间过长，长期卧床的患者等局部都可引起压力性损伤。因此，在护理工作中，骨折患者固定的松紧性要适宜，注意观察皮肤颜色变化及动脉的波动情况；高压氧舱治疗时严格掌握适应证，注意安全操作；输液患者及时放松止血带，避免局部缺血缺氧发生；长期卧床的患者做好压疮的预防。

（4）避免放射性损伤：临床进行放射性治疗和诊断时，放射线的存在可导致放射性皮炎、皮肤溃疡坏死甚至癌变，孕妇长期接触放射线可致流产、畸胎、死胎。因此，在使用放射性治疗和诊断时，要对在场的人实施保护性隔离措施，如穿隔离衣、戴隔离手套等；对接受治疗和诊断的患者，应减少暴露，正确掌握照射时间和剂量，并告知患者注意照射局部皮肤禁忌搔抓、保持干燥、避免用力或使用肥皂擦洗。

2. 化学性损伤及防范

临床化学药物很多，当使用药物浓度过高、剂量过大、用药次数过多、配伍不当或用错药等都会引起化学性损伤。因此，护士应具备一定的药理知识，掌握常用药物的保管原则和药疗原则，严格执行"三查七对"，严密观察用药后的不良反应。此外，肿瘤患者使用化疗药物时，要注意进行职业防护，如戴手套、穿隔离衣、戴口罩，必要时戴护眼镜，以免发生损伤。

3. 生物性损伤及防范

生物性损伤包括微生物及昆虫等对患者造成的伤害。各种微生物侵入人体后可导致感染的发生，甚至危及生命，昆虫如蝇、蚊、蟑螂、头虱或体虱的叮咬，不但影响休息和睡眠，还可能引起传染性疾病。所以，病区应有严格的管理系统，采取综合措施，预防医院内感染，保护患者安全；护士在工作中要严格执行消毒隔离制度，遵守无菌技术操作原则；加强对危重患者的护理，增强患者的抵抗力；同时，病区应有灭蝇、灭蚊、灭蟑螂、灭头虱或体虱等措施，防止昆虫叮咬而导致疾病传播或影响患者睡眠与休息。

4. 心理性损伤及防范

心理性损伤是疾病的复杂性、与他人关系紧张、医护人员不良行为等因素所引起的不良心理刺激。如患者对疾病的感知和态度、患者和周围人群的情感交流、护士对患者的态度及行为等都可影响患者的心理状态，严重者导致心理性损伤的发生。为此，护士应加强对患者实施有关疾病知识的健康教育活动，引导患者对疾病采取积极乐观的态度，同时护士要不断提高自身的整体素质，以优质的护理服务取得患者的信任，建立并维护良好的护患关系，并协助患者和其他医护人员、同室病友间建立融洽的人际关系。

5. 医源性损伤及防范

医源性损伤是指由医护人员的言语及行为不慎而造成患者心理和生理上的伤害。如个别医护人员对患者不够尊重，语言不礼貌，或因用词不准确而造成患者对疾病、治疗、护理等方面的误解，引起情绪波动或心理负担加重；医护人员责任心差，工作疏忽，导致医疗事故，给患者心理及生理上造成痛苦，甚至危及生命。因此，医院应重视医护人员的职业道德教育，加强医护人员的素质培养，制定并严格执行各项规章制度和操作规程，杜绝差错事故的发生，保障患者安全。

6. 其他

微波能破坏人工心脏起搏器的功能。因此，医院内使用微波设备的地方，如磁共振室等处要有明显标志，装有起搏器的患者应避免靠近。

（二）保护具的应用

保护具指那些用来限制患者身体或身体某部位的活动，以达到保证患者安全与治疗效果的各种器具，包括床档、约束带、支被架。

1. 目的

（1）防止小儿、高热、谵妄、昏迷、失明、躁动及危重患者因虚弱、意识不清或其他原因而发生坠床、撞伤及抓伤等意外，确保患者安全。

（2）保证治疗、护理工作的顺利进行。

2. 评估

（1）患者的病情、意识状态、生命体征、肢体活动状况。

（2）患者是否存在意外损伤的可能性。

（3）患者与家属对保护具使用目的、方法的了解情况及配合程度。

3. 操作前准备

(1) 用物准备：根据需要备各种床档、约束带、支被架、棉垫等。

(2) 患者准备：了解保护具应用的目的和方法。

(3) 护士准备：着装整洁，修剪指甲，洗手，戴口罩。

(4) 环境准备：环境清洁安静，患者床旁无多余物品，方便护理操作。

4. 操作步骤

详见表 5-1。

表 5-1　保护具的应用操作步骤

流程	步骤	要点说明
1. 核对解释	携用物至床旁，认真核对患者信息，并向患者及家属介绍损伤步骤，并征得患者同意	* 确认患者，取得配合
2. 应用	根据病情选择合适的保护具	
	◆床档的应用	* 保护高热、谵妄、昏迷及危重患者等以防其坠床
	(1) 多功能床档：使用时插入两边床缘，不用时插于床尾（图 5-4）	
	(2) 半自动床档：可按需要升降，不用时固定在床缘两侧（图 5-5）	
	(3) 木质床档：使用时将床档稳妥固定在床边两侧，进行护理时，将中间的活动门打开，护理结束，将门关闭（图 5-6）	
	◆约束带的应用	* 用于保护躁动患者，限制其肢体及躯体的活动，避免患者或他人受到伤害
	(1) 宽绷带约束：用宽绷带打成双套结（图 5-7），套在衬垫包裹的手腕或踝部，稍微拉紧（图 5-8），然后将绷带系于床缘上	* 用于固定患者手腕或踝部
		* 松紧以不使肢体脱出、又不影响血液循环为宜
		* 衬垫大小据约束部位而定
		* 用于固定肩部，以限制患者坐起
	(2) 肩部约束带：让患者两侧肩部套上袖筒（图 5-9），两袖筒上的细带在胸前打结固定，把两条长带子系于床头(图 5-10)	* 可用大单代替肩部约束带（图 5-11）
	(3) 膝部约束带：将约束带横放于两膝上（图 5-12），两头带分别固定一侧膝关节，然后将宽带系于床缘（图 5-13）	* 固定膝部，限制患者下肢活动
		* 可用大单代替膝部约束带（图 5-14）
	(4) 尼龙搭扣约束带：将约束带放于关节处（图 5-15），对合约束带上的尼龙搭扣，松紧适宜，将系带系于床缘	* 固定手腕、上臂、膝部、踝部
	(5) 约束衣：图 5-16	

流程	步骤	要点说明
	◆支被架的应用：图 5-17 同上两个物品应用	*用于肢体瘫痪或极度衰弱者，防止盖被压迫肢体造成足下垂、压疮等并发症，也可用于烧伤患者的暴露疗法需保暖时
3. 操作后整理	（1）整理用物，协助患者取适当卧位 （2）洗手，记录有关内容	*告知患者及家属有关注意事项

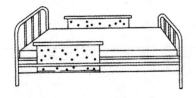

图 5-4　多功能床档

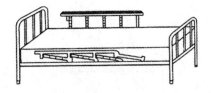

图 5-5　半自动床档

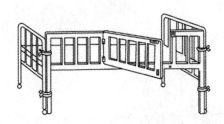

图 5-6　木质床档

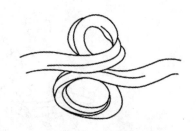

图 5-7　双套结

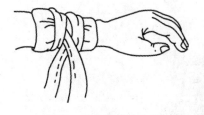

图 5-8　宽绷带约束法

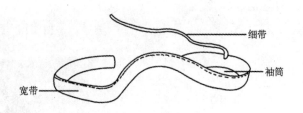

图 5-9　肩部约束带

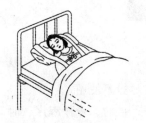

图 5-10　约束带肩部约束法

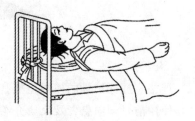

图 5-11　大单肩部约束法

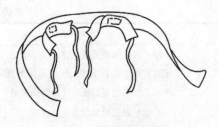

图 5-12　膝部约束带

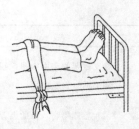

图 5-13　约束带膝部约束法

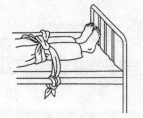

图 5-14　大单膝部约束法

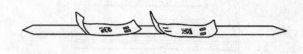

图 5-15　尼龙搭扣约束带

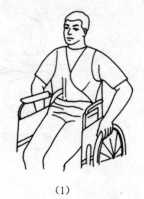

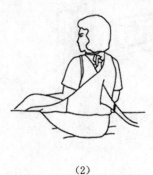

（1）　　　　　　　　　　　（2）

图 5-16　约束衣

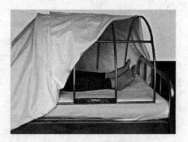

图 5-17　支被架

5. 注意事项

（1）严格掌握保护具的使用指征。不必使用保护具者尽量不使用。

（2）使用前必须向患者及家属介绍使用保护具的原因、目的、操作程序、时间及注意事项，并征得患者或家属的同意，维护患者的自尊。

（3）保护具只能短期使用，每 2 小时松解一次，约束时松紧要适宜，以能伸入 1～2 个手指为宜。约束带下必须垫棉垫，以免损伤局部皮肤。协助患者翻身时，确保患者安全、舒适。

（4）注意维持患者肢体处于功能位置，使用过程中 15～30 分钟观察受约束部位的末梢循环情况，防止发生血液循环障碍或皮肤损伤，必要时进行局部按压，以促进血液循环。

（5）及时、准确记录使用保护具的原因、目的、时间，每次观察的结果，实施护理措施情况及解除约束的时间。

（三）辅助器的应用

辅助器是为保持患者身体平衡与身体支持的器具，也是维护患者安全的措施之一。拐杖和手杖是患者常使用的辅助器。

1．目的

（1）拐杖是提供给短期或长期残障者离床时使用的一种支持性辅助用具。

（2）手杖是一种手握式的辅助用具，常用于不能完全负重的残障者或老年人。

2．评估

（1）患者的病情、年龄及身体残障的程度。

（2）患者与家属对辅助器使用方法的了解程度。

3．操作前准备

（1）用物准备：根据患者需要准备拐杖和手杖。

（2）患者准备：了解辅助器应用的目的和方法。

（3）环境准备：环境清洁安静，患者床旁无多余物品，方便护理操作。

4．操作步骤

详见表 5-2。

表 5-2　辅助器的应用

流程	步骤	要点说明
1．核对解释	携用物至床旁，认真核对患者信息，并向患者及家属介绍应用步骤，并征得患者同意	确认患者，取得配合
2．应用	根据情况选择合适的拐杖和手杖	
	拐杖的应用（图 5-18）	提供给短期或长期残障者离床时使用
	（1）选择长度合适、安全稳妥的拐杖，长度包括腋垫和杖底橡胶垫	确保患者舒适。简易计算方法为：使用者身高减去 40 cm
	（2）使用时，使用者双肩放松，身体挺直站立，腋窝与拐杖顶垫间相距 2～3 cm，拐杖底端应该侧离足跟 15～20 cm。紧握把手时手肘可以弯曲。拐杖底面应该较宽并有较深的凹槽，且具有弹性	扩大支撑面，保持身体稳定
	（3）协助患者使用拐杖走路的四种方法分别是：两点法，同时出右拐和左脚，然后出左拐和右脚；三点法，两拐杖和患肢同时伸出，然后出健肢；四点法，先出右拐，左脚跟上，接着出左拐，右脚跟上；跳跃法，先将两拐向前，再将身体跳至两拐中间处	三点法最安全
		此法进行较快，适应于永久性残疾人
	手杖的应用（图 5-19）	用于不能完全负重的残障者或老年人

续表

流程	步骤	要点说明
	（1）根据情况选择合适的长度及种类的手杖种类有木制或金属制。其中，底端可为单脚或四脚型	木制的长度不可调，金属制的可调
	（2）手杖应该由健侧手臂握住用力，肘部在负重时能稍微弯曲，便于手柄的抓握，弯曲部与髋部同高，手握手柄感觉舒适	
3. 操作后整理	（3）协助行走	
	（1）整理用物，协助患者取适当体位	
	（2）洗手，记录有关内容	

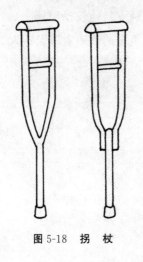

图 5-18　拐　杖

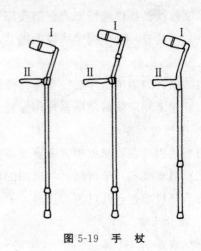

图 5-19　手　杖

5. 注意事项

（1）使用辅助器的患者应意识清楚，身体状况良好、稳定。

（2）护士应为患者选择合适的辅助器，相反，不合适的辅助器与姿势可导致腋下受压造成神经损伤、腋下或手掌挫伤、跌倒，还可引起背部肌肉劳损和酸痛。

（3）使用者的手臂、肩部或背部没有伤痛，活动不受限制，避免影响手臂的支撑力。

（4）使用辅助器时，患者应穿合身的宽松衣服，穿安全防滑的平底鞋，鞋要合脚。

（5）患者选择宽阔的练习场地，避免拥挤和分散注意力，地面应保持干燥，去除可移动的障碍物。

（6）手杖和拐杖的底端应经常检查，确定橡皮底垫的凹槽能产生足够的吸力与摩擦力，而且紧握于手杖的底端。

（7）备一椅子，供患者练习疲劳时休息。

第六章　普外科护理

第一节　甲状腺疾病

一、甲状腺功能亢进

甲状腺功能亢进简称甲亢，是由各种原因引起循环中甲状腺素异常增多而出现以全身代谢亢进为主要特征的内分泌疾病。

【病因】

目前多数认为原发性甲亢是一种自身免疫性疾病，其淋巴细胞产生的两类 G 类免疫球蛋白，即"长效甲状腺激素"和"甲状腺刺激免疫球蛋白"能抑制垂体前叶分泌 TSH，并与甲状腺滤泡壁细胞膜上的 TSH 受体结合，导致甲状腺分泌大量甲状腺素。继发性甲亢和高功能腺瘤的发病原因也未完全明确，病人血中长效甲状腺刺激激素等的浓度不高，可能与结节本身自主性分泌紊乱有关。

【临床表现】

轻重不一，典型表现有甲状腺激素分泌过多综合征、甲状腺肿及眼征 3 大主要症状。

1. 甲状腺激素分泌过多综合征

由于甲状腺激素分泌增多和交感神经兴奋，病人可出现高代谢综合征和各系统功能受累，表现为性情急躁、易激惹、失眠、双手颤动、疲乏无力、怕热多汗、皮肤潮湿；食欲亢进却体重减轻、肠蠕动亢进和腹泻；内分泌紊乱（月经失调和阳痿）；心悸、脉快有力（脉率常在 100 次/分以上，休息与睡眠时仍快）、脉压增大（主要由于收缩压升高）。其中脉率增快及脉压增大尤为重要，常作为判断病情程度和治疗效果的重要指标。少数病人伴有胫前黏液性水肿。

2. 甲状腺肿大

原发性甲亢呈弥漫性、对称性肿大，无压痛，多无局部压迫症状。甲状腺扪诊可触及震颤，听诊闻及血管杂音。

3. 眼征

典型者双侧眼球突出、眼裂增宽。严重者上下眼睑难以闭合；瞬目减少；眼向下看时上眼睑不随眼球下闭；上视时无额纹出现；两眼内聚困难等。

【治疗要点】

目前普遍采用的 3 种疗法：抗甲状腺药物治疗、放射性碘治疗和手术治疗。甲状腺大部切除术是目前对中度以上甲亢最常用而有效的外科治疗方法，能使 90%～95% 的病人获得痊愈。主要缺点是有一定的并发症和 4%～5% 的病人术后复发，也有少数病人术后发生甲状腺功能减退。

手术适应证：①继发性甲亢或高功能腺瘤；②中度以上的原发性甲亢；③腺体较大，伴有压迫症状，或胸骨后甲状腺肿等类型的甲亢；④抗甲状腺药物或^{131}I治疗后复发者或坚持长期用药困难者。此外，甲亢对妊娠可造成不良影响（流产、早产等），而妊娠又可能加重甲亢，故妊娠早、中期的甲亢病人凡具有上述指征者仍应考虑手术治疗。

手术禁忌证：①青少年病人；②症状较轻者；③老年病人或有严重器质性疾病不能耐受手术治疗者。

【常见护理诊断/问题】

1. 焦虑

与交感神经功能亢进、环境改变、担心手术及预后有关。

2. 清理呼吸道无效

与咽喉部及气管受刺激、分泌物增多及切口疼痛有关。

3. 潜在并发症

呼吸困难和窒息、喉返神经损伤、喉上神经损伤、手足抽搐、甲状腺危象等。

4. 营养失调：低于机体需要量

与甲亢所致代谢需求显著增高有关。

【护理措施】

1. 术前护理

充分而完善的术前准备和护理是保证手术顺利进行和预防术后并发症的关键。

（1）休息与心理护理：了解病人心理状态，有针对性地与病人沟通，消除顾虑和恐惧心理，避免情绪激动；尽量限制访客，避免过多外来刺激；保持病房安静，指导病人减少活动，适当卧床，以免体力消耗。精神过度紧张或失眠者，适当应用镇静剂或安眠药物。告之病人晨测基础代谢率的注意事项。

（2）用药护理：通过药物使病人基础代谢率降低，是甲亢病人手术准备的重要环节，常用的方法有：

1）单用碘剂：①常用的碘剂：复方碘化钾溶液口服，每日3次，第1日每次3滴，第2日每次4滴，依此逐日每次增加1滴至每次16滴，然后维持此剂量。服药2～3周后甲亢症状得到基本控制后，便可进行手术。②服用方法：由于碘剂可刺激口腔和胃黏膜，引起恶心、呕吐、食欲减退等不良反应，因此，可指导病人在用餐时将碘剂滴在馒头或饼干上同服，或于饭后用冷开水稀释后服用。③碘剂的作用：抑制蛋白水解酶，减少甲状腺球蛋白的分解，从而抑制甲状腺素的释放，有助避免术后甲状腺危象的发生。但由于碘剂不能抑制甲状腺素合成，一旦停服，贮存于甲状腺滤泡内的甲状腺球蛋白大量分解，将使原有甲亢症状重新出现、甚至加重。故碘剂不能单独治疗甲亢，仅用于手术前准备，凡不拟行手术治疗的甲亢病人均不宜服用碘剂。

2）抗甲状腺药物：先用硫脲类药物，待甲亢症状基本控制后停药，再单独服用碘剂1～2周后再行手术。由于硫脲类药物能使甲状腺肿大充血，手术时易发生出血，增加手术困难和危险；而碘剂能减少甲状腺的血流量，减少腺体充血，使腺体缩小变硬，因此服用硫脲类药物后必须加用碘剂。在此期间应严密观察用药的效果与不良反应。

3）普萘洛尔：对于不能耐受碘剂或硫脲类药物，或对此两类药物不能耐受或无反应的病人。单用普萘洛尔或与碘剂合用做术前准备，每6小时服药1次，每次20～60mg，一般服用4～7日后，使脉率降至正常水平时，即可实施手术。由于普萘洛尔半衰期不到8小时，故最末1次须在术前1～2小时服用，术后继续口服4～7日。此外，术前禁用阿托品，以免引起心动过速。

术前准备成功的标准：病人情绪稳定，睡眠好转，体重增加，脉率稳定在每分钟90次以下，脉压恢复正常，基础代谢率＋20%以下，腺体缩小变硬。

（3）饮食护理：给予高热量、高蛋白质和富含维生素的食物加强营养支持，保证术前营养；给予足够的液体摄入以补充出汗等丢失的水分，但有心脏疾病病人应避免大量摄入水，以防水肿和心力衰竭。禁用对中枢神经有兴奋作用的浓茶、咖啡等刺激性饮料，戒烟、酒，勿进食富含粗纤维的食物以免增加肠蠕动导致腹泻。每周测体重一次。

（4）眼睛护理：对于原发性甲亢突眼病人要注意保护眼睛，常滴眼药水。外出戴墨镜或眼罩以免强光、风沙及灰尘刺激；睡前用抗生素眼膏敷眼，戴黑眼罩或以油纱布遮盖，以免角膜过度暴露后干燥受损，发生溃疡。

（5）术前准备：术前教会病人头低肩高体位，可用软枕每日练习数次，使机体适应手术时颈过伸的体位，以适应手术时体位改变；指导病人深呼吸，学会有效咳嗽的方法，有助于术后保持呼吸道通畅；术前12小时禁食，4小时禁水。病人接往手术室后备麻醉床，床旁备引流装置、无菌手套、拆线包及气管切开包等。

2. 术后护理

（1）体位和活动：术后取平卧位，待血压平稳或全麻清醒后取半坐卧位，以利呼吸和引流。指导病人在床上变换体位、起身、咳嗽时可用手固定颈部以减少震动。术后第2天床上坐起，或弯曲颈部时，将手放于颈后支撑头部重量，并保持头颈部于舒适位置；术后2～4天或以后，进行颈部肌肉功能锻炼，防止切口挛缩。

（2）引流管护理：术野常规放置橡皮片或胶管引流并接负压吸引器24～48小时，局部冰袋冷敷24小时。注意观察引流液的量和颜色，保持引流通畅，及时更换浸湿的敷料，估计并记录出血量。

（3）病情观察：①监测生命体征，尤其是脉率、体温变化，警惕甲状腺危象发生；②观察切口敷料渗血情况，及时更换浸湿的敷料；③有无音调降低或声音嘶哑；④进流质饮食后，有无呛咳和误咽；⑤有无面部、唇部或手足部针刺样麻木感或强直感；⑥保持呼吸道通畅，注意避免引流管阻塞导致颈部积血、形成血肿压迫气管而引起呼吸不畅。

（4）饮食与营养：术后清醒病人，即可给予少量温水或凉水。若无呛咳、误咽等不适，可逐步给予便于吞咽的微温流质饮食，注意过热可使手术部位血管扩张，加重创口渗血。以后逐步过渡到半流质和软食。甲状腺手术对胃肠道功能影响很小，只是在吞咽时感觉疼痛不适，应鼓励病人少量多餐，加强营养，促进切口愈合。

（5）术后并发症的观察与护理

1）呼吸困难和窒息：是最危急的并发症，多发生于术后48小时内。常见原因：①切口内出血压迫气管；②喉头水肿；③气管塌陷；④痰液堵塞气道；⑤双侧喉返神经损伤。表现为进行性呼吸困难、烦躁、发绀，甚至窒息；可有颈部肿胀，切口渗出鲜血等。对于血肿压迫所致呼吸困难和窒息，须立即进行床边抢救，剪开缝线，敞开伤口，迅速除去血肿，结扎出血的血管。若呼吸仍无改善则行气管切开、给氧，待病情好转，再送手术室作进一步检查、止血和其他处理。喉头水肿者立即应用大剂量激素如地塞米松 30mg 静脉滴入。呼吸困难无好转时，行环甲膜穿刺或气管切开。痰液堵塞者及时排痰。

2）喉返神经损伤：大多数是手术处理甲状腺下极时损伤，喉返神经被切断、缝扎、钳夹或牵拉过度，少数是由于血肿压迫或瘢痕组织的牵拉引起。钳夹、牵拉或血肿压迫所致操作多为暂时性，经理疗等及时处理后，一般在 3～6 个月内可逐渐恢复。一侧喉返神经损伤可由健侧声带向患侧过度内收而代偿，但不能恢复原音色；切断、缝扎会引起永久性损伤。双侧喉返神经损伤可导致失声或严重的呼吸困难，甚至窒息，需立即作气管切开。

3）喉上神经损伤：多在处理甲状腺上极时损伤喉上神经内支（感觉）或外支（运动）所致。若损伤外支，可使环甲肌瘫痪，引起声带松弛、声调降低；损伤内支，则使喉部黏膜感觉丧失，病人进食特别是饮水时，丧失喉部的反射性咳嗽，易发生误咽或呛咳，应协助病人取坐位进半流质饮食，一般于术后经理疗后数日可恢复正常。

4）手足抽搐：手术时甲状旁腺被误切除、挫伤或其血液供应受累，致甲状旁腺功能低下、血钙浓度下降、神经肌肉应激性显著提高，引起手足抽搐。多于术后 1～3 日出现。多数病人症状轻且短暂，仅有面部、唇部或手足部的针刺感、麻木感或强直感，经 2～3 周后，未受损伤的甲状旁腺增生、代偿，症状可消失。严重者可出现面肌和手足伴有疼痛的持续性痉挛，每日发作多次，每次持续 10～20 分钟或更长，甚至可发生喉和膈肌痉挛，引起窒息死亡。预防的关键在于切除甲状腺时注意保留腺体背面的甲状旁腺。护理措施：①适当限制肉类、乳品和蛋类等食品，因其含磷较高，影响钙的吸收。多吃绿叶蔬菜、豆制品和海味等高钙低磷食物。②症状轻者口服葡萄糖酸钙或乳酸钙 2～4g，每日 3 次。③症状较重或长期不能恢复者，可加服维生素 D3，每日 50000～100000U，以促进钙在肠道内的吸收。④抽搐发作时，立即遵医嘱静脉注射 10％葡萄糖酸钙或氯化钙 10～20ml。⑤每周测血钙和尿钙一次。

5）甲状腺危象：是甲亢术后的严重并发症，其发生原因可能与术前准备不足、甲亢症状未能很好控制及手术应激有关。表现为术后 12～36 小时内出现高热（>39℃）、脉快而弱（>120 次/分）、大汗、烦躁不安、谵妄，甚至昏迷，常伴有呕吐、水泻。若不及时处理，可迅速发展至虚脱、休克、昏迷甚至死亡。甲亢病人基础代谢率降至正常范围后再手术，是预防甲状腺危象的关键。护理措施：术后早期加强巡视和病情观察，一旦发生危象，立即通知医师予以处理：①碘剂：口服复方碘化钾溶液 3～5ml，紧急时将 10％碘化钠 5～10ml 加入 10％葡萄糖 500ml 中静脉滴注，以降低循环血液中甲状腺的水平。②氢化可的松：每日 200～400mg，分次静脉点滴，以拮抗应激反应。③肾上腺能阻滞剂：利血平 1～2mg，肌内注射；或普萘洛尔 5mg，加入葡萄糖溶液 100ml 中静脉滴注，以降低周围组织对甲状腺素的反应。④镇静剂：常用巴比妥钠 100mg 或冬眠合剂Ⅱ号半量肌内注射，每 6～8 小时 1 次。⑤降温：用退热、冬眠药物或物理降温等综合措施，保持病人体温在 37℃左右。⑥静脉输入大量葡萄糖溶液。⑦给氧：减轻组织缺氧。⑧心力衰竭者，加用洋地黄制剂。⑨保持病室安静，避免刺激。

（6）特殊药物的应用：甲亢病人术后继续服用复方碘化钾溶液，每日 3 次，以每次 16 滴开始，逐日每次减少 1 滴，至每次 3 或 5 滴停止。年轻病人术后常口服甲状腺素，每日 30～60mg，连服 6～12 个月，以抑制促甲状腺激素的分泌和预防复发。

【健康指导】

1. 康复与自我护理指导

指导病人正确面对疾病，自我控制情绪，保持心情愉快、心境平和。合理安排休息与饮食，维持机体代谢需求。鼓励病人尽可能生活自理，促进康复。

2. 术前体位训练及用药指导

术前指导病人练习手术时的头、颈过伸体位。方法：枕垫肩下，头和颈后仰，抬高床头 5°～10°，练习时间由短至长，直到能坚持 2 小时。饭后 2 小时内避免练习，防止发生呕吐。说明甲亢术前、后服药的重要性并督促执行。教会病人正确服用碘剂的方法，如将碘剂滴在饼干、面包等食物上，一并服下，既能保证剂量准确，又能减轻胃肠道不良反应。

3. 复诊指导

嘱出院病人定期门诊复查，术后 3 个月、6 个月、12 个月复诊，以后每年 1 次，以了解甲状腺的功能，若出现心悸、手足震颤、抽搐等情况及时就诊。

二、甲状腺肿瘤

（一）甲状腺腺瘤

【病因】

甲状腺腺瘤是最常见的甲状腺良性肿瘤。本病多见于 40 岁以下的妇女。按病理形态可分为滤泡状和乳头状囊性腺瘤两种。前者多见，周围有完整的包膜；后者少见，且不易与乳头状腺癌区分。

【临床表现】

多数病人无任何不适症状，常在无意中或体检时发现颈部出现圆形或椭圆形结节，多为单发，表面光滑，稍硬；无压痛，边界清楚，随吞咽上下移动。腺瘤生长缓慢。若乳头状囊性腺瘤因囊壁血管破裂而发生囊内出血时，肿瘤可在短期内迅速增大，局部出现胀痛。

【治疗要点】

甲状腺腺瘤有诱发甲亢（约 20%）和恶变（约 10%）的可能，原则上应早期行包括腺瘤的患侧甲状腺大部或部分（腺瘤小）切除。切除标本必须立即行病理学检查，以判定肿块病变性质。

【常见护理诊断/问题与护理措施】

参见甲亢病人的护理。

二、甲状腺癌

甲状腺癌是最常见的甲状腺恶性肿瘤，约占全身恶性肿瘤的 1%。女性发病率高于男性。除髓样癌来源于滤泡旁降钙素分泌细胞外，其他甲状腺癌起源于滤泡上皮细胞。

【病因】

1. 内分泌激素

可能与 TSH 及雌激素有关。

2. 放射线因素

儿童期有头颈部外放疗史者。

3. 其他因素

遗传因素及基因突变。

【临床表现】

乳头状癌和滤泡状癌初期多无明显症状。腺体内有表面不平、质硬而固定的肿块是甲状腺癌的共同表现。随着病程进展，肿块逐渐增大、质硬、表面高低不平、吞咽时肿块移动度减小。未分化癌上述症状发展迅速，并侵犯周围组织。晚期癌肿常因压迫喉返神经、气管或食管而出现声音嘶哑、呼吸困难或吞咽困难等；若压迫颈交感神经节，可产生 Homner 综合征（患侧上眼睑下垂、眼球内陷、瞳孔缩小、同侧头面部潮红无汗）；若颈丛浅支受侵，可有耳、枕、肩等部位的疼痛。可有颈淋巴结转移及远处脏器转移。颈部淋巴结转移在未分化癌发生较早，有的病人甲状腺肿块不明显，先发现转移灶，就医时应想到甲状腺癌的可能；远处转移多见于扁骨（颅骨、锥骨、胸骨、盆骨等）和肺。因髓样癌组织可产生激素样活性物质（5—羟色胺和降钙素等），病人可出现腹泻、心悸、颜面潮红和血钙降低等症状，并伴有其他内分泌腺体的增生。

【治疗要点】

手术切除是各型甲状腺癌（除未分化癌）的基本治疗方法。根据病人情况再辅以内分泌及放射外照射等疗法。

1. 手术治疗

包括甲状腺本身的切除及颈淋巴结的清扫。甲状腺手术切除范围目前仍有分歧，范围最小的为腺叶加峡部切除，最大至甲状腺全部切除。疗效与肿瘤的病理类型有关，并根据病情及病理类型决定是否加行颈部淋巴结清扫术或放射性碘治疗。

2. 内分泌治疗

甲状腺癌作次全切除或全切除者终身服用甲状腺片，抑制 TSH。剂量以保持 TSH 低水平但不引起甲亢为原则。

3. 放射性核素治疗

术后[131]I治疗适用于 45 岁以上乳头状腺癌、滤泡状腺癌、多发性病灶、局部浸润性肿瘤及存在远处转移者。

4. 放射外照射治疗

主要用于未分化型甲状腺癌。

【常见护理诊断/问题】

1. 恐惧

与颈部肿块性质不明、担心手术及预后有关。

2. 清理呼吸道无效

与咽喉部及气管受刺激、分泌物增多及切口疼痛有关。

3. 潜在并发症

呼吸困难和窒息、喉返神经损伤、喉上神经损伤或手足抽搐等。

【护理措施】

1. 术前护理

（1）心理护理：加强沟通，告知病人甲状腺癌的有关知识，说明手术的必要性、手术的方法、术后恢复过程及预后情况，消除其顾虑和恐惧。

（2）术前准备：配合医师完成术前检查及准备。指导病人练习术时体位，必要时，剃除其耳后毛发，以便行颈淋巴结清扫术。术前晚遵医嘱予以镇静安眠类药物，使其身心处于接受手术的最佳状态。

2. 术后护理

（1）体位：回病室后，取平卧位；麻醉清醒、血压平稳后，改半坐卧位，利于呼吸和引流。若有颈部引流管，予以正确连接负压引流装置，切口局部冰袋冷敷 24 小时。

（2）饮食：病情平稳或麻醉清醒后，给少量饮水。若无不适，鼓励进食或经吸管吸入便于吞咽的温凉流质饮食，克服吞咽不适的困难，逐步过渡为半流质饮食及软食，禁忌过热饮食。

（3）病情观察：严密监测生命体征，注意有无并发症发生。了解病人的呼吸，发音和吞咽情况，保持呼吸道通畅，预防肺部并发症，判断有无呼吸困难、声音嘶哑、音调降低、误咽、呛咳、有无手足抽搐等。妥善固定颈部引流管，保持引流通畅，观察并记录引流液的量、颜色及性状；及时发现创面渗血情况，估计渗血量，予以更换敷料。

（4）备气管切开包：甲状腺手术，尤其行颈部淋巴结清扫术者，床旁必须备气管切开包。肿块较大、长期压迫气管的病人，术后可能出现气管软化塌陷而引起窒息，或因术后出血引流不畅而淤积颈部，局部迅速肿胀，病人呼吸困难。均需立即配合医生行气管切开及床旁抢救或拆除切口缝线，清除血肿。

【健康指导】

（1）功能锻炼：术后卧床期间鼓励病人床上活动，促进血液循环和切口愈合。头颈、部在制动一段时间后，可开始逐步练习活动，促进颈部功能恢复。颈淋巴结清扫术者，斜方肌不同程度受损，故切口愈合后应开始肩关节和颈部的功能锻炼，随时注意保持患肢高于健侧，以防肩下垂。颈部功能锻炼方法：第一步颈部首先置于正中位；第二步颈向前弯，使下颌贴于胸前；第三步颈部向左右两方转望；第四步颈部向左右下侧，使耳贴近肩部。以上动作重复 10 次，可预防瘢痕收缩，减轻颈部肌肉劳累，增加舒适感。功能锻炼应至少持续至出院后 3 个月。

（2）心理调适：不同病理类型的甲状腺癌预后有明显差异，指导病人调整心态，积极配合后续治疗。

（3）后续治疗：指导甲状腺全切除者遵医嘱坚持服用甲状腺素制剂，抑制促甲状腺激素的分泌，预防肿瘤复发。术后遵医嘱按时行放疗等。

（4）定期复诊：教会病人自行检查颈部。出院后定期复诊，检查颈部、肺部及甲状腺功能等。若发现结节、肿块及时就诊。

第二节　乳腺疾病

一、急性乳房炎

急性乳房炎是乳房的急性化脓性感染。多发生在产后哺乳期妇女，以初产妇最为常见，好发生在产后 3～4 周。致病菌主要为金黄色葡萄球菌，少数为链球菌。

【病因】

除因病人产后抵抗力降低以外，还与下列因素有关。

1. 乳汁淤积

引起乳汁淤积的主要原因：①乳头发育不良（过小或凹陷）妨碍哺乳。②乳汁过多或婴儿吸乳少时不能完全排空。③乳管不通（脱落上皮或衣服纤维堵塞），影响乳汁排出。

2. 细菌入侵

主要为金黄色葡萄球菌，少数为链球菌，来自婴儿口腔炎、母亲乳头或周围皮肤，当乳头破损，细菌则沿淋巴管入侵。

【临床表现】

1. 局部表现

初期患侧乳房肿胀疼痛，压痛性肿块，局部皮肤可有红、肿、发热，病情发展时症状可加重，并有脓肿形成，一般在局部症状红肿热痛 3 天以后出现。浅部脓肿可有波动感和疼痛，局部皮肤表面有脱屑，腋窝淋巴结肿大、疼痛。

2. 全身表现

寒战、高热、心率加快，食欲不振，全身不适，白细胞上升。

【治疗要点】

控制感染、排空乳汁。脓肿形成前以抗菌药治疗为主，脓肿形成后，需及时切开引流。

1. 非手术处理

（1）一般处理：①患乳停止哺乳，尽量定时排空乳房内乳汁，消除乳汁淤积。②局部外敷，用 25% $MgSO_4$ 湿敷，或采用中药蒲公英外敷，或用物理疗法促进炎症的吸收。

（2）全身抗菌药治疗：原则为早期、足量应用抗生素。针对革兰阳性球菌有效的药物，如青霉素、头孢菌素等。或根据脓液的细菌培养和药敏试验结果选用。由于抗菌药可被分泌至乳汁，故应避免使用对婴儿有不良影响的抗菌药，如四环素、氨基糖苷类、磺胺类和甲硝唑。

（3）终止乳汁分泌：感染严重、脓肿切开引流后或出现乳瘘时（切口常出现乳汁）需回乳。常用方法：①口服溴隐亭 1.25mg，每日 2 次，服用 7～14 天；或已烯雌酚 1～2mg，每日 3 次，2～3 天。②肌内注射苯甲酸雌二醇，每次 2mg，每日 1 次，至乳汁分泌停止。③中药炒麦芽，每日 60mg，分 2 次煎服或芒硝外敷。

2. 手术处理

脓肿形成后切开引流。于波动最明显处先穿刺抽吸取得脓液后，于该处切开放置皮片引流。脓肿切开引流时应注意：①切口一般呈放射状，避免损伤乳管引起乳瘘；乳晕部脓肿可沿乳晕边缘作弧形切口；乳房深部较大或乳房后脓肿，可沿乳房下缘做弧形切口。②分离多房脓肿的房间隔膜以利引流。③为保证引流通畅，引流条应放在脓腔最低部位，必要时另加切口作对口引流。

【常见护理诊断/问题】

1. 疼痛

与乳汁淤积和乳房急性炎症、使乳房压力显著增加有关。表现为患乳胀痛或波动性疼痛。

2. 体温过高

与乳腺急性化脓性感染有关。

3. 知识缺乏

不了解乳房保健和正确哺乳的知识。表现为不注意哺乳卫生、乳汁排空不畅等。

4. 潜在并发症

乳瘘等。

【护理措施】

1. 局部处理

（1）患乳暂停哺乳：定时用吸乳器吸空乳汁，防止乳汁淤积。

（2）促进局部血液循环：用宽松的胸罩托起两侧乳房，以减轻疼痛、促进血液循环。

（3）炎症发生后应注意：①用乳罩托起肿大的乳房以减轻疼痛。②消除乳汁淤积可用吸乳器，或用手、梳子背沿乳管方向加压按摩，使乳管通畅。③局部热敷：每次 20～30 分钟，每天 3～4 次，促进血液循环，利于炎症消散。

2. 休息与营养

注意休息、适当运动、劳逸结合。给予高蛋白、高维生素、低脂肪食物，保证足量水分摄入。

3. 遵医嘱

应用抗菌药

4. 对症处理

高热者，予以物理降温，必要时遵医嘱应用解热镇痛药物；脓肿切开引流后，保持引流通畅，定时更换切口敷料。

5. 病情观察

定时测体温、脉搏、呼吸，监测白细胞计数及分类变化，必要时做血培养及药物敏感试验。

【健康指导】

（1）保持乳头和乳晕清洁：妊娠期用肥皂及温水清洗乳头，妊娠后期每天清洗一次；每次哺乳前后亦需清洁乳头，保持局部干燥和洁净。

（2）纠正乳头内陷：乳头内陷者应于妊娠期每天挤捏、提拉乳头。

（3）养成良好的哺乳习惯：定时哺乳，每次哺乳时让婴儿吸净乳汁，如有淤积及时用吸乳器或手法按摩排出乳汁；培养婴儿不含乳头睡眠的习惯；注意婴儿口腔卫生，及时治疗婴儿口腔炎症。

二、乳腺囊性增生病

乳腺囊性增生病也称慢性囊性乳腺病，是妇女常见的乳腺疾病，好发于 30～50 岁的女性，为女性的乳腺组织的良性增生。

【病因】

发病原因与卵巢功能失调有关。雌激素水平相对过高，黄体素分泌减少，二者比例失调导致本病的发生。组织学的变化主要是乳管囊性扩张，可形成大小不等的囊肿，其内上皮增生呈乳头状，有的破裂出血形成血性、棕色或黄绿色液体，表现为乳头溢液。乳管周围也有不同程度的纤维增生。

【临床表现】

周期性乳房胀痛和肿块。本病病程较长，发展缓慢。

1. 乳房疼痛

主要的表现是乳房胀痛和肿块。特点是部分病人症状具有周期性，疼痛与月经周期有关，月经来潮前疼痛加重，月经来潮后减轻或消失，有时整个月经周期都有疼痛。

2. 乳房肿块

触诊发现一侧或双侧乳房有弥漫性增厚，可局限于乳房的一部分，也可分散于整个乳房，肿块呈颗粒状、结节状或片状，大小不一，质韧而不硬，增厚区与周围乳房组织分界不明显。

3. 乳头溢液

少数病人有乳头溢液，呈黄绿色或血性。

【治疗要点】

主要是观察、随访和对症治疗。

1. 非手术治疗

主要是观察和药物治疗，以减轻疼痛为主。观察期间可用中医中药调理，或口服乳康片、乳康宁等，也可服中药逍遥散 3～9g，每日 3 次，结合服用维生素 E 50mg，每日 3 次，能起到缓解疼痛的作用。抗雌激素治疗仅在症状严重时采用，可口服他莫昔芬。由于本病有恶变可能，应嘱病人每隔 2～3 月到医院复查，有对侧乳房癌或有乳房癌家族史者应密切随访。

2. 手术治疗

若肿块周围乳腺组织局灶性增生较为明显、形成孤立肿块或 B 超、钼靶 X 线摄片发现局部有沙粒样钙化灶者，应尽早手术切除肿块并作病理学检查。

【常见护理诊断/问题】

疼痛：与内分泌失调致乳腺实质过度增生有关。

【护理措施】

1. 减轻疼痛

（1）心理护理：解释疼痛发生的原因，消除病人的思想顾虑，保持心情舒畅。

（2）用宽松乳罩托起乳房。

（3）按医嘱服用中药调理或其他对症治疗药物。

2. 定期复查

可乳房自我检查，以便及时发现恶性变。

三、乳房良性肿瘤

临床常见的乳房良性肿瘤为乳房纤维腺瘤和乳管内乳头状瘤。

（一）乳房纤维腺瘤

乳房纤维腺瘤是女性常见的乳房良性肿瘤，多见于 30 岁以下，以 18～25 岁发病最多。

【病因】

一般认为与雌激素水平过高有关。多见于性功能旺盛时期的年轻女性。

【临床表现】

主要表现为乳房肿块。特点为：①除肿块外，病人常无自觉症状，一般增大较慢，但妊娠及哺乳期间因受雌激素刺激可迅速增大。②肿块好发于外上象限，多为单发（75%），少数多发。③肿块质地坚韧有弹性，有包膜，边界清楚、光滑，活动度大，易推动。④无压痛，也无腋窝淋巴结肿大。⑤与月经无关。

【治疗要点】

虽然是良性肿瘤，但有恶变可能，故应早期手术切除，并行病理检查，以明确有无恶变。

【常见护理诊断/问题】

知识缺乏：缺乏乳房纤维腺瘤诊治的相关知识。

【护理措施】

（1）告之病人乳房纤维腺瘤的病因及治疗方法。

（2）行肿瘤切除术后，嘱病人保持切口敷料清洁干燥。

（3）暂不手术者应密切观察肿块的变化，明显增大者应及时到医院诊治。

（二）乳管内乳头状瘤

乳管内乳头状瘤（又称囊性乳头状瘤）多发生于 20～60 岁之间女性，以 40～50 岁居多，75% 发生在大乳管近乳头的膨大部位（壶腹部），瘤体很小，且有很多壁薄的血管，容易出血。乳管内乳头状瘤属良性，但有恶变的可能，恶变率为 6%～8%。

【临床表现】

乳头血性溢液为主要临床特点，溢液为鲜血、血清样或浆液。肿块不明显，有时乳晕区可扪及较小肿块，轻压此肿块，常可见乳头溢出血性液。

【治疗要点】

病例有恶变可能，应尽快手术切除，肿块切除或单纯乳房切除。术中快速冰冻病理检查。

【常见护理诊断/问题】

焦虑：与乳头溢液、缺乏乳管内乳头状瘤诊治的相关知识有关。

【护理措施】

（1）告之病人乳头溢液的病因、手术治疗的必要性，解除病人的思想顾虑。

（2）术后保持切口敷料的清洁干燥，按时回医院换药。

（3）定期回医院复查。

四、乳房癌

乳房癌是女性最常见的恶性肿瘤之一，仅次于子宫颈癌，在我国占全身恶性肿瘤的 7％ ～10％，发病率达 23/10 万，且呈越来越多的趋势，有超过子宫颈癌的倾向。以 40～60 岁 居多，但有年轻化趋势。男性乳房癌的发病率极低。

【病因】

病因尚不清楚，通常认为易患因素：

1. 性激素变化

①雌酮和雌二醇与乳房癌的发病直接相关。20 岁以前本病少见，20 岁以后迅速上升， 以更年期（45～49 岁）以及 60～64 岁居多，更年期卵巢功能逐渐减退，以至垂体前叶功能 增强，促使肾上腺皮质产生雌激素；60～64 岁，肾上腺皮质产生较多雄激素。激素变化使 乳房腺体上皮细胞过度增生。

2. 内分泌因素

月经初潮早于 12 岁、绝经晚于 50 岁、未婚、未哺乳及 35 岁以上未生育者发病率高。

3. 遗传因素

乳房癌在某些特殊家庭内按显性遗传法则传递。一级亲属中有乳房癌病史者，发病危险 性是普通人群的 2～3 倍。

4. 地区因素

欧美多，亚洲国家少。北美、北欧地区乳房癌的发病率为亚、非、拉美地区的 4 倍，而 低发地区居民移居至高发地区后，第二、三代移民的乳房癌发病率逐渐上升，提示环境因素 及生活方式与乳房癌的发病有一定关系。

5. 饮食习惯

营养过剩、肥胖、脂肪饮食可加强和延长雌激素对乳腺上皮细胞的刺激，从而增加发病 机会。高脂饮食者发病多，肥胖者发病率高。

6. 癌前期病变

乳房良性疾病与乳房癌的关系尚有争论。多数认为，乳腺小叶的上皮高度增生或不典型 增生，可能与乳房癌发病有关。如乳腺增生恶变。

7. 社会心理因素

许多研究表明乳房癌的发病与社会心理应激事件相关。国内女性乳房癌流行病学调查亦 显示，女性乳房癌病人发病前 15 年应激负性生活事件频度和生活事件单位（life-event-unit， LEU）分值均较非肿瘤病人高，提示负性生活事件与乳房癌的发病有关系。

8. 其他因素

如放射线、致癌药物等。

【临床表现】

1. 早期表现

患侧乳房无痛性、单发小肿块，常无自觉症状，而于洗澡、更衣或查体时发现。肿块多位于外上象限，质硬、不光滑，与周围组织分界不清，不易推动。

2. 晚期表现

乳房癌发展至晚期可出现以下表现：

（1）肿块固定：癌肿侵入胸膜和胸肌时，固定于胸壁而不易推动。

（2）皮肤改变：周围组织或皮肤被肿块累及时，可使乳房外形改变，癌肿块侵入Cooper 韧带后可使韧带收缩而失去弹性，导致皮肤凹陷（酒窝征）；癌细胞阻塞于皮下、皮内淋巴管可引起局部淋巴水肿，由于皮肤在毛囊处与皮下组织连接紧密，毛囊处出现凹陷（橘皮征）；晚期癌细胞浸润皮肤，皮肤表面出现多个坚硬小结，形成卫星结节；乳房癌晚期，癌细胞侵入背部、对侧胸壁，可限制呼吸，称铠甲胸；有时皮肤破溃形成溃疡呈菜花状。

（3）乳头改变：癌肿侵入乳管使之收缩将乳头牵向患侧，如外上象限癌肿使乳头抬高。乳头深部癌肿侵入乳管使乳头凹陷、乳头不对称。

（4）区域淋巴结肿大：常为患侧腋窝淋巴结肿大，淋巴结先为散在、数目少、质硬、无痛、可活动，以后数目增多、粘连成团，甚至与皮肤粘连。大量癌细胞堵塞腋窝淋巴管可致上肢淋巴水肿。胸骨旁淋巴结肿大，位置深，手术时才发现。晚期锁骨上淋巴结增大、变硬。少数对侧腋窝淋巴结转移。

（5）全身症状：晚期发生血液转移，出现相应症状。病人可有晚期恶性肿瘤表现。如：肺转移时出现胸痛、咳嗽、气急；骨转移时出现腰背痛、病理性骨折（椎体、骨盆、股骨）；肝转移时出现肝大、黄疸。

3. 特殊乳房癌表现

（1）炎性乳癌：少见，一般发生于年轻女性，尤其在妊娠及哺乳期，发展迅速，转移早，预后极差。表现为：乳房增大，皮肤红肿热痛，似急性炎症，触诊整个乳房肿大发硬，无明显局限性肿块。

（2）乳头湿疹样癌：少见，恶性程度低，发展慢。发生在乳头区大乳管内，后发展到乳头。表现为：乳头刺痒、灼痛，湿疹样变；乳头乳晕脱屑、糜烂、瘙痒；病变继续发展则乳头内陷、破损。淋巴转移出现晚。

【治疗要点】

以手术为主，辅以化学药物、放射、内分泌、生物等综合治疗。

1. 手术治疗

这是最根本的治疗方法。适应证为 TNM 分期的 0、Ⅰ、Ⅱ期及部分Ⅲ期病人。已有远处转移、全身情况差、主要脏器有严重疾病不能耐受手术者属于手术禁忌。

（1）改良乳房癌根治术：切除整个乳房，一种是保留胸大肌，切除胸小肌和乳房，同时作腋窝淋巴结清扫；二是保留胸大肌、胸小肌。该术式适用于Ⅰ、Ⅱ期乳房癌病人。由于该术式保留了胸肌，术后外观效果好，目前已成为常用的手术方式。

（2）乳房癌根治术：切除乳房和癌肿周围至少 5cm 皮肤、乳房周围脂肪、胸大小肌和筋膜、腋窝、锁骨下脂肪组织及淋巴结。适用于局部晚期乳房癌，中、高位腋窝淋巴结转移或肿瘤浸润胸大、小肌的病人。

（3）单纯乳房切除术：切除整个乳房，包括腋尾部及胸大肌筋膜。适用于原位癌、微小癌及年迈体弱不宜作根治术或晚期乳房癌尚能局部切除者。

（4）乳房癌扩大根治术：根治术加 2～4 肋软骨及肋间肌加胸廓内动、静脉及周围淋巴结。该术式目前较少应用。

总体上，改良乳房癌根治术是当前比较适用的主要手术方式，有胸骨旁淋巴结转移时行扩大根治术；晚期乳房癌选择乳房癌姑息性切除。

2．化学治疗

这是必要的全身性辅助治疗方式，可降低术后复发率和生存率。一般主张早期应用，治疗期为 6 个月。不同的化疗药物作用部位不同，常用 CMF 方案（环磷酸胺、甲氨蝶呤、5-氟脲嘧啶）、CAF 方案（环磷酰胺、阿霉素、5-氟脲嘧啶）、AC-MF 方案（阿霉素、环磷酰胺、甲氨蝶呤、5-氟脲嘧啶）、MFO 方案（丝裂霉素、5-氟脲嘧啶、长春新碱）等。主要化疗反应有呕吐、静脉炎、肝功能异常、骨髓抑制等。

3．放射治疗

可在术前、术后采用。术前杀灭癌肿周围癌细胞，术后减少扩散及复发，可提高 5 年生存率。一般在术后 2～3 周，在锁骨上、胸骨旁以及腋窝等区域进行放射。此外，骨转移灶及局部复发灶照射，可缓解症状。

放疗指征：

（1）病理证实有腋中或腋上组淋巴结转移者。

（2）阳性淋巴结占淋巴总数 1/2 以上或有 4 个以上淋巴结阳性者。

（3）病理证实胸骨旁淋巴结阳性者。

（4）原位癌灶位于乳腺中央或内侧并作根治术后，尤其是腋淋巴结阳性者。

4．内分泌疗法

（1）他莫昔芬：是常用的药物，可降低乳房癌术后复发及转移，同时可减少对侧乳房癌的发病率；适用于雌激素受体、孕酮受体阳性的绝经妇女。他莫昔芬的用量为每日 20mg，至少服用 3 年，一般为 5 年。该药的主要不良反应有潮热、恶心、呕吐、静脉血栓形成、眼部不良反应、阴道干燥或分泌物多。他莫昔芬的第二代药物是托瑞米芬（法乐通）。

（2）芳香化酶抑制剂（如来曲唑等）：能抑制肾上腺分泌的雄激素转变为雌激素过程中的芳香化环节，从而降低雌二醇，达到治疗乳房癌的目的。适用于受体阳性的绝经后妇女。

（3）卵巢去势治疗：包括药物、手术或放射去势，目前临床少用。

5．生物治疗

近年来临床上推广应用的曲妥珠单抗注射液，系通过转基因技术，对 C-erB-2 过度表达的乳房癌病人有一定效果。

【常见护理诊断/问题】

1．自我形象紊乱

与手术前担心乳房缺失、术后乳房切除影响自我形象与婚姻质量有关。

2．有组织完整性受损的危险

与留置引流管、患侧上肢淋巴引流不畅、头静脉被结扎、腋静脉栓塞或感染有关。

3．知识缺乏

缺乏有关术后患肢功能锻炼的知识。

【护理措施】

1．正确对待手术引起的自我形象改变

（1）做好病人的心理护理：护理人员应有针对性地进行心理护理，多了解和关心病人，向病人和家属耐心解释手术的必要性和重要性，鼓励病人表述手术创伤对自己今后角色的影响，介绍病人与曾接受过类似手术且已经痊愈的病人联系，通过成功者的现身说法帮助病人度过心理调适期，使之相信一侧乳房切除将不影响正常的家庭生活、工作和社交；告知病人今后行乳房重建的可能，鼓励其树立战胜疾病的信心、以良好的心态面对疾病和治疗。

（2）取得其丈夫的理解和支持：对已婚病人，应同时对其丈夫进行心理辅导，鼓励夫妻双方坦诚相待，让丈夫认识手术的必要性和重要性以及手术对病人的影响，取得丈夫的理解、支持和关心，并能接受妻子手术后身体形象的改变。

2．术前护理

术前严格备皮，对手术范围大、需要植皮的病人，除常规备皮外，同时做好供皮区（如腹部或同侧大腿）的皮肤准备。乳房皮肤溃疡者，术前每天换药至创面好转，乳头凹陷者应清洁局部。术前需告诉病人摘下戒指、手镯，勿涂带颜色的指甲油、口红。

3．术后护理

（1）体位：术后麻醉清醒、血压平稳后取半卧位，患肢内收位。

（2）病情观察：密切观察生命体征，观察切口敷料渗血、渗液情况，并予以记录。乳房癌扩大根治术病人注意呼吸，及时发现气胸（胸闷、呼吸困难），鼓励病人深呼吸防止肺部并发症。

（3）加强伤口护理：①注意伤口敷料情况，用胸带加压包扎，使皮瓣与胸壁贴合紧密，注意松紧度（注意患侧手臂血液循环情况），松紧度以能容纳一手指、能维持正常血运、不影响病人呼吸为宜。②观察皮瓣颜色及创面愈合情况，正常皮瓣的温度较健侧略低，颜色红润，并与胸壁紧贴，若皮瓣颜色暗红，则提示血循环欠佳，有可能坏死，应报告医生及时处理。③观察患侧上肢远端血液循环情况，若手指发麻、皮肤发绀、皮温下降、脉搏扪不清，提示腋窝部血管受压，应及时调整绷带的松紧度。④绷带加压包扎一般维持7～10日，包扎期间告知病人不能自行松解绷带，瘙痒时不能将手指伸入敷料下搔抓。若绷带松脱，应及时重新加压包扎。

（4）维持有效引流：注意负压引流管，连接固定，保持通畅及有效负压。注意引流的量、颜色，注意有无出血。

1）保持有效的负压吸引：负压吸引的压力大小要适宜。若负压过高可致引流管瘪陷，致引流不畅；过低则不能达到有效引流的目的，易致皮下积液、积血。若引流管外形无改变，但未闻及负压抽吸声，应观察连接管是否紧密，压力调节是否适当。

2）妥善固定引流管，防止受压和扭曲：引流过程中若有局部积液、皮瓣不能紧贴胸壁且有波动感，应报告医师，及时处理。

3）观察引流液的颜色和量：术后1～2日，每日引流血性液50～200ml，以后颜色及量逐渐变淡、减少。

4）拔管：术后 4～5 日，每日引流液转为淡黄色、量少于 10～15ml、创面与皮肤紧贴、手指按压伤口周围皮肤无空虚感，即可考虑拔管。若拔管后仍有皮下积液，可在严格消毒后抽液并局部加压包扎。

5）预防患侧上肢肿胀：患侧上肢肿胀系患侧腋窝淋巴结切除、头静脉被结扎、腋静脉栓塞、局部积液或感染等因素导致上肢淋巴回流障碍所致。

护理应注意不可在患肢量血压、注射及抽血；患肢负重不宜过大，不使用强力洗涤剂，不宜戴首饰或手表；抬高、按摩、适当活动患肢，或使用弹力绷带，以利于回流；出现水肿时，可适当限制钠的摄入，应用利尿剂，有助于淋巴循环，减轻淋巴水肿。保护患肢，避免意外伤害。

（5）防止皮肤干燥、脱屑：建议采用护肤霜，因淋巴管阻塞使局部皮肤感觉迟钝、角化增生，皮肤干燥粗糙。

（6）指导病人作患肢功能锻炼：由于手术切除了胸部肌肉、筋膜和皮肤，使患侧肩关节活动明显受限。随时间推移，肩关节挛缩可导致冰冻肩。术后加强肩关节活动可增强肌肉力量、松解和预防粘连，最大限度地恢复肩关节的活动范围。为减少和避免术后残疾，鼓励和协助病人早期开始患侧上肢的功能锻炼。

1）术后 24 小时内：活动手指及腕部，可做伸指、握拳、屈腕等锻炼。

2）术后 1～3 日：进行上肢肌肉的等长收缩，利用肌肉泵作用促进血液、淋巴回流；可利用健侧上肢或他人协助患侧上肢进行屈肘、伸臂等锻炼，逐渐过渡到肩关节的小范围前屈、后伸运动（前屈小于 30。，后伸小于 15。）。

3）术后 4～7 日：病人可坐起，鼓励病人用患侧手洗脸、刷牙、进食等，并作以患侧手触摸对侧肩部及同侧耳朵的锻炼。

4）术后 1～2 周：术后 1 周皮瓣基本愈合，开始作肩关节活动，以肩部为中心，前后摆臂。术后 10 日左右皮瓣与胸壁黏附已较牢固，循序渐进地作抬高患侧上肢（将患侧的肘关节伸屈、手掌置于对侧肩部，直至患侧肘关节与肩平）、手指爬墙（每天标记高度，逐渐递增幅度，直至患侧手指能高举过头）、梳头（以患侧手越过头顶梳对侧头发、扪对侧耳朵）等的锻炼。指导病人作患肢功能锻炼时应注意锻炼的内容和活动量应根据病人的实际情况而定，一般每日 3～4 次，每次 20～30 分钟为宜；应循序渐进，功能锻炼的内容应逐渐增加；术后 7～10 日内不外展肩关节，不要以患侧肢体支撑身体，以防止皮瓣移动而影响创面愈合。

【健康指导】

1. 活动

术后近期避免用患侧上肢搬动、提取重物，继续行功能锻炼。

2. 避孕

术后 5 年内应避免妊娠，以免促使乳房癌复发。

3. 放疗或化疗

放疗期间应注意保护皮肤，如出现放射性皮炎时及时就诊。化疗期间定期做肝、肾功能检查，每次化疗前 1 天或当天查血白细胞计数，化疗后 5～7 日复查血白细胞计数，若白细胞 $<3\times10^9/L$，需及时就诊。放疗、化疗期间因抵抗力低，应少到公共场所，以减少感染机会；加强营养，多食高蛋白、高维生素、高热量、低脂肪的食物，增强机体的抵抗力。

4. 义乳或假体

提供病人改善自我形象的方法。

(1) 介绍假体的作用和应用。

(2) 出院时暂佩戴无重量的义乳（有重量的义乳在愈合后佩戴），乳房硕大者，为保持体态匀称，待伤口一期愈合后即可佩戴有重量的义乳。

(3) 避免衣着过度紧身。

(4) 根治术后 3 个月可行乳房再造术，假体植入禁止用于肿瘤转移或乳腺炎者。

5. 乳房自我检查

20 岁以上的女性应每月自我检查一次，宜在月经干净后 5～7 日进行；绝经后妇女宜在每月固定时间到医院体检；40 岁以上的妇女、乳房癌术后的病人每年行钼靶 X 线摄片检查，以便早期发现乳房癌或乳房癌复发征象。乳房癌病人的姐妹和女儿属发生乳房癌的高危人群，更要高度警惕。乳房自查方法包括：

(1) 视诊：站在镜前以各种姿势（两臂放松垂于身体两侧、向前弯腰或双手上举置于头后），观察双侧乳房的大小和外形是否对称；有无局限性隆起、凹陷或皮肤橘皮样改变；有无乳头回缩或抬高。

(2) 触诊：仰卧位，肩下垫薄枕，被查侧的手臂枕于头下，使乳房完全平铺于胸壁。双侧手指并拢平放于乳房，从乳房外上象限开始检查，依次为外上、外下、内下、内上象限，然后检查乳头、乳晕，最后检查腋窝注意有无肿块，乳头有无溢液。若发现肿块和乳头溢液，应及时到医院作进一步检查。

第三节　胃十二指肠溃疡

一、胃溃疡和十二指肠溃疡

胃十二指肠溃疡是指发生于胃十二指肠黏膜的局限性圆形或椭圆形的全层黏膜缺损。因溃疡的形成与胃酸—蛋白酶的消化作用有关，故又称为消化性溃疡。纤维内镜技术的不断完善、新型制酸剂和抗幽门螺杆菌药物的合理应用使得大部分病人经内科药物治疗可以痊愈，需要外科手术的溃疡病人显著减少。外科治疗主要用于溃疡穿孔、溃疡出血、瘢痕性幽门梗阻、药物治疗无效及恶变的病人。

【病因】

胃十二指肠溃疡病因复杂，是多种因素综合作用的结果。其中最为重要的是幽门螺杆菌感染、胃酸分泌异常和黏膜防御机制的破坏，某些药物的作用以及其他因素也参与溃疡病的发病。

1. 幽门螺杆菌（helicobacter pylori，HP）感染

与消化性溃疡的发病密切相关。90％以上的十二指肠溃疡病人与近 70％的胃溃疡病人

中检出 HP 感染，HP 感染者发展为消化性溃疡的累计危险率为 15％～20％；HP 可分泌多种酶，部分 HP 还可产生毒素，使细胞发生变性反应，损伤组织细胞。HP 感染破坏胃黏膜细胞与胃黏膜屏障功能，损害胃酸分泌调节机制，引起胃酸分泌增加，最终导致胃十二指肠溃疡。幽门螺杆菌被清除后，胃十二指肠溃疡易被治愈且复发率低。

2. 胃酸分泌过多

溃疡只发生在经常与胃酸相接触的黏膜。胃酸过多的情况下，激活胃蛋白酶，可使胃、十二指肠黏膜发生自身消化。十二指肠溃疡可能与迷走神经张力及兴奋性过度增高有关，也可能与壁细胞数量的增加以及壁细胞对胃泌素、组胺、迷走神经刺激敏感性增高有关。

3. 黏膜屏障损害

非甾体类抗炎药（nonsteroidal antiinflammatory drug，NSAID）、肾上腺皮质激素、胆汁酸盐、酒精等均可破坏胃黏膜屏障，造成 H^+ 逆流入黏膜上皮细胞，引起胃黏膜水肿、出血、糜烂，甚至溃疡。长期使用 NSAID 者胃溃疡的发生率显著增加。

4. 其他因素

包括遗传、吸烟、心理压力和咖啡因等。遗传因素在十二指肠溃疡的发病中起一定作用。O 型血者患十二指肠溃疡的概率比其他血型者显著增高。

正常情况下，酸性胃液对胃黏膜的侵蚀作用和胃黏膜的防御机制处于相对平衡状态。如平衡受到破坏，侵害因子的作用增强、胃黏膜屏障等防御因子的作用削弱，胃酸、胃蛋白酶分泌增加，最终导致消化性溃疡的形成。

【临床表现】

典型消化道溃疡的表现为节律性和周期性发作的腹痛，与进食有关，且呈现慢性病程。

1. 症状

（1）十二指肠溃疡：主要表现为上腹部或剑突下的疼痛，有明显的节律性，与进食密切相关，常表现为餐后延迟痛（餐后 3～4 小时发作），进食后腹痛能暂时缓解，服抗酸药物能止痛。饥饿痛和夜间痛是十二指肠溃疡的特征性症状，与胃酸分泌过多有关，疼痛多为烧灼痛或钝痛，程度不一。腹痛具有周期性发作的特点，好发于秋冬季。十二指肠溃疡每次发作时，症状持续数周后缓解，间歇 1～2 个月再发。若间歇期缩短，发作期延长，腹痛程度加重，则提示溃疡病变加重。

（2）胃溃疡：腹痛是胃溃疡的主要症状，多于餐后 0.5～1 小时开始疼痛，持续 1～2 小时，进餐后疼痛不能缓解，有时反而加重，服用抗酸药物疗效不明显。疼痛部位在中上腹偏左，但腹痛的节律性不如十二指肠溃疡明显。胃溃疡经抗酸治疗后常容易复发，除易引起大出血、急性穿孔等严重并发症外，约有 5％胃溃疡可发生恶变；其他症状：反酸、暖气、恶心、呕吐、食欲减退，病程迁延可致消瘦、贫血、失眠、心悸及头晕等症状。

2. 体征

溃疡活动期剑突下或偏右有一固定的局限性压痛，十二指肠溃疡压痛点在脐部偏右上方，胃溃疡压痛点位于剑突与脐的正中线或略偏左。缓解期无明显体征。

【治疗要点】

无严重并发症的胃十二指肠溃疡一般均采取内科治疗，外科手术治疗主要针对胃十二指肠溃疡的严重并发症进行治疗。

1. 非手术治疗

（1）一般治疗：包括养成生活规律、定时进餐的良好习惯，避免过度劳累及精神紧张等。

（2）药物治疗：包括根除幽门螺杆菌、抑制胃酸分泌和保护胃黏膜的药物。

2. 手术治疗

（1）适应证

1）十二指肠溃疡外科治疗。外科手术治疗的主要适应证包括十二指肠溃疡急性穿孔、内科无法控制的急性大出血、瘢痕性幽门梗阻以及经内科正规治疗无效的十二指肠溃疡，即顽固性溃疡。

2）胃溃疡的外科治疗。胃溃疡外科手术治疗的适应证：①包括抗幽门螺杆菌措施在内的严格内科治疗 8～12 周，溃疡不愈合或短期内复发者；②发生胃溃疡急性大出血、溃疡穿孔及溃疡穿透至胃壁外者；③溃疡巨大（直径＞2.5cm）或高位溃疡者；④胃十二指肠复合型溃疡者；⑤溃疡不能除外恶变或已经恶变者。

（2）手术方式

1）胃大部切除术：这是治疗胃十二指肠溃疡的首选术式。胃大部切除术治疗溃疡的原理是：①切除胃窦部，减少 G 细胞分泌的胃泌素所引起的体液性胃酸分泌；②切除大部分胃体，减少了分泌胃酸、胃蛋白酶的壁细胞和主细胞数量；③切除了溃疡本身及溃疡的好发部位。胃大部切除的范围是胃远侧 2/3～3/4，包括部分胃体、胃窦部、幽门和十二指肠壶腹部的近胃部分。胃大部切除术后胃肠道重建的基本术式包括胃十二指肠吻合或胃空肠吻合。术式包括：

毕（Billrorh）Ⅰ式胃大部切除术：即在胃大部切除后将残胃与十二指肠吻合，多适用于胃溃疡。其优点是重建后的胃肠道接近正常解剖生理状态，胆汁、胰液反流入残胃较少，术后因胃肠功能紊乱而引起的并发症亦较少；缺点是有时为避免残胃与十二指肠吻合口的张力过大致切除胃的范围不够，增加了术后溃疡的复发机会。

毕（Billrorh）Ⅱ式胃大部切除术：即切除远端胃后，缝合关闭十二指肠残端，将残胃与空肠行端侧吻合。适用于各种胃及十二指肠溃疡，特别是十二指肠溃疡。十二指肠溃疡切除困难时，可行溃疡旷置。优点是即使胃切除较多，胃空肠吻合口张力也不致过大，术后溃疡复发率低；缺点是吻合方式改变了正常的解剖生理关系，术后发生胃肠道功能紊乱的可能性较毕Ⅰ式大。

胃大部切除后胃空肠 Roux-en-Y 吻合术：即胃大部切除后关闭十二指肠残端，在距十二指肠悬韧带 10～15cm 处切断空肠，将残胃和远端空肠吻合，据此吻合口以下 45～60cm 处将空肠与空肠近侧断端吻合。此法临床应用较少，但有防止术后胆汁、胰液进入残胃的优点。

2）胃迷走神经切断术：此手术方式临床已较少使用。迷走神经切断术治疗溃疡的原理是：①阻断迷走神经对壁细胞的刺激，消除神经性胃酸分泌；②阻断迷走神经引起的促胃泌素的分泌，减少体液性胃酸分泌。可分为三种类型：①迷走神经干切断术；②选择性迷走神经切断术；③高选择性迷走神经切断术。

【常见护理诊断/问题】

1. 焦虑、恐惧

与对疾病缺乏了解，担心治疗效果及预后有关。

2. 疼痛

与胃十二指肠黏膜受侵蚀及手术后创伤有关。

3. 潜在并发症

出血、感染、十二指肠残端破裂、吻合口瘘、胃排空障碍、消化道梗阻、倾倒综合征等

【护理措施】

1. 术前护理

（1）心理护理：关心、了解病人的心理和想法，告知有关疾病治疗和手术的知识、手术前和手术后的配合，耐心解答病人的各种疑问，消除病人的不良心理，使其能积极配合疾病的治疗和护理。

（2）饮食护理：一般择期手术病人饮食宜少量多餐，给予高蛋白、高热量、高维生素等易消化的食物，忌酸辣、生冷、油炸、浓茶、烟酒等刺激性食品。病人营养状况较差或不能进食者常伴有贫血、低蛋白血症，术前应给予静脉输液，补充足够的热量，必要时补充血浆或全血，以改善病人的营养状况，提高其对手术的耐受力。术前1日进流质饮食，术前12小时禁食水。

（3）协助病人做好各种检查及手术前常规准备，做好健康教育，如教会病人深呼吸、有效咳嗽、床上翻身及肢体活动方法等。

（4）术日晨留置胃管，必要时遵医嘱留置胃肠营养管，并铺好麻醉床，备好吸氧装置，综合心电监护仪等。

2. 术后护理

（1）病情观察：术后严密观察病人生命体征的变化，每30分钟测量1次，直至血压平稳，如病情较重仍需每1～2小时测量1次，或根据医嘱给予心电监护。同时观察病人神志、体温、尿量、伤口渗血、渗液情况。并且注意有无内出血、腹膜刺激征、腹腔脓肿等迹象，发现异常及时通知医师给予处理。

（2）体位：全麻病人去枕平卧头后仰偏向一侧，麻醉清醒、血压平稳后改半卧位，以保持腹部松弛，减少切口缝合处张力，减轻疼痛和不适，以利腹腔引流，也有利于呼吸和循环。

（3）引流管护理：胃十二指肠溃疡术后病人常留有胃管、尿管及腹腔引流管等。护理时应注意：①妥善固定各种引流管，防止松动和脱出，并做好标识，一旦脱出后不可自行插回。②保持引流通畅、持续有效，防止引流管受压、扭曲及折叠等，可经常挤捏引流管以防堵塞。如若堵塞，可在医生指导下用生理盐水冲洗引流管。③密切观察并记录引流液的性质、颜色和量，发现异常及时通知医生，协助处理。

留置胃管可减轻胃肠道张力，促进吻合口愈合。护理时还应注意：胃大部切除术后24小时内可由胃管内引流出少量血液或咖啡样液体，若引流液有较多鲜血，应警惕吻合口出

血，需及时与医师联系并处理；术后胃肠减压量减少，腹胀减轻或消失，肠蠕动功能恢复，肛门排气后可拔除胃管。

（4）疼痛护理：对术后切口疼痛的病人，可遵医嘱给予镇痛药物或应用自控止痛泵，应用自控止痛泵的病人应注意预防并处理可能发生的并发症，如尿潴留、恶心、呕吐等。

（5）禁食及静脉补液：禁食期间应静脉补充液体。因胃肠减压期间，引流出大量含有各种电解质的胃肠液，加之病人禁食水，易造成水、电解质及酸碱失调和营养缺乏。因此，术后需及时补充病人所需的各种营养物质，包括糖、脂肪、氨基酸、维生素及电解质等，必要时输血、血浆或白蛋白，以改善病人的营养状况，促进切口的愈合。同时详细记录 24 小时液体出入量，为合理补液提供依据。

（6）早期肠内营养支持的护理：对术前或术中放置空肠喂养管的病人，术后早期（术后 24 小时）可经喂养管输注肠内营养制剂，对改善病人的全身营养状况、维持胃肠道屏障结构和功能、促进肠功能恢复等均有益处。护理时应注意：①妥善固定喂养管，避免过度牵拉，防止滑脱、移动、扭曲和受压；保持喂养管的通畅，每次输注前后及输注中间每隔 4～6 小时用温开水或温生理盐水冲洗管道，防止营养液残留堵塞管腔。②肠内营养支持早期，应遵循从少到多、由慢至快和由稀到浓的原则，使肠道能更好地适应。③营养液的温度以 37℃ 左右为宜，温度偏低会刺激肠道引起肠痉挛，导致腹痛、腹泻；温度过高则可灼伤肠道黏膜，甚至可引起溃疡或出血。同时观察病人有无恶心、呕吐、腹痛、腹胀、腹泻和水电解质紊乱等并发症的发生。

（7）饮食护理：肠功能恢复、肛门排气后可拔除胃管，拔除胃管后当日可给少量饮水或米汤；如无不适，第 2 天进半量流食，每次 50～80ml；第 3 天进全量流食，每次 100～150ml；进食后若无不适，第 4 天可进半流食，以温、软、易于消化的食物为好；术后第 10～14 天可进软食，忌生、冷、硬和刺激性食物。要少量多餐，开始每天 5～6 餐，以后逐渐减少进餐次数并增加每餐进食量，逐步过渡到正常饮食。术后早期禁食牛奶及甜品，以免引起腹胀及胃酸。

（8）鼓励病人早期活动：卧床期间，鼓励并协助病人翻身，病情允许时，鼓励并协助病人早期下床活动。如无禁忌，术日可活动四肢，术后第 1 天床上翻身或坐起做轻微活动，第 2～3 天视情况协助病人床边活动，第 4 天可在室内活动。病人活动量应根据个体差异而定，以不感到劳累为宜。

（9）胃大部切除术后并发症的观察及护理

1）术后出血：包括胃和腹腔内出血。胃大部切除术后 24 小时内可由胃管内引流出少量血液或咖啡样液体，一般 24 小时内不超过 300ml，且逐渐减少、颜色逐渐变浅变清，出血自行停止；若术后短期内从胃管不断引流出新鲜血液，24 小时后仍未停止，则为术后出血。发生在术后 24 小时以内的出血，多属术中止血不确切；术后 4～6 天发生的出血，常为吻合口黏膜坏死脱落所致；术后 10～20 天发生的出血，与吻合口缝线处感染或黏膜下脓肿腐蚀血管有关。术后要严密观察病人的生命体征变化，包括血压、脉搏、心率、呼吸、神志和体温的变化；加强对胃肠减压及腹腔引流的护理，观察和记录胃液及腹腔引流液的量、颜色和性质，若短期内从胃管引流出大量新鲜血液，持续不止，应警惕有术后胃出血；若术后持续从腹腔引流管引出大量新鲜血性液体,应怀疑腹腔内出血,须立即通知医生协助处理。遵医嘱采用静脉给予止血药物、输血等措施,或用冰生理盐水洗胃,一般可控制。若非手术疗法不能有效止血或出血量大于每小时 500ml 时,需再次手术止血,应积极完善术前准备,并做好相应的术后护理。

2)十二指肠残端破裂:一般多发生在术后 24～48 小时,是毕Ⅱ式胃大部切除术后早期的严重并发症,原因与十二指肠残端处理不当及胃空肠吻合口输入襻梗阻引起的十二指肠腔内压力升高有关。临床表现为突发性上腹部剧痛、发热和出现腹膜刺激征以及白细胞计数增加,腹腔穿刺可有胆汁样液体。一旦确诊,应立即进行手术治疗。

3)胃肠吻合口破裂或吻合口瘘:是胃大部切除术后早期并发症,常发生在术后 1 周左右。原因与术中缝合技术不当、吻合口张力过大、组织供血不足有关,表现为高热、脉速等全身中毒症状,上腹部疼痛及腹膜炎的表现。如发生较晚,多形成局部脓肿或外瘘。临床工作中应注意观察病人生命体征和腹腔引流情况,一般情况下,病人术后体温逐渐趋于正常,腹腔引流液逐日减少和变清。若术后腹腔引流量仍不减、伴有黄绿色胆汁或呈脓性、带臭味,伴腹痛,体温再次升高,应警惕吻合口瘘的可能,须及时通知医师,协助处理。处理包括:①出现吻合口破裂伴有弥漫性腹膜炎的病人须立即手术治疗,做好急症手术准备;②症状较轻无弥漫性腹膜炎的病人,可先行禁食、胃肠减压、充分引流,合理应用抗生素并给予肠外营养支持,纠正水、电解质紊乱和酸碱平衡失调;③保护瘘口周围皮肤,应及时清洁瘘口周围皮肤并保持干燥,局部可涂以氧化锌软膏或使用皮肤保护膜加以保护,以免皮肤破溃继发感染。经上述处理后多数病人吻合口瘘可在 4～6 周自愈;若经久不愈,须再次手术。

4)胃排空障碍:也称胃瘫,常发生在术后 4～10 天,发病机制尚不完全明了。临床表现为拔除胃管后,病人出现上腹饱胀、钝痛和呕吐,呕吐物含食物和胆汁,消化道 X 线造影检查可见残胃扩张、无张力、蠕动波少而弱,且通过胃肠吻合口不畅。处理措施包括:①禁食、胃肠减压,减少胃肠道积气、积液,降低胃肠道张力,使胃肠道得到充分休息,并记录 24 小时出入量;②输液及肠外营养支持,纠正低蛋白血症,维持水、电解质和酸碱平衡;③应用胃动力促进剂如甲氧氯普安、多潘立酮,促进胃肠功能恢复,也可用 3‰ 温盐水洗胃。一般经上述治疗均可痊愈。

5)术后梗阻:根据梗阻部位可分为输入襻梗阻、输出襻梗阻和吻合口梗阻。

输入襻梗阻:可分为急、慢性两类。①急性完全性输入襻梗阻,多发生于毕Ⅱ式结肠前输入段对胃小弯的吻合术式。临床表现为上腹部剧烈疼痛,频繁呕吐,呕吐量少,多不含胆汁,呕吐后症状不缓解,且上腹部有压痛性肿块。系输出襻系膜悬吊过紧压迫输入襻,或是输入襻过长穿入输出襻与横结肠的间隙孔形成内疝所致,属闭袢性肠梗阻,易发生肠绞窄,应紧急手术治疗。②慢性不完全性输入襻梗阻病人,表现为进食后出现右上腹胀痛或绞痛,呈喷射状呕吐大量不含食物的胆汁,呕吐后症状缓解。多由于输入襻过长扭曲或输入襻过短在吻合口处形成锐角,使输入襻内胆汁、胰液和十二指肠液排空不畅而滞留。由于消化液潴留在输入襻内,进食后消化液分泌明显增加,输入襻内压力增高,刺激肠管发生强烈的收缩,引起喷射样呕吐,也称输入襻综合征。

输出襻梗阻:多因粘连、大网膜水肿或坏死、炎性肿块压迫所致。临床表现为上腹饱胀，呕吐食物和胆汁。如果非手术治疗无效，应手术解除梗阻。

吻合口梗阻：因吻合口过小或是吻合时胃肠壁组织内翻过多而引起，也可因术后吻合口炎性水肿出现暂时性梗阻。病人表现为进食后出现上腹部饱胀感和溢出性呕吐等，呕吐物含或不含胆汁。应即刻禁食，给予胃肠减压和静脉补液等保守治疗。若保守治疗无效，可手术解除梗阻。

6）倾倒综合征：由于胃大部切除术后，胃失去幽门窦、幽门括约肌、十二指肠壶腹部等结构对胃排空的控制，导致胃排空过速所产生的一系列综合征。可分为早期倾倒综合征和晚期倾倒综合征。

早期倾倒综合征：多发生在进食后半小时内，病人以循环系统症状和胃肠道症状为主要表现。病人可出现心悸、乏力、出汗、面色苍白等一过性血容量不足表现，并有恶心、呕吐、腹部绞痛、腹泻等消化道症状。处理：主要采用饮食调整，嘱病人少食多餐，饭后平卧20～30分钟，避免过甜食物、减少液体摄入量并降低食物渗透浓度，多数可在术后半年或一年内逐渐自愈。极少数症状严重而持久的病人需手术治疗。

晚期倾倒综合征：主要因进食后，胃排空过快，高渗性食物迅速进入小肠被过快吸收而使血糖急剧升高，刺激胰岛素大量释放，而当血糖下降后，胰岛素并未相应减少，继而发生低血糖，故又称低血糖综合征。表现为餐后2～4小时，病人出现心慌、无力、眩晕、出汗、手颤、嗜睡以至虚脱。消化道症状不明显，可有饥饿感，出现症状时稍进饮食即可缓解。饮食中减少糖类含量，增加蛋白质比例，少量多餐可防止其发生。

【健康指导】

（1）向病人及家属讲解有关胃十二指肠溃疡的知识，使之能更好地配合治疗和护理。

（2）指导病人学会自我情绪调整，保持乐观进取的精神风貌，注意劳逸结合，减少溃疡病的客观因素。

（3）指导病人饮食应定时定量，少食多餐，营养丰富，以后可逐步过渡至正常人饮食。少食腌、熏食品，避免进食过冷、过烫、过辣及油煎炸食物，切勿酗酒、吸烟。

（4）告知病人及家属有关手术后期可能出现的并发症的表现和预防措施。

（5）定期随访，如有不适及时就诊。

二、胃十二指肠溃疡急性穿孔

胃十二指肠溃疡急性穿孔（acute perforation of gastroduodenal ulcer）是胃十二指肠溃疡的严重并发症，为常见的外科急腹症。起病急，变化快，病情严重，需要紧急处理，若诊治不当可危及生命。其发生率呈逐年上升趋势，发病年龄逐渐趋于老龄化。十二指肠溃疡穿孔男性病人较多，胃溃疡穿孔则多见于老年妇女。

【病因】

溃疡穿孔是活动期胃十二指肠溃疡向深部侵蚀、穿破浆膜的结果。胃溃疡穿孔60%发生在近幽门的胃小弯，而90%的十二指肠溃疡穿孔发生在壶腹部前壁偏小弯侧。急性穿孔后，具有强烈刺激性的胃酸、胆汁、胰液等消化液和食物进入腹腔，引起化学性腹膜炎和腹腔内大量液体渗出，6～8小时后细菌开始繁殖并逐渐转变为化脓性腹膜炎。病原菌以大肠埃希菌、链球菌多见。因剧烈的腹痛、强烈的化学刺激、细胞外液的丢失及细菌毒素吸收等因素，病人可出现休克。

【临床表现】

1. 症状穿孔

多突然发生于夜间空腹或饱食后，主要表现为突发性上腹部刀割样剧痛，很快波及全腹，但仍以上腹为重。病人疼痛难忍，常伴恶心、呕吐、面色苍白、出冷汗、脉搏细速、血压下降、四肢厥冷等表现。其后由于大量腹腔渗出液的稀释，腹痛略有减轻，继发细菌感染后，腹痛可再次加重；当胃内容物沿右结肠旁沟向下流注时，可出现右下腹痛。溃疡穿孔后病情的严重程度与病人的年龄、全身情况、穿孔部位、穿孔大小和时间以及是否空腹穿孔密切相关。

2. 体征

体检时病人呈急性病容，表情痛苦，倦屈位、不愿移动；腹式呼吸减弱或消失；全腹有明显的压痛、反跳痛，腹肌紧张呈"木板样"强直，以右上腹部最为明显，肝浊音界缩小或消失、可有移动性浊音，肠鸣音减弱或消失。

【治疗要点】

根据病情选用非手术或手术治疗。

1. 非手术治疗

（1）适应证：一般情况良好，症状及体征较轻的空腹状态下穿孔者；穿孔超过 24 小时，腹膜炎症已局限者；胃十二指肠造影证实穿孔已封闭者；无出血、幽门梗阻及恶变等并发症者。

（2）治疗措施：①禁食、持续胃肠减压，减少胃肠内容物继续外漏，以利于穿孔的闭合和腹膜炎症消退；②输液和营养支持治疗，以维持机体水、电解质平衡及营养需求；③全身应用抗生素，以控制感染；④应用抑酸药物，如给予 H2 受体阻断剂或质子泵拮抗剂等制酸药物。

2. 手术治疗

（1）适应证：①经上述非手术治疗措施 6～8 小时，症状无减轻，而且逐渐加重者要改手术治疗；②饱食后穿孔，顽固性溃疡穿孔和伴有幽门梗阻、大出血、恶变等并发症者，应及早进行手术治疗。

（2）手术方式：

1）穿孔单纯缝合修补术：即缝合穿孔处并加大网膜覆盖。此方法操作简单，手术时间短，安全性高。适用于穿孔时间超过 8 小时，腹腔内感染及炎症水肿严重者；以往无溃疡病史或有溃疡病史但未经内科正规治疗，无出血、梗阻并发症者；有其他系统器质性疾病不能耐受急诊彻底性溃疡切除手术者。

2）彻底的溃疡切除手术（连同溃疡一起切除的胃大部切除术）：手术方式包括胃大部切除术，对十二指肠溃疡穿孔行迷走神经切断加胃窦切除术，或缝合穿孔后行迷走神经切断加胃空肠吻合术，或行高选择性迷走神经切断术。

【常见护理诊断/问题】

1. 疼痛

与胃十二指肠溃疡穿孔后消化液对腹膜的强烈刺激及手术后切口有关。

2. 体液不足

与溃疡穿孔后消化液的大量丢失有关。

【护理措施】

1. 术前护理/非手术治疗的护理

（1）禁食、胃肠减压：溃疡穿孔病人要禁食禁水，有效地胃肠减压，以减少胃肠内容物继续流入腹腔。做好引流期间的护理，保持引流通畅和有效负压，注意观察和记录胃液的颜色、性质和量。

（2）体位：伴有休克者取休克体位（头和躯干抬高 20°～30°、下肢抬高 15°～20°），以增加回心血量；无休克者或休克改善后取半卧位，以利于漏出的消化液积聚于盆腔最低位和便于引流，减少毒素的吸收，同时也可降低腹壁张力和减轻疼痛。

（3）静脉输液，维持体液平衡。

1）观察和记录 24 小时出入量，为合理补液提供依据。

2）给予静脉输液，根据出入量和医嘱，合理安排输液的种类和速度，以维持水、电解质及酸碱平衡；同时给予营养支持和相应护理。

（4）预防和控制感染：遵医嘱合理应用抗菌药。

（5）做好病情观察：密切观察病人生命体征、腹痛、腹膜刺激征及肠鸣音变化等。若经非手术治疗 6～8 小时病情不见好转，症状、体征反而加重者，应积极做好急诊手术准备。

2. 术后护理

加强术后护理，促进病人早日康复。

三、胃十二指肠溃疡大出血

胃十二指肠溃疡出血是上消化道大出血中最常见的原因，占 50% 以上。其中 5%～10% 需要手术治疗。

【病因】

因溃疡基底的血管壁被侵蚀而导致破裂出血，病人过去多有典型溃疡病史，近期可有服用非甾体类抗炎药物、疲劳、饮食不规律等诱因。胃溃疡大出血多发生在胃小弯，出血源自胃左、右动脉及其分支或肝胃韧带内较大的血管。十二指肠溃疡大出血通常位于壶腹部后壁，出血多来自于胃十二指肠动脉或胰十二指肠上动脉及其分支；溃疡基底部的血管侧壁破裂出血不易自行停止，可引发致命的动脉性出血。大出血后，因血容量减少、血压下降、血流变慢，可在血管破裂处形成血凝块而暂时止血。由于胃酸、胃肠蠕动和胃十二指肠内容物与溃疡病灶的接触，部分病例可发生再次出血。

【临床表现】

1. 症状

病人的主要表现是呕血和黑粪，多数病人只有黑粪而无呕血，迅猛的出血则表现为大量呕血和排紫黑色血便。呕血前病人常有恶心，便血前多突然有便意，呕血或便血前后病人常有心悸、目眩、无力甚至昏厥。如出血速度缓慢则血压、脉搏改变不明显。如果短期内失血量超过 400ml 时，病人可出现面色苍白、口渴、脉搏快速有力，血压正常或略偏高的循环系统代偿表现；当失血量超过 800ml 时，可出现休克症状：病人烦躁不安、出冷汗、脉搏细速、血压下降、呼吸急促、四肢厥冷等。

2.体征

腹稍胀，上腹部可有轻度压痛，肠鸣音亢进。

【治疗要点】

胃十二指肠溃疡出血的治疗原则：补充血容量防止失血性休克，尽快明确出血部位并采取有效止血措施。

1.非手术治疗

（1）补充血容量：迅速建立静脉通路，快速静脉输液、输血。失血量达全身总血量的20%时，应输注右旋糖酐、羟乙基淀粉或其他血浆代用品，出血量较大时可输注浓缩红细胞，必要时可输全血，保持血细胞比容不低于30%。

（2）禁食、留置胃管：用生理盐水冲洗胃腔，清除血凝块，直至胃液变清。还可经胃管注入 200ml 含 8mg 去甲肾上腺素的生理盐水溶液，每 4～6 小时 1 次。

（3）应用止血、制酸等药物：经静脉或肌内注射立止血等止血药物；静脉给予 H2 受体拮抗剂（西咪替丁等）、质子泵抑制剂（奥美拉唑）或生长抑素等。

（4）胃镜下止血：急诊胃镜检查明确出血部位后同时实施电凝、激光灼凝、注射或喷洒药物、钛夹夹闭血管等局部止血措施。

2.手术治疗

（1）适应证：①严重大出血，短期内出现休克，或短时间内（6～8 小时）需输入大量血液（＞800ml）方能维持血压和血细胞比容者；②正在进行药物治疗的胃十二指肠溃疡病人发生大出血，说明溃疡侵蚀性大，非手术治疗难于止血，或暂时血止后又复发；③60 岁以上伴血管硬化症者自行止血机会较小，应及早手术；④近期发生过类似的大出血或合并溃疡穿孔或幽门梗阻；⑤胃镜检查发现动脉搏动性出血或溃疡底部血管显露、再出血危险性大者。

（2）手术方式：①胃大部切除术，适用于大多数溃疡出血的病人；②贯穿缝扎术，在病情危急，不能耐受胃大部切除手术时，可采用单纯贯穿缝扎止血法；③在贯穿缝扎处理溃疡出血后，可行迷走神经干切断加胃窦切除或幽门成形术。

【常见护理诊断/问题】

1.焦虑、恐惧

与突发胃十二指肠溃疡大出血及担心预后有关。

2.体液不足

与胃十二指肠溃疡出血致血容量不足有关。

【护理措施】

1.非手术治疗的护理（包括术前护理）

（1）缓解焦虑和恐惧：关心和安慰病人，给予心理支持，减轻病人的焦虑和恐惧。及时为病人清理呕吐物。情绪紧张者，可遵医嘱适当给予镇静剂。

（2）体位：取平卧位，卧床休息。有呕血者，头偏向一侧。

（3）补充血容量：迅速建立多条畅通的静脉通路，快速输液、输血，必要时可行深静脉穿刺输液。开始输液时速度宜快，待休克纠正后减慢滴速。

（4）采用止血措施：遵医嘱应用止血药物或冰盐水洗胃，以控制出血。

（5）做好病情观察：严密观察病人生命体征的变化，判断、观察和记录呕血、便血情况，观察病人有无口渴、肢端湿冷、尿量减少等循环血量不足的表现。必要时测量中心静脉压并做好记录。观察有无鲜红色血性胃液从胃管流出，以判断有无活动性出血和止血效果。若出血仍在继续，短时间内（6~8小时）需大量输血（>800ml）才能维持血压和血细胞比容，或停止输液、输血后，病情又恶化者，应及时报告医师，并配合做好急症手术的准备。

（6）饮食：出血时暂禁食，出血停止后，可进流质或无渣半流质饮食。

2. 术后护理

加强术后护理，促进病人早日康复。

四、胃十二指肠溃疡瘢痕性幽门梗阻

胃十二指肠溃疡病人因幽门管、幽门溃疡或十二指肠壶腹部溃疡反复发作形成瘢痕狭窄、幽门痉挛水肿而造成幽门梗阻。

【病因】

瘢痕性幽门梗阻常见于十二指肠壶腹部溃疡和位于幽门的胃溃疡。溃疡引起幽门梗阻的机制有幽门痉挛、炎性水肿和瘢痕三种，前两种情况是暂时的和可逆的，在炎症消退、痉挛缓解后梗阻解除，无须外科手术；而瘢痕性幽门梗阻属于永久性，需要手术方能解除梗阻。梗阻初期，为克服幽门狭窄，胃蠕动增强，胃壁肌肉代偿性增厚。后期，胃代偿功能减退，失去张力，胃高度扩大，蠕动减弱甚至消失。由于胃内容物潴留引起呕吐而致水、电解质的丢失，导致脱水、低钾低氯性碱中毒；长期慢性不全性幽门梗阻者由于摄入减少，消化吸收不良，病人可出现贫血与营养障碍。

【临床表现】

1. 症状

病人表现为进食后上腹饱胀不适并出现阵发性胃痉挛性疼痛，伴恶心、嗳气与呕吐。呕吐多发生在下午或晚间，呕吐量大，一次达1000~2000ml，呕吐物内含大量宿食，有腐败酸臭味，但不含胆汁。呕吐后自觉胃部舒适，故病人常自行诱发呕吐以缓解症状。常有少尿、便秘、贫血等慢性消耗表现。体检时可见病人常有消瘦、皮肤干燥、皮肤弹性消失等营养不良的表现。

2. 体征

上腹部可见胃型和胃蠕动波，用手轻拍上腹部可闻及振水声。

【治疗要点】

瘢痕性幽门梗阻以手术治疗为主。最常用的术式是胃大部切除术，但年龄较大、身体状况极差或合并其他严重内科疾病者，可行胃空肠吻合加迷走神经切断术。

【常见护理诊断/问题】

1. 体液不足

与大量呕吐、胃肠减压引起水、电解质的丢失有关。

2. 营养失调：低于机体需要量

与幽门梗阻致摄入不足、禁食和消耗、丢失体液有关。

【护理措施】

1. 术前护理

（1）静脉输液：根据医嘱和电解质检测结果合理安排输液种类和速度，以纠正脱水及低钾、低氯性碱中毒。密切观察及准确记录 24 小时出入量，为静脉补液提供依据。

（2）饮食与营养支持：非完全梗阻者可给予无渣半流质饮食，完全梗阻者术前应禁食水，以减少胃内容物潴留。根据医嘱于手术前给予肠外营养，必要时输血或其他血液制品，以纠正营养不良、贫血和低蛋白血症，提高病人对手术的耐受力。

（3）采取有效措施，减轻疼痛，增进舒适。

1）禁食，胃肠减压：完全幽门梗阻病人，给予禁食，保持有效胃肠减压，减少胃内积气、积液，减轻胃内张力。必要时遵医嘱给予解痉药物，以减轻疼痛，增加病人的舒适度。

2）体位：取半卧位，卧床休息。呕吐时，头偏向一侧。呕吐后及时为病人清理呕吐物。情绪紧张者，可遵医嘱给予镇静剂。

（4）洗胃：完全幽门梗阻者，除持续胃肠减压排空胃内潴留物外，须做术前胃的准备，即术前 3 天每晚用 300～500ml 温盐水洗胃，以减轻胃黏膜水肿和炎症，有利于术后吻合口愈合。

2. 术后护理

加强术后护理，促进病人早日康复（参见胃及十二指肠溃疡中的胃大部切除术后护理）。

第四节　胃　癌

胃癌是我国最常见的消化道恶性肿瘤之一，发病率在男性恶性肿瘤中仅次于肺癌，占第二位，在女性恶性肿瘤中居第 4 位。胃癌死亡率占我国恶性肿瘤死亡率的第 3 位，发病年龄在 50 岁以上，多见于男性，男女比例约为 2：1。

【病因】

胃癌的病因尚未完全清楚，目前认为与下列因素有关。

1. 地域环境及饮食生活因素

胃癌发病有明显的地域性差别，日本、俄罗斯、南非、智利和北欧等国家和地区的发病率较高，而北美、西欧、印度、澳大利亚及新西兰等国家发病率较低。在我国的西北与东部沿海地区胃癌发病率比南方地区明显为高。长期食用腌制、熏、烤食品者胃癌的发病率高，与食品中亚硝酸盐、真菌毒素、多环芳烃化合物等致癌物或前致癌物的含量高有关。食物中缺乏新鲜蔬菜、水果也与发病有一定关系。吸烟增加胃癌发病率。

2. 幽门螺杆菌感染

是引发胃癌的主要因素之一，我国胃癌高发区成人幽门螺杆菌感染率在 60％以上。幽门螺杆菌能促使硝酸盐转化成亚硝酸盐及亚硝胺而致癌；幽门螺杆菌的毒性产物 CagA、

VacA 可能具有促癌作用。

3. 癌前病变

指易发生癌变的疾病或状态，胃的癌前疾病指一些使胃癌发病危险性增高的良性胃疾病，如慢性萎缩性胃炎、胃息肉、胃溃疡及残胃炎等，这些病变都可能伴有不同程度的慢性炎症过程、胃黏膜肠上皮化生或非典型增生，时间长久有可能转变为癌。胃的癌前病变指容易发生癌变的病理组织学变化，胃黏膜的异型增生属于癌前病变，根据异型程度可分为轻、中、重三度，重度异型增生中有 $75\%\sim80\%$ 的病人有可能发展成胃癌。

4. 遗传因素

胃癌有明显的家属倾向，遗传与分子生物学研究发现与病人有血缘关系的亲属其胃癌发病率较对照组高 4 倍。目前一些研究资料表明胃癌是一个多因素、多步骤、多阶段的发生发展过程，涉及癌基因、抑癌基因、凋亡相关基因与转移基因等的改变。遗传素质使易感者对致癌物质更敏感。

【临床表现】

1. 症状

早期胃癌多数病人无明显症状，部分病人可有上腹部隐痛、嗳气、反酸、食欲减退等类似胃十二指肠溃疡或慢性胃炎症状，无特异性。疼痛与体重减轻是进展期胃癌最常见的临床表现，病人常有较为明显的消化道症状，如上腹疼痛不适、进食后饱胀，随病情进展上腹疼痛加重，食欲不振、乏力、消瘦，部分病人有恶心、呕吐。另外，根据肿瘤的部位不同，有其特殊表现：贲门胃底癌可有胸骨后疼痛和进行性吞咽困难；胃窦部癌出现幽门部分或完全梗阻时，可表现餐后饱胀、恶心、呕吐，呕吐物多为宿食和胃液；贲门癌和高位小弯癌出现进食梗阻感；癌肿破溃或侵及血管后可有消化道出血症状，一般仅为粪便潜血试验阳性，出血量多时可有黑粪，少数病人出现呕血。如出血时间较长或出血量较大，病人可出现缺铁性贫血。

2. 体征

胃癌早期可仅有上腹部深压痛或不适。晚期可能出现：①上腹部肿块；②左锁骨上淋巴结肿大；③直肠指诊：在直肠前凹可摸到肿块；④若出现肝脏等远处转移，出现肝大、腹水。

【治疗要点】

早期发现，早期诊断和早期治疗是提高胃癌疗效的关键。手术在胃癌的治疗中占主导地位，仍是治疗胃癌的首选方法。而根治性手术是能够达到治愈目的的重要方法，再积极辅以化疗、放疗、免疫治疗及生物治疗等综合治疗以提高疗效。

1. 手术治疗

（1）根治性手术：按癌肿所在部位整块切除胃的全部或大部，以及大、小网膜和局域淋巴结，并重建消化道。切除端应距癌肿边缘 5cm 以上，若癌肿范围较大或已穿透浆膜并侵及周围脏器时，可采取胃癌扩大根治术或联合脏器（包括胰体、尾及脾在内）切除。

（2）微创手术：近年来胃癌的微创手术已日趋成熟，包括胃镜下胃黏膜癌灶切除和腹腔镜下作胃楔形切除、胃部分切除甚至是全胃切除术。

（3）姑息性手术：用于肿瘤广泛浸润并转移、不能完全切除者。通过切除肿瘤可以缓解症状，延长生存期。手术包括：姑息性胃切除术、胃肠吻合术、空肠造口术等。

2. 化学治疗

是最主要的辅助治疗方法。用于根治性手术的术前、术中、术后，延长生存期。晚期胃癌病人采用适量化疗，能减缓肿瘤的发展速度，改善症状，有一定的近期效果。目的在于杀灭残留的微小癌灶或术中脱落的癌细胞，提高综合治疗效果。化疗途径可采用口服、静脉、腹膜腔、动脉插管区域灌注给药等。

3. 胃癌的其他治疗

包括放疗、免疫治疗、生物治疗、中医中药等。

【常见护理诊断/问题】

1. 焦虑、恐惧

与对疾病缺乏了解，担心治疗效果及预后有关。

2. 营养失调：低于机体需要量

与摄入不足、体液丢失及癌肿导致的消耗增加有关。

3. 知识缺乏

缺乏术后康复及综合治疗相关的知识。

4. 潜在并发症

出血、十二指肠残端破裂、吻合口瘘、消化道梗阻、倾倒综合征等。

【护理措施】

1. 术前护理

（1）缓解焦虑和恐惧：病人对癌肿及预后存有很大顾虑，常有悲观焦虑情绪，应视情况与家属协商寻找合适时机，帮助病人尽快面对疾病，向病人介绍相关疾病知识、手术治疗的必要性以及综合治疗的效果，鼓励病人表达自身感受和学会自我放松的方法；并根据个体情况进行有针对性的心理护理，以增强病人对手术治疗的信心。此外，还应鼓励病人家属和朋友给予病人关心和支持，使其能很好地配合治疗和护理。

（2）改善营养状况：胃癌病人，尤其是伴有梗阻和出血者，手术前常由于食欲减退、摄入不足、消耗增加和恶心、呕吐而导致营养状况欠佳。护士应根据病人的饮食和生活习惯，合理制定食谱。给予高蛋白、高热量、高维生素、低脂肪、易消化和少渣的食物；对不能进食者，应遵医嘱给予静脉补液，补充足够的热量，必要时补充血浆或全血，以改善病人的营养状况，提高其对手术的耐受力。

（3）协助病人做好各种检查及手术前常规准备，做好健康教育，如教会病人深呼吸、有效咳嗽、床上翻身及肢体活动方法等。

2. 术后护理

（1）病情观察：术后严密观察病人生命体征、神志及尿量的变化，或根据医嘱给予心电监护。注意有无内出血、腹膜刺激征、腹腔脓肿等迹象，发现异常及时通知医师给予处理；同时观察腹部及伤口情况，注意有无腹痛、腹胀，伤口敷料有无渗血、渗液等。

（2）体位及活动：全麻病人去枕平卧头后仰偏向一侧，麻醉清醒、血压平稳后改半卧位，有利于呼吸和循环，减少切口缝合处张力，减轻疼痛和不适，以利腹腔引流。卧床期间，协助病人翻身，病情允许，鼓励病人早期下床活动。如无禁忌，术日可活动四肢，术后第 1 天床上翻身或坐起做轻微活动，第 2～3 天视情况协助病人床边活动，第 4 天可在室内活动。病人活动量应根据个体差异而定。

（3）禁食、胃肠减压：术后早期给予禁食、胃肠减压，可减轻胃肠道张力，促进吻合口愈合。

（4）镇痛：对术后切口疼痛的病人，可遵医嘱给予镇痛药物，促进舒适。应用自控止痛泵的病人，应注意预防并处理可能发生的并发症，如尿潴留、恶心、呕吐等。

（5）饮食与营养：术后早期应禁食，遵医嘱给予肠外营养或肠内营养，并做好营养支持的相应护理。待肠蠕动功能恢复、肛门排气后方可拔出胃管，拔管当日可少量饮水或米汤，以后逐步过渡到半量流食、全量流食，继而半流食、软食直至正常饮食。

（6）并发症的观察及护理：参见胃十二指肠溃疡病人的护理。

【健康指导】

1. 胃癌的预防

积极治疗 HP 感染和胃癌的癌前病变，如慢性萎缩性胃炎、胃溃疡等；养成良好的饮食习惯，少食腌制、熏、烤食品，戒烟酒；保持心情舒畅，中医强调"七情"是致病的重要因素。人在受到各种精神刺激，情绪波动时，可促进肿瘤的发生和发展。所以，应保持良好的心态，避免不必要的情绪刺激；高危人群定期检查，如粪潜血试验、X 线钡餐检查、内镜检查等。

2. 适当活动

参加一些适量的有氧运动，注意劳逸结合，避免过度劳累。

3. 定期复查

向胃癌病人及家属讲解化疗的必要性和副作用以及每一个疗程的间隔时间。化疗期间病人应注意饮食，定期门诊随访，检查血常规、肝功能等，并注意预防感染。术后 3 年内每 3～6 个月复查一次，3～5 年每半年复查一次，5 年后每年 1 次。内镜检查每年 1 次。如有腹部胀满不适、肝区胀痛、锁骨上淋巴结肿大等表现时，应随时复查。

第五节　肠梗阻

由于任何原因导致的肠内容物不能正常运行、顺利通过肠道，称为肠梗阻，是常见的外科急腹症之一。肠梗阻的病因和类型很多，发病后，不但可发生肠管本身形态和功能上的改变，还可引起一系列全身性病理生理改变，临床表现复杂多变。

【病因】

1. 按肠梗阻发生的基本病因分类

（1）机械性肠梗阻：最常见，是各种原因引起的肠腔变窄、肠内容物通过障碍。主要原因包括：①肠腔堵塞：如寄生虫、粪块、大胆石、异物等；②肠管外受压：如粘连引起肠管扭曲、肠扭转、嵌顿疝或受腹腔肿瘤压迫等；③肠壁病变：如先天性肠道闭锁、肠套叠、肿瘤等。

（2）动力性肠梗阻：是由于神经反射或毒素刺激引起肠壁肌肉功能紊乱，使肠蠕动丧失或肠管痉挛，以致肠内容物不能正常运行，但本身无器质性肠管狭窄。动力性肠梗阻又可分为麻痹性肠梗阻与痉挛性肠梗阻两类。前者常见于急性弥漫性腹膜炎、腹部大手术后、低钾血症及细菌感染等；后者较少见，可继发于尿毒症、肠道功能紊乱和慢性铅中毒等。

（3）血运性肠梗阻：是由于肠系膜血管受压、栓塞或血栓形成，使肠管血运障碍，继而发生肠麻痹而使肠内容物不能运行。随着人口老龄化，动脉硬化等疾病的增多，现已不属少见。

2．按肠壁血运有无障碍分为两类

（1）单纯性肠梗阻：仅为肠内容物通过受阻，无肠管血运障碍。

（2）绞窄性肠梗阻：指伴有肠壁血运障碍的肠梗阻。可因肠系膜血管受压、血栓形成或栓塞等引起。

3．其他分类

除上述分类外，还可按肠梗阻发生的部位分为高位（空肠上段）和低位（回肠末段和结肠）肠梗阻；按肠梗阻的程度分为完全性和不完全性肠梗阻；按肠梗阻发生的快慢分为急性和慢性肠梗阻。若一段肠襻两端完全阻塞，如肠扭转、结肠肿瘤等，则称为闭襻性肠梗阻。结肠肿瘤引起肠梗阻，由于其近端存在回盲瓣，也易致闭襻性肠梗阻。

上述分类并非绝对，随着病情发展，某些类型的肠梗阻在一定条件下可以相互转化。

【临床表现】

不同类型的肠梗阻临床表现各有其特点，但均存在腹痛、呕吐、腹胀及停止排气、排便等共同表现。

1．症状

（1）腹痛：单纯性机械性肠梗阻发生时，由于梗阻以上肠管强烈蠕动，病人表现为阵发性腹部绞痛，疼痛多位于腹中部，也可偏于梗阻所在部位。疼痛发作时，病人自觉腹内有"气块"窜动，并受阻于某一部位，即梗阻部位。当腹痛的间歇期不断缩短并成为剧烈的持续性腹痛时，应考虑可能是绞窄性肠梗阻的表现。麻痹性肠梗阻病人表现为全腹持续性胀痛或不适。

（2）呕吐：在梗阻早期，呕吐常为反射性，吐出物以食物或胃液为主。此后，呕吐随梗阻部位高低而有所不同：高位肠梗阻时，呕吐出现早且频繁，呕吐物主要为胃液、十二指肠液和胆汁；低位肠梗阻呕吐出现较晚，呕吐物常为带臭味的粪样物。若呕吐物为血性或棕褐色液体，常提示肠管有血运障碍。麻痹性肠梗阻时的呕吐呈溢出性。

（3）腹胀：腹胀发生时间一般出现较晚，其程度与梗阻部位有关。高位肠梗阻由于呕吐频繁，故腹胀不明显；低位或麻痹性肠梗阻则腹胀明显，遍及全腹。结肠梗阻时，如果回盲瓣关闭良好，梗阻以上结肠可成闭襻，则腹周膨胀显著。腹部隆起不均匀对称，是肠扭转等闭襻性肠梗阻的特点。

（4）停止排气、排便：急性完全性肠梗阻病人，多不再排气排便；但在梗阻早期、高位肠梗阻、不完全性肠梗阻时，可有数次少量排气排便。绞窄性肠梗阻时，可排出血性黏液样粪便。

2. 体征

（1）局部体征：①腹部视诊：机械性肠梗阻常可见腹部膨隆、肠型和异常蠕动波；肠扭转时腹胀多不对称；麻痹性肠梗阻时则腹胀均匀。②触诊：单纯性肠梗阻可有轻度压痛，但无腹膜刺激征；绞窄性肠梗阻时可有固定压痛和腹膜刺激征，可扪及痛性包块。③叩诊：绞窄性肠梗阻时腹腔有渗液，移动性浊音可呈阳性。④听诊：机械性肠梗阻时肠鸣音亢进，可闻及气过水声或金属音；麻痹性肠梗阻则肠鸣音减弱或消失。⑤直肠指检如触及肿块，可能为直肠肿瘤或肠套叠的套头，血迹提示肠套叠或肠绞窄。

（2）全身体征：单纯性肠梗阻早期多无明显全身性改变，晚期可有唇干舌燥、眼窝凹陷、皮肤弹性差、尿少或无尿明显缺水征。或出现脉搏细速、血压下降、面色苍白、四肢发凉等中毒和休克征象。

【治疗要点】

治疗原则是尽快解除梗阻，纠正因肠梗阻所引起的全身性生理紊乱。

1. 非手术治疗

适用于单纯性粘连性肠梗阻、麻痹性或痉挛性肠梗阻、蛔虫或粪块堵塞导致的肠梗阻、肠结核等炎症引起的不全性肠梗阻等，措施包括禁食，胃肠减压，纠正水、电解质紊乱及酸碱平衡失调。必要时输血浆、全血或血浆代用品，以补偿已丧失的血浆和血液。防治感染和中毒，使用针对肠道细菌的抗菌药防治感染。对起病急骤伴脱水者应留置尿管观察尿量，禁食状态下，应给予病人营养支持。明确诊断后可应用解痉剂止痛，但禁用吗啡类等强力镇痛药，防止掩盖病情。针对病因不同确定治疗方案，可给予解痉剂、低压灌肠、针灸等非手术治疗措施，并密切观察病情变化。

2. 手术治疗

适用于各种类型的绞窄性肠梗阻或由于肿瘤、先天性肠道畸形引起的肠梗阻，以及经非手术治疗不能缓解的肠梗阻病人，原则是在最短的时间内、运用最简单的方法解除梗阻或恢复肠腔通畅。手术方法包括粘连松解术、肠切开取出异物、肠套叠或肠扭转复位术、肠切除吻合术、短路术和肠造口术等。

【常见护理诊断/问题】

1. 急性疼痛

与肠蠕动增强或肠壁缺血及手术创伤有关。

2. 体液不足

与频繁呕吐、禁食、肠腔积液、胃肠减压有关。

3. 潜在并发症

腹腔感染及肠瘘、切口感染、粘连性肠梗阻等。

【护理措施】

1. 术前（包括非手术治疗）的护理

（1）缓解腹痛和腹胀

1）禁食、胃肠减压：持续有效的胃肠减压对单纯性肠梗阻和麻痹性肠梗阻可达到解除梗阻的目的。胃肠减压可清除肠腔内积气、积液，有效缓解腹痛、腹胀，还可以降低腹内压，改善因膈肌抬高而导致的呼吸与循环障碍。胃肠减压期间应保持引流通畅，防止受压、扭曲、折叠。密切观察和记录胃液的颜色、性状和量，若发现有血性胃液，应高度怀疑有绞窄性肠梗阻的可能。及时通知医生并协助处理。

2）体位：生命体征平稳取半卧位，可使膈肌下降，减轻腹胀对呼吸、循环系统的影响，并有利于腹腔渗液积聚于盆腔，便于引流；腹痛时嘱病人将双腿屈曲可减轻腹痛。

3）应用解痉剂：若无肠绞窄或肠麻痹，可应用阿托品类抗胆碱药物解除胃肠道平滑肌痉挛，抑制胃肠道腺体的分泌，使腹痛得以缓解。但不可随意应用吗啡类止痛剂，以免掩盖病情。此外，还可热敷腹部，针灸双侧足三里穴。

4）腹部按摩或针刺疗法：若病人为不完全性、痉挛性或单纯蛔虫所致的肠梗阻，可适当顺时针轻柔按摩腹部，并遵医嘱配合应用针刺疗法，缓解疼痛。

（2）维持体液平衡

1）补液：依据病人的病情来确定补充液体的量和种类。根据病人脱水情况及有关的血清电解质和血气分析结果合理安排输液种类和调节输液量，故应严密观察和记录病人呕吐量、胃肠减压量和尿量以及实验室检查结果的变化等，为合理补液提供依据。

2）饮食与营养支持：肠梗阻病人应禁食，给予肠外营养。若经治疗梗阻解除，肠蠕动恢复正常，如病人排气排便，腹痛、腹胀消失 12 小时后，则可进流质饮食，忌食产气的甜食和牛奶等；如无不适，24 小时后进半流质饮食；3 日以后过渡到半流食及普食。

（3）呕吐的护理：呕吐时嘱病人坐起或头侧向一边，以免误吸引起吸入性肺炎或窒息；及时清除口腔内呕吐物，给予漱口，保持口腔清洁，并观察记录呕吐物的量、颜色和性状等。

（4）严密观察病情：定时测量病人生命体征，包括体温、脉搏、呼吸和血压，密切观察病人腹痛、腹胀、呕吐及腹部体征的变化，及时了解实验室各项指标；若病人出现以下情况，应考虑有肠绞窄的可能：①腹痛发作急骤，起始即为持续性剧烈腹痛，或在阵发性加重期间仍有持续性腹痛。肠鸣音可不亢进。呕吐出现早、剧烈而频繁；②病情发展迅速，早期出现休克，抗休克治疗后症状改善不显著；③有明显腹膜炎体征，体温升高，脉率增快，白细胞计数和中性粒细胞比例增高；④腹胀不对称，腹部有局限性隆起或触及有压痛的包块；⑤呕吐物、胃肠减压抽出液、肛门排泄物为血性，或腹腔穿刺抽出血性液体；⑥经积极非手术治疗后症状和体征无明显改善；⑦腹部 X 线检查，可见孤立的、胀大的固定肠襻。此类病人病情危重，多处于休克状态，需紧急手术治疗。应积极做好术前准备。此类病人病情危重，应在抗休克、抗感染的同时，积极做好手术前准备。

（5）术前准备：慢性不完全性肠梗阻需做肠切除肠吻合手术者，除一般术前准备外，应按要求做好肠道准备。急诊手术者，需紧急做好备皮、交叉配血、输液等术前准备。

2. 术后护理

（1）体位：病人术毕回房后，按其不同的麻醉方式给予不同卧位。如是硬膜外麻醉应去枕平卧 6 小时候给半卧位，如是全麻，则应在病人清醒后血压平稳再给予半卧位。

（2）密切观察病情变化：病人术毕回房后，要严密观察病人的生命特征变化，定时测量脉搏、呼吸和血压，并观察腹部体征和症状的变化。观察腹痛、腹胀的改善程度，呕吐及肛门排气排便情况等。留置胃肠减压和腹腔引流管时，观察和记录引流液的颜色、性状和量。

（3）饮食与补液：手术后早期禁食水，禁食期间给予静脉补液，补充机体所需的各类营养物质。待肠蠕动恢复并有肛门排气后可开始进少量流食；进食后若无不适，逐步过渡至半流食、普食。

（4）术后并发症的观察与护理

1）腹腔感染及肠瘘：①如病人有引流管，应妥善固定并保持腹腔引流通畅，观察记录引流液的颜色、性状和量。更换引流装置时要严格无菌操作，避免逆行性感染的发生。②观察病人术后腹痛、腹胀症状是否改善，肛门恢复排气、排便的时间等。若腹腔引流管周围流出较多带有粪臭味的液体，同时病人出现局部或弥漫性腹膜炎的表现，应警惕腹腔内感染及发生肠瘘的可能。根据医嘱进行积极的营养支持及抗感染治疗，引流不畅或感染不能控制者应及时报告医生，做好再次手术的准备。

2）切口感染：若术后3～5天病人出现体温升高，切口局部红肿、胀痛或跳痛，应考虑切口感染的可能。一旦出现切口感染，应拆去缝线，清创、引流，定期换药至切口愈合。

3）粘连性肠梗阻：可由广泛肠粘连未能分离完全或手术后胃肠道处于暂时麻痹状态，加上腹腔炎症重新引起肠粘连所导致。护理时应注意：①鼓励并协助病人术后早期活动，如病情稳定，术后24小时即可开始床上活动，包括床上翻身、坐起、活动四肢，3日后下床活动，以促进肠蠕动功能的恢复，预防肠粘连。②观察病人是否再次出现腹痛、腹胀、呕吐等肠梗阻表现。一旦出现，应及时报告医师并协助处理，包括给予病人禁食、胃肠减压，静脉补液，口服液体石蜡或四磨汤等，一般多可缓解。必要时做好再次手术的准备。

【健康指导】

1. 饮食指导

告知病人注意饮食卫生，不吃不洁的食物，避免暴饮暴食。嘱病人出院后进食易消化、营养丰富、高维生素的食物，少食刺激性强的辛辣食物；避免腹部受凉和饭后剧烈活动。

2. 保持大便通畅

便秘者应注意通过调整饮食、腹部按摩等方法保持大便通畅，无效者适当服用缓泻剂，避免用力排便。

3. 锻炼

保持心情愉快，每天进行适当的体育锻炼。

4. 自我监测

指导病人进行自我监测，若出现腹痛、腹胀、呕吐、停止排便排气等不适，及时就诊。

第六节　急性阑尾炎

急性阑尾炎是发生在阑尾的急性炎症反应，是外科常见的急腹症之一，可在各个年龄发病，多发生于青壮年，男性多于女性。

【病因】

1. 阑尾管腔阻塞

急性阑尾炎最常见的病因。由于阑尾的解剖特点，如管腔细窄，开口狭小，阑尾黏膜下层有着丰富的淋巴组织，系膜短使阑尾弯曲成弧形等，且蠕动弱，致使阑尾管腔易于阻塞。阑尾管腔阻塞的常见原因如下：

（1）淋巴滤泡的明显增生：最常见，约占阻塞原因的60%，多见于青年人。

（2）粪石堵塞：约占35%，多见于成年人。

（3）异物、炎性狭窄、食物残渣、蛔虫、肿瘤等则是较少见的病因。

（4）胃肠功能紊乱：胃肠道一些疾病，如急性肠炎、炎性肠病、血吸虫病等，都可直接蔓延至阑尾，或引起阑尾肠壁肌肉痉挛，使血运障碍而引起炎症。

阑尾管腔阻塞后，阑尾黏膜仍继续分泌黏液，腔内压力上升，血运发生障碍，使阑尾的炎症加剧。

2. 细菌入侵

由于阑尾管腔阻塞，大量的分泌物滞留，利于细菌繁殖，分泌内毒素和外毒素，损伤黏膜上皮并使黏膜形成溃疡，细菌穿过溃疡的黏膜进入阑尾肌层，引起或加重感染。致病细菌多为肠道内革兰阴性菌和厌氧菌。

【临床表现】

急性阑尾炎的临床表现可因不同的病理类型而有所不同，发生在特殊年龄阶段、特殊生理过程的阑尾炎又有不同的临床表现特点。

1. 症状

（1）腹痛（转移性右下腹痛）：典型的急性阑尾炎腹痛多起于中腹或脐周部，开始痛不严重，位置不固定，呈持续性。数小时后（6～8小时）腹痛转移并固定在右下腹部。临床上70%～80%的急性阑尾炎病人具有这一转移性右下腹痛的特点，但也有少数病例发病开始即出现右下腹痛。

不同位置的阑尾炎，其腹痛部位也有区别，如盲肠后位阑尾炎，痛在右侧腰部；盆腔位阑尾炎，痛在耻骨上区；肝下区阑尾炎可引起右中上腹痛等。极少数左侧腹部阑尾炎呈左下腹痛。

不同病理类型的阑尾炎腹痛亦有差别，如单纯性阑尾炎是轻度隐痛；化脓性阑尾炎呈阵发性剧痛和胀痛；坏疽性阑尾炎腹痛剧烈呈持续性，穿孔后腹痛可暂减轻，但出现腹膜炎后，腹痛则持续加剧。

（2）胃肠道症状：阑尾炎早期，病人可出现厌食、恶心和呕吐，但程度较轻，部分病人还可发生便秘和腹泻。盆腔位阑尾炎时炎症刺激直肠和膀胱，会引起里急后重和尿痛症状。弥漫性腹膜炎时可致麻痹性肠梗阻。

（3）全身症状：多数病人早期可有乏力、低热、头痛。当炎症加重时可出现全身感染中毒症状，如心率增快、发热达38℃左右、烦躁不安或反应迟钝。阑尾穿孔时出现腹膜炎表现，如伴发化脓性门静脉炎时可出现寒战、高热及黄疸。

2. 体征

（1）右下腹固定压痛：急性阑尾炎最常见的重要体征。压痛点通常位于麦氏（McBurney）点，可随阑尾位置的变异而改变，但压痛点始终固定在一个位置上，特别在发病早期腹痛尚未转移至右下腹时，右下腹便可出现固定压痛点。压痛程度和范围往往与炎症的严重程度相平行。

（2）腹膜刺激征：病人除右下腹出现明显压痛外，还可有反跳痛、肌紧张和肠鸣音减弱或消失等，这是壁层腹膜受到炎症刺激的一种防御性反应，常提示阑尾炎症加重，可能已发展到化脓、坏疽或穿孔的程度。但小儿、老人、孕妇、肥胖虚弱病人或腹膜后位阑尾炎时，表现不明显。

（3）右下腹包块：部分阑尾炎形成阑尾包块或脓肿的病人，在其右下腹可扪及位置固定、边界不清的压痛性包块。

（4）其他体征

1）结肠充气试验（Rovsing试验）：病人仰卧位，检查者用一手压住左下腹降结肠部，再用另一手反复压迫近侧结肠部，结肠内积气即可传至盲肠阑尾根部，引起右下腹疼痛者为阳性。

2）腰大肌试验：病人左侧卧位后，使右大腿用力向后过伸，引起右下腹痛者为阳性，说明阑尾位置较深或后位靠近腰大肌。

3）闭孔内肌试验：病人仰卧位，将右髋和右膝均屈曲90°，然后将右股向内旋转，如引起右下腹痛者为阳性。提示阑尾位置较低靠近闭孔内肌。

4）直肠指诊：当阑尾位于盆腔或炎症已波及盆腔时，指诊时有直肠右前方触痛；如有盆腔脓肿时，可触及痛性肿块。

【治疗要点】

绝大多数急性阑尾炎诊断明确后，应早期外科手术治疗；部分成人急性单纯性阑尾炎可经非手术治疗而痊愈。

1. 手术治疗

不同临床类型急性阑尾炎的手术选择不同。

（1）急性单纯性阑尾炎：行阑尾切除术，切口一期缝合。也可行腹腔镜阑尾切除。

（2）急性化脓性或坏疽性阑尾炎：行阑尾切除术，如腹腔内已有脓液，可根据病情放置引流管。

（3）阑尾周围脓肿：脓肿尚未破溃穿孔时应按急性阑尾炎处理。若已形成阑尾周围脓肿，全身应用抗生素或联合局部药物外敷，促进脓肿吸收消退。待肿块局限、体温正常3个月后再行手术切除阑尾；若脓肿无局限趋势，应行脓肿切开引流，视术中具体情况决定是否可切除阑尾。如阑尾已脱落,尽量取出,闭合盲肠壁,以防造成肠瘘。

2. 非手术治疗

适用于诊断不甚明确、症状比较轻者。主要治疗措施包括:全身应用抗生素、禁食、补液或中药治疗。在非手术治疗期间,应严密观察病情变化,如病情加剧,随时手术治疗。

【常见护理诊断/问题】

1. 疼痛

与阑尾炎症或手术创伤有关。

2. 焦虑

与发病突然及对疾病认识不足有关。

3. 潜在并发症(术后)

切口感染、出血、腹膜炎、粘连性肠梗阻、阑尾残株炎、腹腔脓肿、粪瘘、化脓性门静脉炎。

【护理措施】

1. 非手术治疗的护理

(1)有效缓解疼痛

1)体位:卧床休息,取有效半卧位,减轻腹部张力,使疼痛减轻。

2)镇静止痛:诊断明确后,可遵医嘱应用镇静、解痉、止痛药物,禁用强力止痛药,如吗啡等,以免掩盖病情。

(2)饮食和补液:根据病情提供饮食及补液。病情较轻者,可进流食,炎症较重者或可能进行手术治疗者,应禁食,给予静脉补液,可减少肠蠕动,利于炎症局限,也利于中转手术治疗。

(3)应用抗生素:遵医嘱正确应用足量有效的抗生素,一般采用广谱抗生素加抗厌氧菌药物联合应用,以便有效控制感染。

(4)严密观察病情变化:在非手术治疗期间,应注意观察病人的生命体征、腹部症状和体征、辅助检查结果。观察期间禁服泻药及灌肠,以免肠蠕动加快,肠内压力增高,导致阑尾穿孔或炎症扩散。

2. 手术治疗的护理

(1)术前护理

1)同非手术治疗的护理。

2)心理护理及心理支持:了解病人和家属的心理反应,做好解释安慰工作,稳定病人情绪,减轻其焦虑,让病人以良好的心理状态接受手术。

3)健康宣教:向病人及家属讲解急性阑尾炎的相关知识、手术治疗的必要性和重要性以及手术前后配合的注意事项,使其积极配合治疗及护理。

4)做好术前的常规准备:备皮、胃肠道准备、皮试、更衣、执行术前医嘱。

(2)术后护理

1)体位:全麻病人术后清醒或硬膜外麻醉病人平卧6小时后.生命体征平稳者,改半卧位,以减少腹壁张力,减轻伤口疼痛,有利于呼吸和引流。

2）做好病情观察：定时测量体温、脉搏和血压并准确记录；加强巡视，注意倾听病人的主诉，观察病人腹部体征的变化及伤口敷料的情况，发现异常，及时通知医师并协助处理。

3）饮食与补液：病人术后禁食，有胃管者行胃肠减压，接好引流管并妥善固定，做好相应护理并给予静脉补液。待肠蠕动功能恢复，肛门排气后，逐渐恢复经口进食。

4）早期活动：鼓励病人早期床上翻身、活动肢体，待麻醉反应消失后即可下床活动，以促进肠蠕动功能的恢复，减少肠粘连的发生。

5）按医嘱及时应用抗生素，预防感染。

（3）阑尾切除术后并发症的观察及护理

1）切口感染：这是阑尾切除术后最常见的并发症。多见于化脓性或穿孔性阑尾炎，临床表现为术后 2～3 天体温升高，切口局部红肿、胀痛或跳痛。处理原则：可先行试穿抽出脓液，或于波动处拆去缝线、清创、引流，定期换药至愈合。

2）出血：阑尾系膜结扎线松脱，引起系膜血管出血。常发生在术后 24～48 小时内，腹腔出血表现为腹痛、腹胀、出血性休克等；下消化道出血表现为黑粪。一旦发生出血，须立即输血补液，必要时二次手术。

3）粘连性肠梗阻：由于手术损伤、阑尾周围脓液渗出和术后长期卧床等因素，部分病人可发生肠粘连。处理原则：禁食、胃肠减压、补液，严重时手术治疗。注意预防。

4）阑尾残株炎：切除阑尾时，如残端太长，超过 1cm，术后易发生炎症，仍会表现为阑尾炎的症状，症状较重时宜再次手术。

5）腹腔感染、腹腔脓肿：多发生于化脓性和坏疽性阑尾炎术后，尤其阑尾穿孔伴腹膜炎的病人。因炎性渗出物常积聚于膈下、盆腔、肠间隙而易形成脓肿。多见于术后 5～7 天，病人表现为体温持续升高或下降后又升高，腹痛、腹胀、腹部压痛等，严重者出现全身中毒症状。处理原则和护理参见腹膜炎病人的护理。

【健康指导】

（1）对非手术治疗的病人，向其解释禁食的目的，教会病人自我观察腹部症状和体征的方法，一旦复发及时就医。

（2）向病人介绍术后早期活动的意义，鼓励并协助病人早期下床活动，促进肠蠕动恢复，预防肠粘连。

（3）指导病人合理饮食，保持良好的生活习惯，避免暴饮暴食，餐后不做剧烈运动，尤其是跳跃、奔跑等。

（4）阑尾周围脓肿者，出院时告知病人 3 个月后再次住院行阑尾切除术。

（5）告知病人及时治疗其他胃肠道疾病，预防慢性阑尾炎急性发作。

第七节　肝脓肿

肝脓肿是肝受感染后形成的脓肿,属于继发感染性疾病。根据病原菌不同可分为细菌性和阿米巴性肝脓肿,临床上前者较后者多见。

一、细菌性肝脓肿

细菌性肝脓肿指化脓性细菌引起的肝内化脓性感染。以男性多见,中年病人约占70%。

【病因】

肝有肝动脉和门静脉双重血液供应,又通过胆道与肠道相通,因而易受细菌感染。最常见的致病菌为大肠埃希菌和金黄色葡萄球菌,其次为链球菌、类杆菌属等。当全身细菌性感染,特别是腹腔内感染时,细菌侵入肝脏,可发生肝脓肿。细菌入侵肝脏的途径如下。

1. 胆道系统

是最主要的入侵途径和最常见的病因。胆管结石、胆道蛔虫症等并发急性化脓性胆管炎累及胆总管时,细菌沿胆管上行,感染肝而形成肝脓肿。胆道疾病所致肝脓肿常为多发性,以左外叶最多见。

2. 肝动脉

体内任何部位的化脓性病变,如化脓性骨髓炎、肺炎、中耳炎、亚急性细菌性心内膜炎、痈等并发菌血症时,细菌随肝动脉血流入侵而在肝内形成多发性脓肿,多见于右肝或累及全肝。

3. 门静脉系统

化脓或坏疽性阑尾炎、化脓性盆腔炎等腹腔感染,菌痢、溃疡性结肠炎等肠道感染可引起门静脉属支血栓性静脉炎及脓毒栓子脱落经门静脉系统入肝引起肝脓肿。

此外,肝毗邻部位化脓性感染,如胆囊炎、膈下脓肿或肾周围脓肿以及化脓性腹膜炎等,细菌可经淋巴系统入侵肝脏。肝开放性损伤,细菌则直接从伤口入侵而引起肝脓肿。

【临床表现】

1. 症状

(1) 寒战和高热:这是最常见的早期症状,往往反复发作,体温可高达39～40℃,一般为稽留热或弛张热,伴大量出汗,脉搏增快。

(2) 肝区疼痛:由肝大、肝包膜急性膨胀和炎性渗出物的局部刺激而引起。多数病人出现肝区持续性胀痛或钝痛,有时可伴有右肩牵涉痛。

(3) 消化道及全身症状:因脓毒症反应及全身消耗而引起,病人常有乏力、食欲减退、恶心、呕吐;少数病人可有腹泻、腹胀、呃逆等症状;炎症累及胸部可致刺激性干咳或呼吸困难等。

2. 体征

病人呈急性面容。肝区压痛、肝大伴触痛、右下胸部和肝区叩击痛为最常见体征。若脓肿位于右肝前缘比较表浅部位,可伴有右上腹肌紧张和局部明显触痛。严重者或并发胆道梗阻者可出现黄疸。病程较长者，常有贫血、消瘦、恶病质等表现。

【治疗要点】

1. 非手术治疗

适用于急性期肝局限性炎症、脓肿尚未形成及多发性小脓肿、较大脓肿的基础治疗。

（1）全身营养支持治疗：①肠内、外营养支持；②积极补液，纠正水、电解质酸碱失调；③补充维生素 B、C、K；④必要时多次输新鲜全血或血浆，纠正低蛋白血症；⑤改善肝功能和增强机体抵抗力。

（2）全身抗感染治疗：大剂量、联合应用抗生素。在未确定病原菌以前，可首选对大肠埃希菌、金黄色葡萄球菌及厌氧菌等敏感的抗菌药，或根据脓液或血液细菌培养、药物敏感试验结果选用有效抗生素。重度感染者，应用亚胺培南等新型强有力的广谱抗生素。

（3）B 超或 CT 引导下肝脓肿穿刺置管引流：单个较大的肝脓肿可以在 B 超或 CT 引导下进行长针穿刺置管引流，将脓液送细菌培养和抗生素敏感试验。此方法最大优点是并发症少，创伤轻，但会出现引流管位置不当，引流不畅的情况，有一定的局限性。

（4）积极处理原发病灶：尽早处理胆道结石与感染、阑尾炎等腹腔感染。

2. 手术治疗

脓肿切开引流术适用于较大的脓肿，疑有穿破或已并发腹膜炎、脓胸者。常用的手术方法：

（1）脓肿切开引流术：对于穿刺引流效果不佳的肝脓肿或较大的脓肿，估计有穿破可能，或已有穿破并发腹膜炎、脓胸以及胆源性肝脓肿或慢性肝脓肿者，在应用抗生素治疗的同时，应积极进行脓肿切开引流术；途径有经腹腔切开引流术、经前侧腹膜外脓肿切开引流术、经后侧腹膜外脓肿切开引流术。

（2）腹腔镜肝脓肿切开引流：在腹腔镜下实施操作，处理与开腹相同，具有手术创伤轻，术后恢复快等优点。

（3）肝叶切除：适用于①慢性厚壁肝脓肿和肝脓肿切开引流后脓壁不塌陷、留有死腔；②窦道长期流脓不愈者；③肝内胆管结石合并左外叶多发性脓肿，且该肝叶已严重破坏、失去正常功能者；④多发性肝脓肿局限于一叶。

【常见护理诊断/问题】

1. 体温过高

与肝脓肿及其产生的毒素吸收有关。

2. 营养失调：低于机体需要量

与进食减少、感染、高热引起分解代谢增加有关。

3. 体液不足

与高热致大量出汗、食欲下降、进食减少等有关。

4. 潜在并发症

腹膜炎、膈下脓肿、胸腔内感染、休克。

【护理措施】

1. 非手术治疗护理/术前护理

（1）病情观察：加强生命体征、腹部及胸部症状与体征的观察，注意有无脓肿破溃引起的腹膜炎、膈下脓肿、胸腔内感染等并发症。肝脓肿若继发脓毒血症、急性化脓性胆管炎或出现中毒性休克征象时，可危及生命，应立即抢救。

（2）高热护理：保持病室内温度和湿度，定时通风，保持空气新鲜，室温维持在18～22℃，相对湿度在50%～70%；病人衣着适量，及时更换汗湿的衣裤和床单；体温过高，采用物理降温，如头枕冰袋、酒精擦浴、灌肠（4℃生理盐水）等，必要时遵医嘱给药后，降温过程注意观察出汗情况、保暖；动态观察体温，每2～4小时测定体温一次，注意观察病人有无大量出汗引起虚脱或高热惊厥等并发症；除须控制入水量者外，高热病人每日至少摄入2000ml液体，以防高渗性缺水，必要时静脉补液，纠正体液失调。

（3）营养支持：肝脓肿系消耗性疾病，应鼓励病人多食高蛋白、高热量、富含维生素和膳食纤维的食物，保证足够的液体摄入量；贫血、低蛋白血症者输入血液制品；进食较差或营养不良者，提供肠内外营养支持治疗。

（4）应用抗生素药物的护理：遵医嘱尽早合理应用抗生素，把握给药间隔时间与药物配伍禁忌，并注意观察药物不良反应；长期应用抗生素，应注意观察口腔黏膜，观察有无腹泻、腹胀等，警惕假膜性肠炎及继发性双重感染。

2. 术后护理

观察术后有无腹腔创面出血、胆汁漏；右肝后叶、膈顶部脓肿引流时，观察有无损伤膈肌误人胸腔；术后早期一般不冲洗，以免脓液流入腹腔，术后1周左右开始冲洗脓腔。除以上护理措施外，应重点做好经皮肝穿刺抽脓或脓腔置管引流术的护理：

（1）穿刺后护理：①严密监测生命体征，腹痛与腹部体征；②位置较高的肝脓肿穿刺后注意呼吸、胸痛和胸部体征，以防发生气胸、脓胸等并发症；③观察发热、肝区疼痛等肝脓肿症状及其改善情况；④适时复查B超了解脓肿好转情况。

（2）引流管护理：①妥善固定引流管，防止滑脱；②半卧位，以利引流和呼吸；③冲洗脓腔：严格无菌原则，每天用生理盐水或含甲硝唑盐水多次或持续冲洗脓腔，注意出入量，观察和记录脓腔引流液的颜色、性状和量；④防止感染：每天更换引流袋并严格执行无菌操作；⑤拔管：当脓腔引流液少于10ml/d时，可逐步退出并拔出引流管，适时换药，直至脓腔闭合。

【健康指导】

嘱病人保持心情舒畅；进食高热量、高蛋白、富含维生素和纤维素的食物，多饮水；遵医嘱服药，不得擅自改变剂量或停药；定时到医院复查血象、肝功能及B超；自我检测体温变化，若出现发热、肝区疼痛等症状，及时就诊。

二、阿米巴性肝脓肿

【病因】

阿米巴性肝脓肿是肠道阿米巴病最常见的并发症，好发于男性，年龄多在30～50岁。约半数在肠道阿米巴病急性期并发。

【临床表现】

发生在阿米巴痢疾急性期或既往有阿米巴痢疾史者。起病可较急也可较缓，病程一般较长，病情较细菌性肝脓肿轻。主要表现有持续或间歇性高热、全身不适、消化不良、食欲不佳、体质虚弱等。查体可发现肝大伴触痛，应怀疑发生阿米巴性肝脓肿的可能。有时容易误诊，应注意鉴别（表 6-1）。

表 6-1　阿米巴性肝脓肿与细菌性肝脓肿的鉴别

项目	细菌性肝脓肿	阿米巴性肝脓肿
病史	继发于胆道感染或其他化脓性感染	继发于阿米巴痢疾后
症状	起病急骤、严重，有寒战、高热，全身中毒症状明显	起病缓慢，病程较长，可有高热，或不规则发热、盗汗
血液检查	白细胞、中性粒细胞可明显增高，血液细菌培养可阳性	白细胞可增高，血清阿米巴抗体阳性
粪便检查	无特殊表现	部分病人可找到阿米巴滋养体
脓液	多为黄白色脓液、恶臭，涂片和培养可发现细菌	大多为棕褐色脓液、无臭味，镜检可找到阿米巴滋养体；若无混合感染，涂片和培养无细菌
诊断性治疗	抗阿米巴治疗无效	抗阿米巴治疗有效
脓肿	较小，常为多发性	较大，多为单发，多见于肝右叶

【治疗要点】

1. 非手术治疗

阿米巴性肝脓肿首先应考虑非手术治疗，主要采用甲硝唑、氯喹、依米丁、环丙沙星等抗阿米巴药物治疗，必要时反复 B 超定位穿刺抽脓及全身营养支持疗法。合并细菌感染者尽早使用抗生素。

2. 手术治疗

阿米巴性肝脓肿切开引流会引起继发细菌感染而死亡率升高。但如果出现下列情况，应在严格无菌原则下手术切开排脓并采取持续负压闭式引流（防止继发细菌感染）：①经抗阿米巴治疗及穿刺吸脓，脓肿未见缩小、高热不退者；②脓肿伴继发细菌感染，经综合治疗不能控制者；③脓肿已穿破胸腹腔或邻近器官；④直径在 10cm 以上巨大脓肿或较浅表脓肿。

【常见护理诊断/问题】

1. 体温过高

与阿米巴性肝脓肿有关。

2. 营养失调：低于机体需要量

与分解代谢增加、进食减少、肠道功能紊乱等有关。

3. 潜在并发症

继发细菌感染、腹膜炎、膈下脓肿、胸腔内感染。

【护理措施】

（1）遵医嘱使用抗阿米巴药物，注意观察病人药物不良反应；同时，在"临床治愈"后如脓腔仍存在，病人需继续服用 1 个疗程甲硝唑。

（2）加强营养支持，鼓励病人多食富含营养的食物，多饮水。

（3）密切观察病情变化，及时发现继发细菌感染征象。

（4）合理卧位，保持脓腔引流通畅，严格无菌操作，防止细菌感染。

第八节　原发性肝癌

原发性肝癌简称肝癌，是我国和某些亚非地区常见的恶性肿瘤。我国肝癌高发于东南沿海地区。肝癌可发生于任何年龄，我国肝癌病人中位年龄为 40～50 岁；分别占男、女性恶性肿瘤的第三四位。

【病因】

原发性肝癌的病因尚未明确，目前认为可能与以下因素有关。

1. 肝硬化

肝癌合并肝硬化的比例很高，在我国占 53.9％～90％；肝癌中以肝细胞癌合并肝硬化最多，占 64.1％～94％；而胆管细胞癌很少合并肝硬化。

2. 病毒性肝炎

特别是乙型肝炎的反复发作，易演变为肝硬化，继而发展为肝癌，常称为"三部曲"；HBsAg 阳性者其肝癌的相对危险性为 HBsAg 阴性者 10～50 倍。我国 90％的肝癌病人 HBV 阳性。

3. 黄曲霉毒素

主要是黄曲霉毒素 B_i，主要来源于霉变的玉米和花生等。调查发现，肝癌相对高发区的粮食被黄曲霉毒素及其毒素污染的程度较高，而且是温湿地带。黄曲霉毒素能诱发动物肝癌已被证实。

4. 其他

亚硝胺、烟酒、肥胖等可能与肝癌发病有关；肝癌还有明显的家族聚集性；污水中已发现水藻毒素等很多种致癌或促癌物质。

【临床表现】

原发性肝癌临床表现极不典型，早期缺乏特异性表现，一旦出现症状多为进展期肝癌。

1. 症状

（1）肝区疼痛：最常见和最主要的症状，约 50％病人以此为首发症状。多为右上腹间歇性或持续性钝痛、胀痛或刺痛，疼痛逐渐加重，甚至难以忍受。疼痛部位常与癌肿部位密切相关，如肝右叶顶部的癌肿累及膈肌时，疼痛可牵涉至右肩背部；当肝癌结节发生坏死、破裂，引起腹腔内出血时，则表现为突发右上腹剧痛和压痛、腹膜刺激征和内出血等。

（2）全身及消化道症状：表现为食欲减退、腹胀、恶心、呕吐或腹泻等，易被忽视，且早期不明显。晚期体重进行性下降，可伴有贫血、出血、腹水和水肿等恶病质表现；部分病人可有不明原因的持续性低热或不规则发热，37.5～38℃，其特点是抗生素治疗无效，而吲哚美辛栓常可退热。

（3）伴癌综合征：即肝癌组织本身代谢异常或癌肿引起的内分泌或代谢紊乱的综合征，

较少见。主要有低血糖、红细胞增多症、高胆固醇血症及高钙血症。

2. 体征

①肝大与肿块：为中、晚期肝癌最主要体征。肝呈进行性肿大、质地较硬、表面高低不平、有明显结节或肿块。②黄疸和腹水：见于晚期病人。

3. 其他

①肝外转移：如发生肺、骨、脑等肝外转移，可呈现相应部位的临床症状。②合并肝硬化者常有肝掌、蜘蛛痣、脾大、腹水和腹壁静脉曲张等肝硬化门静脉高压症表现。

4. 并发症

主要有肝性脑病、上消化道出血、癌肿破裂出血、肝肾综合征及继发感染（肺炎、败血症、真菌感染）等。

【治疗要点】

早期手术切除是目前治疗肝癌最有效的方法，小肝癌手术切除率高达80％以上，术后5年生存率可达60％～70％。

1. 手术治疗

（1）肝切除术：肝切除手术一般至少保留30％的正常肝组织，对有肝硬化者，肝切除量不应超过50％。

1）适应证：①全身状况良好，心、肺、肾等重要内脏器官功能无严重障碍，肝功能代偿良好、转氨酶和凝血酶原时间基本正常者；②肿瘤局限于肝的一叶或半叶以内而无严重肝硬化者；③第一、第二肝门及下腔静脉未受侵犯者。

2）禁忌证：有明显黄疸、腹水、下肢水肿、远处转移及全身衰竭等晚期表现和不耐受手术者。

3）手术方式：有肝叶切除、半肝切除、肝三叶切除或局部肝切除等。

（2）对不能切除肝癌的外科治疗：可作液氮冷冻、激光气化、微波或作肝动脉结扎插管，以备术后做局部化疗。也可作皮下植入输液泵、术后连续灌注化疗。

（3）根治性手术后复发肝癌的手术：肝癌根治性切除后5年复发率在50％以上。在病灶局限、病人尚能耐受手术的情况下，可再次施行手术治疗。复发性肝癌再切除是提高5年生存率的重要途径。

（4）肝移植：原发性肝癌是肝移植的指征之一，疗效高于肝切除术，但术后较易复发。目前，我国肝癌肝移植仅作为补充治疗，用于无法手术切除，不能进行射频、微波治疗和肝动脉栓塞化疗、肝功能不能耐受的病人。

2. 非手术治疗

（1）局部治疗：B超引导下经皮肝穿刺肿瘤内行射频消融、微波消融、冷冻治疗、高功率超声聚焦消融及无水乙醇注射治疗；具有微创、安全、简便和易于多次施行的特点。适合于瘤体较小而无法或不宜手术切除者，特别是肝切除术后早期肿瘤复发者。

（2）肝动脉栓塞化疗：是一种介入治疗，即经股动脉达肝动脉作超选择性肝动脉插管，经导管注入栓塞剂和抗癌药物。①对于不能手术切除的中晚期肝癌病人；②能手术切除，但因高龄或严重肝硬化等不能或不愿手术的肝癌病人，可以作为非手术治疗中的首选方法；③

经剖腹探查发现癌肿不能切除，或作为肿瘤姑息切除的后续治疗者，可采用肝动脉和（或）门静脉置泵（皮下埋藏式灌注装置）作区域化疗栓塞。常用的栓塞剂为碘油和吸收性明胶海绵。抗癌药物常选用 5-氟尿嘧啶、丝裂霉素、阿霉素等。

（3）其他治疗：如放射治疗、免疫治疗、中医中药治疗、基因治疗等。

【常见护理诊断/问题】

1. 预感性悲哀

与担忧手术效果、疾病预后和生存期限有关。

2. 疼痛

与肿瘤迅速生长导致肝包膜张力增加或手术、介入治疗、放疗、化疗后的不适有关。

3. 营养失调：低于机体需要量

与厌食、胃肠道功能紊乱、放疗和化疗引起的胃肠道不良反应、肿瘤消耗等有关。

4. 潜在并发症

消化道或腹腔内出血、肝性脑病、膈下积液或脓肿、肺部感染等。

【护理措施】

1. 一般护理/术前护理

（1）心理护理：大多数肝癌病人因长期乙型肝炎和肝硬化病史心理负担已较重，再加上癌症诊断，对病人和家庭都是致命的打击。病人往往有自卑感、不公平、悲痛等情绪，医护人员应鼓励病人说出内心感受和最关心的问题，并尽量解释各种治疗、护理知识。在病人悲痛时，应尊重、同情和理解病人，并让家属了解发泄的重要性。与家属共同制定诊疗措施，鼓励家属与病人多沟通交流。通过各种心理护理措施，减轻病人焦虑和恐惧，树立战胜疾病的信心，以最佳心态接受治疗和护理。对晚期病人应重视感情上的支持，鼓励家属与病人共同面对疾病，互相扶持，使病人尽可能平静舒适地度过生命的最后历程。

（2）疼痛的护理：在肝癌病人中大约 80% 以上有中度至重度的疼痛，评估疼痛发生的时间、部位、性质、诱因和程度，帮助病人从癌痛中解脱出来，遵医嘱按照三级止痛原则给予镇痛药物，并观察药物效果及不良反应；指导病人控制疼痛和分散注意力的方法。

（3）营养支持：以富含高蛋白、高热量、高维生素和膳食纤维的饮食为原则，按病人饮食习惯提供其喜爱的食物，以刺激食欲。创造舒适的进餐环境，避免呕吐物等不良刺激。若有食欲缺乏、恶心、呕吐现象，采用少量多餐。合并肝硬化有肝功能损害者，应适当限制蛋白质摄入；必要时可给予肠内外营养支持，输血浆或白蛋白等，补充维生素 K 和凝血因子等，以改善贫血，纠正低蛋白血症和凝血功能障碍，提高手术耐受力。

（4）护肝治疗：遵医嘱静脉输入保肝药物。避免使用红霉素、巴比妥类、盐酸氯丙嗪等有损肝脏的药物。嘱病人保证充分睡眠和休息，禁酒。

（5）预防出血：①改善凝血功能：大多数肝癌合并肝硬化，术前 3 日开始给予维生素 K_1，适当补充血浆和凝血因子，以改善凝血功能，预防术中、术后出血；②告诫病人尽量避免致癌肿破裂出血或食管下段胃底静脉曲张破裂出血的诱因，如剧烈咳嗽、用力排便等致腹内压骤升的动作和外伤等；③应用 H_2 受体阻断剂，预防应激性溃疡出血；④加强腹部观察：若病人突发腹痛，伴腹膜刺激征，应高度怀疑肝癌破裂出血，及时通知医师，积极配合抢救，做好急症手术的各项准备；对不能手术的晚期病人，可采用补液、输血、应用止血剂、支持治疗等综合性方法处理。

（6）术前准备：除以上护理措施和常规腹部手术术前准备外，必须根据肝切除手术大小备充足的血和血浆，并做好术中物品准备，如化疗药物、皮下埋藏式灌注装置、预防性抗生素、特殊治疗设备等。

2．术后护理

（1）病情观察：肝手术后，特别是广泛性肝叶切除术后易发生诸多并发症，如肝断面出血、胆瘘、肝性脑病和上消化道出血等。应严密观察生命体征、意识状态、腹部症状和体征、切口敷料及各种引流管引流情况，准确记录24小时出入量，发现问题及时通知医师。

（2）体位与活动：手术后24小时内卧床休息，术后2天，病人血压平稳，可采取半卧位，不鼓励病人早期活动，避免剧烈咳嗽和打喷嚏等，以防止术后肝断面出血。

（3）饮食及营养：术后禁食，胃肠功能恢复后给予流质饮食，以后酌情改半流质、普通饮食。广泛肝叶切除后可应用要素饮食或静脉营养支持，术后2周内应补充适当的蛋白质和血浆，以提高机体的抵抗力。

（4）引流管护理：引流管应妥善固定，避免受压、扭曲和折叠，保持引流通畅；严格遵守无菌原则，每天更换引流袋，并准确记录引流液的色、量、质。若引流量逐渐减少，且无出血及胆汁，引流管一般在术后3～5天拔出；若血性引流液呈持续性增加，应警惕腹腔内出血，及时通知医师，必要时完善术前准备行手术探查止血。

（5）并发症的预防和护理

1）出血：是肝切除术后常见的并发症之一。术后应注意预防和控制出血：①严密观察病情变化：术后48小时内应有专人护理，动态观察病人生命体征的变化。②引流液的观察：保持引流通畅，严密观察引流液的量、性质和颜色。一般情况下，手术后当日可从肝周引流管引出鲜红血性液体100～300ml，若血性液体增多，应警惕腹腔内出血。③若明确为凝血机制障碍性出血，可遵医嘱给予凝血酶原复合物、纤维蛋白原，输新鲜血，纠正低蛋白血症。④若短期内或持续引流较大量的血性液体，或经输血、输液，病人血压、脉搏仍不稳定时，应做好再次手术止血的准备。

2）膈下积液及脓肿：是肝切除术后一种严重并发症，膈下积液及脓肿多发生在术后1周左右。若病人术后体温下降后再度升高，或术后发热持续不退，同时伴有右上腹部胀痛、呃逆、脉速、白细胞计数升高、中性粒细胞达90％以上等，应疑有膈下积液或膈下脓肿，B超等影像学检查可明确诊断。护理措施：①保持引流通畅，妥善固定引流管，防止膈下积液及脓肿发生；每日更换引流袋，观察引流液颜色、性状及量。若引流量逐日减少，一般在手术后3～5日拔除引流管。②若已形成膈下脓肿，必要时协助医师行B超定位引导下穿刺抽脓或置管引流，后者应加强冲洗和吸引护理；鼓励病人取半坐位，以利于呼吸和引流。③严密观察体温变化，高热者给予物理降温，必要时药物降温，鼓励病人多饮水。④加强营养支持治疗和抗菌药物的应用护理。

3）胆汁漏：是因肝断面小胆管渗漏或胆管结扎线脱落、胆道损伤所致。注意观察术后有无腹痛、发热和腹膜刺激症状，切口有无胆汁渗出和（或）腹腔引流液有无含胆汁。如有上述表现，应高度怀疑胆汁漏，即予调整引流管，保持引流通畅，并注意观察引流液的量和性质变化；如发生局部积液，应尽早 B 超定位穿刺置管引流；如发生胆汁性腹膜炎，应尽早手术。

4）肝性脑病：①病情观察：应注意观察病人有无肝性脑病的早期症状，若出现性格行为变化，如欣快感、表情淡漠或扑翼震颤等前驱症状时，及时通知医师。②吸氧：作半肝以上切除的病人，需间歇吸氧 3～4 天，以提高氧的供给，保护肝功能。③避免肝性脑病的诱因，如上消化道出血、高蛋白饮食、感染、便秘、应用麻醉剂和镇静催眠剂等。④禁用肥皂水灌肠，可用生理盐水或弱酸性溶液（如食醋 1～2ml 加入生理盐水 100ml）。⑤口服新霉素或卡那霉素，以抑制肠道细菌繁殖，减少氨的产生。⑥使用降血氨药物，如谷氨酸钾或谷氨酸钠静脉滴注。⑦给予富含支链氨基酸的制剂或溶液，以纠正支链芳香族氨基酸的比例失调。⑧肝性脑病者限制蛋白质摄入，以减少血氨的来源。⑨便秘者可口服乳果糖，促使肠道内氨的排出。

3. 介入治疗的护理

（1）介入治疗前准备：注意各种检查结果，判断有无禁忌证。耐心向病人解释介入治疗的目的、方法及治疗的重要性和优点，帮助病人消除紧张、恐惧心理，争取主动配合。穿刺处皮肤准备，术前禁食 4 小时，备好所需物品及药品，检查导管质量，防止术中出现断裂、脱落或漏液等。

（2）介入治疗后的护理

1）预防出血：术后嘱病人取半卧位，术后 24～48 小时卧床休息；穿刺处沙袋加压 1 小时，穿刺侧肢体制动 6 小时；严密观察穿刺侧肢端皮肤的颜色、温度及足背部动脉搏动，注意穿刺点有无出血现象；拔管后局部压迫 15 分钟并局部加压包扎，卧床 24 小时防止局部出血。

2）导管护理：妥善固定和维护导管；严格遵守无菌原则，每次注入药物前消毒导管，注入药物后用无菌纱布包扎，防止逆行感染；注入药物后用肝素稀释液 2～3ml 冲洗导管以防导管堵塞。

3）栓塞后综合征的护理：肝动脉栓塞化疗后多数病人可出现发热、肝区疼痛、恶心、呕吐、心悸、白细胞计数下降等临床表现，称为栓塞后综合征。其护理措施如下：①控制发热：一般为低热，若体温高于 38.5℃，可予物理、药物降温；②镇痛：肝区疼痛多因栓塞部位缺血坏死、肝体积增大、包膜紧张所致，必要时可适当给予止痛剂；③恶心、呕吐：为化疗药物的反应，可给予甲氧氯普胺、氯丙嗪等；④当白细胞计数低于 4×10^9/L 时，应暂停化疗并应用升白细胞药物；⑤介入治疗后嘱病人大量饮水，减轻化疗药物对肾的毒副作用，观察排尿情况。

4）并发症的观察及护理：①局部血肿：小血肿加压包扎，大血肿查凝血因子，用止血药，甚至血肿清除术。②假性动脉瘤：表现为搏动性肿物，压迫引起血栓性静脉炎，甚至破裂或动脉阻塞，应及早报告医生。③动脉内异物、栓子和血栓：表现为动脉搏动减弱或消失，远端皮温降低，应尽早介入或手术取出。④急性血栓性静脉炎：表现为患肢疼痛、肿胀、压痛。应密切观察、及时发现、尽早溶栓，如无效时应行手术取出。

【健康指导】

1. 疾病指导

注意防治肝炎，不吃霉变食物。有肝炎、肝硬化病史者和肝癌高发地区人群应定期作 AFP 检查或 B 超检查，以期早期发现。

2. 饮食指导

多吃高热量、优质蛋白质、富含维生素和膳食纤维的食物。食物以清淡、易消化为宜。若有腹水、水肿，应控制水和食盐的摄入量。

3. 自我观察和定期复查

若病人出现水肿、体重减轻、出血倾向、黄疸和乏力等症状要及时就诊。定期随访，第 1 年每 1～2 个月复查 AFP、胸片和 B 超 1 次，以便早期发现临床复发或转移迹象。

4. 预防肝性脑病

可适量应用缓泻剂，保持大便通畅，以免因肠腔内氨吸收导致血氨升高。

第七章　呼吸科护理

第一节　急性气管-支气管炎

急性气管-支气管炎是由生物、物理、化学刺激或过敏等因素引起的急性气管-支气管黏膜炎症，临床表现主要为咳嗽和咳痰，以小儿、老年人等体弱者多见，由细菌、病毒感染引起，受凉为主要诱因，多发生于寒冷季节或气候突变时。

【病因】

1. 微生物

常见病毒为腺病毒、流感病毒、单纯疱疹病毒、呼吸道合胞病毒和副流感病毒等，常见细菌为流感嗜血杆菌、肺炎链球菌、卡他莫拉菌等，近年来支原体和衣原体感染明显增加，在病毒感染后继发细菌感染亦较多见。

2. 物理、化学因素

冷空气、粉尘、刺激性气体或烟雾的吸入均可刺激气管-支气管黏膜，引起急性损伤和炎症反应。

3. 过敏反应

常见的吸入性变应原如花粉、有机粉尘、真菌孢子、动物毛皮及排泄物等，对细菌蛋白质过敏、寄生虫（如蛔虫、钩虫的幼虫）在肺内移行，也均可致病。

【临床表现】

1. 症状

起病较急，全身症状较轻，可有发热，多于 3～5 天后消退，持续发热提示可能并发肺炎。初为干咳或有少量黏液性痰液，随后可转为黏液脓痰，痰量增多，咳嗽加剧，偶伴血痰。患者在深呼吸和咳嗽时可感胸骨后疼痛，伴支气管痉挛时可出现程度不等的气促、胸闷。

2. 体征

呼吸音可正常，也可听到散在干、湿性啰音，支气管痉挛时可闻及哮鸣音。

【治疗要点】

1. 一般治疗

休息，避免劳累，多饮水，保暖，防止受凉。

2. 对症治疗

咳嗽无痰或少痰时，可用喷托维林镇咳；有痰不易咳出时，可用盐酸氨溴索（沐舒坦）、桃金娘油提取物（吉若通）等化痰，或雾化吸入；也可口服复方甘草合剂等中成药。发热、疼痛时，可用解热镇痛药对症处理。

3. 抗菌治疗

首选大环内酯类、青霉素类，也可选头孢菌素类或喹诺酮类药物，感染严重时应根据药敏试验选择药物。

【常见护理诊断/问题】

1. 清理呼吸道无效

与呼吸道分泌物多、痰液黏稠有关。

2. 体温过高

与气管-支气管炎症有关。

3. 舒适受限

与气道炎症所致的全身症状有关。

【护理措施】

1. 环境与体位

保持室内空气洁净、流通，温度为 23～25℃，湿度为 50%～60%；协助患者取舒适体位，多休息。

2. 饮食与活动

指导患者摄入高蛋白、高维生素、高热量、清淡易消化的饮食，避免辛辣刺激性食品。多饮水，每天 1500ml 以上，有利于稀释痰液。指导患者活动以不感到疲劳为宜，如散步等。

3. 病情观察

观察咳嗽、咳痰情况，记录痰的颜色、量及性状等，正确收集痰标本送检。监测生命体征。

4. 发热护理

可选用温水拭浴、冰袋等物理降温方式，指导患者多饮水。

5. 用药护理

遵医嘱使用抗生素及止咳、祛痰、止痛等药物，用药过程中注意观察药物疗效及副作用，及时处理不良反应。

6. 促进有效排痰

（1）深呼吸和有效咳嗽：指导患者采取有效咳嗽排痰的方法。咳嗽时取坐位，头稍前倾、肩膀放松、稍屈膝，如病情允许可使双足着地，利于胸腔扩张。咳嗽前先缓慢深吸气，吸气后屏气片刻再快速咳嗽，咳嗽时腹肌收缩，腹壁内陷，加强有效咳嗽，排出痰液，再缓慢吸气或平静呼吸片刻，准备再次咳嗽。排痰后用温水漱口保持口腔清洁。

（2）吸入疗法：痰液黏稠、排痰困难者可遵医嘱雾化吸入治疗。

（3）胸背部叩击：禁用于未经引流的气胸、肋骨骨折或有骨折史、咯血、低血压、肺水肿等患者。叩击方法：患者侧卧或坐位，胸背部覆盖单层薄布，叩击者双手手指弯曲并拢，掌侧呈杯状，用手腕的力量，从肺底自下而上、从外到内，迅速、有节律地叩击胸背部，叩击频率和力量以患者能接受为宜。每次叩 5～15 分钟，每天 3～4 次，在餐后 2 小时至餐前 30 分钟内进行。叩击时密切观察患者反应，如有不适立即停止。排痰后协助患者口腔护理，观察痰液性状。

（4）机械吸痰：适用于痰液黏稠、咳嗽无力、意识不清者。按需适时吸痰，每次吸痰少于 15 秒钟。吸痰前、后适当提高氧气吸入浓度，防止引起低氧血症。

7. 心理护理

向患者及家属介绍疾病相关知识，避免产生焦虑等情绪。如患者感疼痛，应采取各种方法帮助患者缓解疼痛，如听音乐等，必要时遵医嘱使用药物缓解，观察用药反应。

【健康指导】

1. 增强体质

鼓励患者积极参加体育锻炼，增强体质及免疫力，选择合适的体育活动，如太极、散步、慢跑等有氧运动。

2. 避免复发

避免吸入环境中的有害气体、化学物质等刺激物，戒烟并避免被动吸烟。

第二节　慢性阻塞性肺疾病

慢性阻塞性肺疾病（chronic obstructive pulmonary disease，COPD）简称慢阻肺，是一种以气流受限为特征的肺部疾病，气流受限不完全可逆，呈进行性发展。

COPD 是呼吸系统常见病和多发病，患病率和死亡率高，其死亡率居疾病死因的第 4 位。近年对我国 7 个地区 20245 名成人的调查显示，40 岁以上人群 COPD 患病率为 8.2%。因患者肺功能进行性减退，严重影响劳动力和生活质量，据世界卫生组织的研究，至 2020 年，COPD 疾病的经济负担将上升为世界第 5 位。

【病因】

病因尚不清楚，目前认为 COPD 与气道、肺实质和肺血管的慢性炎症密切相关。

1. 吸烟

吸烟者慢性支气管炎的患病率比不吸烟者高 2～8 倍，烟龄越长、吸烟量越大，COPD 患病率越高。烟草中的尼古丁、焦油、氢氰酸等化学物质可损伤气道上皮细胞，使巨噬细胞吞噬功能降低，纤毛运动减退，黏液分泌增加，气道净化能力减弱而引起感染。慢性炎症和吸烟刺激可使支气管平滑肌收缩，气流受限，还使氧自由基增多，诱导中性粒细胞释放蛋白酶，抑制抗蛋白酶系统，使肺弹力纤维受到破坏，诱发肺气肿。

2. 职业性粉尘和化学物质

如烟雾、工业废气、变应原、室内空气污染等，高浓度或长时间吸入，均可导致 COPD。

3. 空气污染

大气中的有害气体，如 SO_2、NO_2、Cl_2 可损伤气道黏膜，使纤毛清除功能下降，黏液分泌增多，诱发细菌感染。

4. 感染

病毒和细菌感染是 COPD 发生和急性加重的重要因素，长期、反复感染可破坏气道黏膜正常防御功能，损伤细支气管和肺泡，导致 COPD 发生。

5. 蛋白酶-抗蛋白酶失衡

蛋白酶对组织有损伤和破坏作用，抗蛋白酶对弹性蛋白酶等多种蛋白酶有抑制作用，蛋白酶增多或抗蛋白酶不足均能导致组织结构破坏产生肺气肿。

6. 氧化应激

氧化物可直接作用并破坏蛋白质、脂质、核酸等生物大分子，导致细胞功能衰竭或死亡，也可引起蛋白酶-抗蛋白酶失衡，促进炎症反应。

7. 炎症机制

COPD 的特征性改变是气道、肺实质、肺血管的慢性炎症，中性粒细胞的活化和聚集是重要环节。通过释放中性粒细胞的多种蛋白酶引起慢性黏液高分泌状态并破坏肺实质。

8. 其他

多种机体内在因素（如自主神经功能失调、呼吸道防御和免疫功能降低、营养不良以及气温变化等）都可能参与 COPD 的发生、发展。

【临床表现】

（一）症状

1. 慢性咳嗽、咳痰

多为晨起咳嗽，咳痰明显，白天较轻，夜间有阵咳或排痰，多为白色黏液或浆液性泡沫痰，偶带血丝。急性发作伴细菌感染时痰量增多，可排脓痰。随病情发展可终身不愈。

2. 气短或呼吸困难

早期仅在体力劳动时出现，随着病情进行性加重，甚至休息时也感到呼吸困难，这是 COPD 的标志性症状。

3. 喘息和胸闷

重症患者或急性加重期出现喘息。

4. 其他

晚期患者有体重下降、食欲减退等全身症状。

（二）体征

早期可无异常，随着病情进展出现以下体征：①视诊：胸廓前后径增大，肋间隙增宽，胸骨下角增大，称为桶状胸；②听诊：双肺呼吸音减弱，呼气延长，部分患者可闻及干性和（或）湿性啰音；③叩诊：肺部叩诊过清音，心浊音界缩小，肺下界和肝浊音界下降；④触诊：两侧语颤减弱或消失。

（三）COPD 严重程度分级

根据第 1 秒用力呼气容积占用力肺活量的百分比（FEV_1/FVC）、第 1 秒用力呼气容积占预计值百分比（FEV_1%预计值）和症状可对 COPD 严重程度分级（表 7-1）。

（四）COPD 病程分期

1. 急性加重期

在短期内咳嗽、咳痰、气短和（或）喘息加重，痰量增多，呈脓性或黏液脓性，可伴发热。

表 7-1　慢性阻塞性肺疾病的严重程度分级

级别	程度	分级标准
0 级	高危期	有慢性咳嗽、咳痰，肺功能正常
Ⅰ级	轻度	轻度通气受限（$FEV_1/FVC<70\%$，$FEV_1≥80\%$预计值），伴或不伴咳嗽、咳痰
Ⅱ级	中度	通气受限加重（$FEV_1/FVC<70\%$，50%预计值$≤FEV_1<80\%$预计值），伴或不伴慢性咳嗽、咳痰
Ⅲ级	重度	通气受限加重（$FEV_1/FVC<70\%$，30%预计值$≤FEV_1<50\%$预计值），症状加重，活动时多有呼吸急促
Ⅳ级	极重度	通气受限（$FEV_1/FVC<70\%$，$FEV_1<30\%$预计值；或当$FEV_1<50\%$预计值合并出现呼吸衰竭或右心衰竭等并发症，仍属于Ⅳ级），患者生活质量降低，若进一步恶化可危及生命

2. 稳定期

咳嗽、咳痰、气短等症状稳定或较轻。

（五）并发症

自发性气胸、慢性肺源性心脏病、呼吸衰竭等。

【治疗要点】

（一）急性加重期治疗

1. 支气管舒张剂

可缓解患者呼吸困难症状。①β_2-受体激动剂：沙丁胺醇气雾剂，每次 $100\sim200\mu g$（1~2 喷），疗效持续 4~5 小时；特布他林气雾剂亦有同样效果；沙美特罗、福莫特罗等长效制剂每日吸入 2 次。②抗胆碱能药：异丙托溴铵气雾剂，起效较沙丁胺醇慢，每次 $40\sim80\mu g$（2~4 喷），每天 3~4 次；长效制剂噻托溴铵每次吸入 $18\mu g$，每天 1 次。③茶碱类：茶碱缓释或控释片 0.2g，每天 2 次；氨茶碱 0.1g，每天 3 次。有严重喘息症状者可给予雾化吸入治疗以缓解症状。

2. 低流量吸氧

发生低氧血症者可持续低流量鼻导管吸氧或文丘（Venturi）面罩吸氧，一般给氧浓度为 $25\%\sim29\%$。

3. 抗生素

根据病原菌种类和药敏试验结果选用抗生素治疗，如 β-内酰胺类或 β-内酰胺酶抑制剂、第 2 代头孢菌素、大环内酯类或喹诺酮类。

4. 糖皮质激素

选用糖皮质激素口服或静脉滴注。对急性加重期患者可考虑口服泼尼松龙每天 $30\sim40mg$，或静脉给予甲泼尼龙 $40\sim80mg$。

5. 祛痰剂

溴己新 8～16mg，每日 3 次；盐酸氨溴索 30mg，每日 3 次。

6. 机械通气

根据病情选择无创或有创机械通气。机械通气的护理详见本章"呼吸衰竭患者的护理"。

（二）稳定期治疗

（1）避免诱发因素，戒烟，避免接触有害气体、粉尘及烟雾，避免受凉等。

（2）支气管舒张剂的应用以沙美特罗、福莫特罗等长效制剂为主。

（3）对痰液不易咳出者使用祛痰剂，常用盐酸氨溴索 30mg，每天 3 次。

（4）对重度和极重度、反复加重的患者，长期吸入糖皮质激素和 β_2-受体激动剂联合制剂，能增加运动耐量、减少急性加重发作频率、提高生活质量，甚至改善肺功能。临床上最常用的是沙美特罗加氟替卡松、福莫特罗加布地奈德。

（5）长期家庭氧疗（long-term oxygen therapy，LTOT）：持续鼻导管吸氧 1～2L/min，每天 15 小时以上，以提升患者 PaO_2 和 SaO_2。LTOT 指针：① $PaO_2 \leqslant 7.33kPa$（55mmHg）或 $SaO_2 \leqslant 88\%$，伴或不伴高碳酸血症；② PaO_2 7.33～8kPa（55～60mmHg）或 $SaO_2 \leqslant 88\%$，伴有肺动脉高压、心力衰竭所致的水肿或红细胞增多症。

【常见护理诊断/问题】

1. 气体交换受损

与小气道阻塞、呼吸面积减少、通气/血流比值失调等有关。

2. 清理呼吸道无效

与呼吸道炎症、阻塞，痰液过多而黏稠，咳痰无力等有关。

3. 活动无耐力

与供氧不足、疲劳、呼吸困难有关。

4. 营养失调：低于机体需要量

与疾病迁延、呼吸困难、疲劳等引起食欲下降、摄入不足、能量需求增加有关。

5. 焦虑

与呼吸困难影响生活、工作和经济状况不良等因素有关。

6. 睡眠型态紊乱

与呼吸困难、不能平卧、环境刺激有关。

7. 潜在并发症

自发性气胸、肺心病、呼吸衰竭、肺性脑病、心律失常等。

【护理措施】

1. 环境和休息

保持室内环境舒适，空气洁净。戒烟。患者采取舒适体位，如半卧位，护理操作集中完成。

2. 饮食与活动

根据患者的喜好，选择高蛋白、高维生素、高热量、易消化的食物，清淡为主，避免辛辣食品，避免摄入容易引起腹胀及便秘的食物，少食多餐，必要时可静脉输入营养物质。适量饮水，稀释痰液。根据病情制订有效的运动计划，方式多种多样，如散步、练太极拳等。病情较重者鼓励床上活动，活动以不感到疲劳为宜。

3. 病情观察

观察患者咳嗽、咳痰的情况，包括痰液的颜色、量及性状，咳痰是否顺畅，以及呼吸困难程度等；监测动脉血气分析和水、电解质、酸碱平衡状况；监测生命体征，重点观察患者的神志，如出现表情淡漠、神志恍惚等肺性脑病征象时应立即通知医师积极处理，做好抢救记录。

4. 用药护理

遵医嘱应用抗感染、止咳、祛痰、平喘等药物，注意观察疗效和副作用。①抗生素：可能导致过敏，甚至过敏性休克，产生耐药性或二重感染。②止咳药：可待因具有麻醉性中枢镇咳作用，可致恶心、呕吐，甚至成瘾、抑制咳嗽而加重呼吸道阻塞。③祛痰药：盐酸氨溴索副作用较轻；痰热清有清热、解毒、化痰功效，可能出现皮疹、高热、喉头水肿、胸闷气促等。④平喘药：茶碱滴速过快、药量过大可引起茶碱毒副作用，表现为胃肠道症状、心血管症状等，偶可兴奋呼吸中枢，严重者引起抽搐或死亡。⑤糖皮质激素：可能引起口咽部念珠菌感染、声音嘶哑、向心性肥胖、骨质疏松、消化性溃疡等，宜在餐后服用，并遵医嘱服用，不能自行减药或停药。

5. 保持呼吸道通畅

遵医嘱每日行雾化吸入治疗。指导患者有效咳嗽排痰，胸部叩击、振动排痰仪或咳痰机有利于分泌物排出，必要时机械吸痰。

6. 口腔护理

做好口腔护理，尤其每次咳痰后用温水漱口，有口咽部念珠菌感染者可给予制霉菌素液漱口，一天 3 次。

7. 氧疗的护理

给予鼻导管持续低流量（1～2L/min）、低浓度（25%～29%）氧气吸入，鼓励每天吸氧 15 小时以上。

8. 呼吸肌功能锻炼

目的是使浅而快的呼吸转变为深而慢的有效呼吸，加强胸、膈呼吸肌肌力和耐力，改善呼吸功能。呼吸功能锻炼包括腹式呼吸、缩唇呼吸等。

（1）腹式呼吸：指导患者取立位、坐位或平卧位，平卧位者两膝半屈（或膝下垫一软枕），使腹肌放松。两手掌分别放于前胸部与上腹部，用鼻缓慢吸气时，膈肌最大程度下降，腹肌松弛，感腹部手掌向上抬起，胸部手掌原位不动，抑制胸廓运动；呼气时，腹肌收缩，腹部手掌下降，帮助膈肌松弛，膈肌随胸腔内压增加而上抬，增加呼气量。同时可配合缩唇呼吸。因腹式呼吸增加能量消耗，指导患者只能在疾病恢复期进行。

（2）缩唇呼吸：指导患者闭嘴用鼻吸气，将口唇缩小（呈吹口哨样）缓慢呼气，呼气时腹部内陷，胸部前倾，尽量将气呼出，以延长呼气时间，同时口腔压力增加，传至末梢气道，避免小气道过早关闭，提高肺泡有效通气量。吸气与呼气时间比为 1∶2 或 1∶3，尽量深吸慢呼，每分钟 7～8 次，每次 10～20 分钟，每天 2 次。

9. 心理护理

患者因长期患病、社交活动减少，易产生焦虑等情绪，应多与患者沟通，了解患者心理、性格，增强患者战胜疾病的信心。调动家庭支持系统，与患者和家属一起制订并实施康复计划，避免诱因，进行呼吸肌功能锻炼，有规律合理用药，教会患者缓解焦虑的方法。

【健康指导】

1. 康复锻炼

使患者理解康复锻炼的意义，发挥其主观能动性，制订个体锻炼计划，加强体育锻炼，提高机体免疫能力。指导患者进行呼吸功能锻炼（缩唇、腹式呼吸等），以利于肺功能的恢复。教会患者及家属判断呼吸困难的严重程度，合理安排工作、生活。

2. 坚持长期家庭氧疗

指导患者和家属了解氧疗的目的和注意事项，且夜间应持续吸氧；宣传教育用氧安全：防火、防热、防油、防震；指导正确清洁、消毒氧疗设备。

3. 生活指导

劝导患者戒烟，避免粉尘和刺激性气体吸入，避免与呼吸道感染者接触，减少去公共场所的次数。关注气候变化，及时增减衣物，避免受凉、感冒及劳累等诱发因素。

4. 饮食指导

合理膳食，避免进食刺激性食物和产气食物，如辣椒、洋葱、油炸食品、豆类、甜食、汽水、啤酒等。

5. 使用免疫调节剂及疫苗

免疫能力低下、无过敏史的患者，可接种流感疫苗［每年 1～2 次（春秋）］和（或）肺炎疫苗（每 3～5 年 1 次）；遵医嘱口服细菌溶解产物（泛福舒），皮下注射胸腺肽或迈普新等免疫调节剂。

第三节　支气管哮喘

支气管哮喘简称哮喘，是由多种细胞（嗜酸性粒细胞、肥大细胞、T 淋巴细胞、中性粒细胞、气道上皮细胞等）和细胞组分参与的气道慢性炎症性疾病。这种慢性炎症导致呼吸道反应性增加，通常出现广泛、多变的可逆性气流受限，并引起反复发作性的喘息、气急、胸闷或咳嗽等症状，常在夜间和（或）清晨发作、加剧，多数患者可自行缓解或经治疗缓解。

全球约有 1.6 亿哮喘患者，各国患病率 1%～30% 不等，我国患病率为 0.5%～5%。一般认为儿童患病率高于青壮年，老年人群的患病率有增高的趋势，成人男女患病率大致相同，发达国家高于发展中国家，城市高于农村。约 40% 的患者有家族史。近 20 年来，许多国家哮喘的患病率和病死率均呈上升趋势，引起了世界卫生组织和各国政府的重视，世界各国的哮喘防治专家共同起草并不断更新的全球哮喘防治倡议（global initiative for asthma，GINA）成为哮喘防治的重要指南。

【病因】

（一）病因

哮喘的病因尚未完全清楚，患者个体变应性体质及环境因素的影响是发病的危险因素。常见的环境因素：①吸入物：如尘螨、花粉、真菌、动物毛屑、二氧化硫、氨气等；②感染：如细菌、病毒、原虫、寄生虫等；③食物：如鱼、虾、蟹、蛋类、牛奶等；④药物：如普萘洛尔、阿司匹林等；⑤其他：如气候变化、运动、妊娠等。

（二）发病机制

哮喘的发病机制不完全清楚，变态反应（Ⅰ型最多，其次是Ⅳ型等）、呼吸道炎症、气道高反应性及神经等因素及其相互作用被认为与哮喘的发病关系密切。

1. 免疫学机制

当外源性变应原进入机体，激活 T 淋巴细胞，产生白细胞介素（IL-4 等）进一步激活 B 淋巴细胞，后者合成特异性 IgE，并结合于肥大细胞和嗜碱性粒细胞等表面的 IgE 受体，使机体处于致敏状态。当相应变应原再次进入体内时，可与结合在细胞表面的 IgE 交联，使该细胞合成并释放多种活性介质，导致气道平滑肌收缩、血管通透性增加、炎症细胞浸润和腺体分泌亢进等，引起哮喘发作。

根据变应原吸入后哮喘发生的时间，可分为速发型哮喘反应、迟发型哮喘反应和双相型哮喘反应。速发型哮喘反应几乎在吸入变应原的同时立即发生反应，15～30 分钟达高峰，2 小时后逐渐恢复正常；迟发型哮喘反应约在吸入变应原后 6 小时发病，持续时间长，可达数天，且临床症状重，常呈持续性哮喘表现，肺功能损害严重而持久，迟发型哮喘反应是呼吸道慢性炎症反应的结果。

2. 气道炎症

气道慢性炎症被认为是哮喘的本质，是由多种炎症细胞、炎症介质和细胞因子相互作用，导致气道反应性增高，平滑肌收缩，黏液分泌增加，血管通透性增加、渗出增多，气道重塑并进一步加重气道炎症过程。

3. 气道高反应性（AHR）

表现为气道对各种刺激因子出现过强或过早的收缩反应，是哮喘发生、发展的另一个重要因素。目前普遍认为气道炎症是导致 AHR 的重要机制之一。AHR 常有家族倾向，受遗传因素影响。AHR 为支气管哮喘患者的共同病理生理特征。长期吸烟、接触臭氧、病毒性上呼吸道感染、慢性阻塞性肺疾病等患者也可出现 AHR。

4. 神经机制

也被认为是哮喘发病的重要环节。支气管受自主神经支配，哮喘与 β-肾上腺素受体功能低下和迷走神经张力亢进有关，并可能存在有 α-肾上腺素能神经的反应性增加。当舒张支气管平滑肌的神经递质（如血管活性肠肽、一氧化氮）与收缩支气管平滑肌的递质（如 P 物质、神经激肽）两者平衡失调时，则可引起支气管平滑肌收缩。

【临床表现】

（一）症状

哮喘的症状为发作性伴有哮鸣音的呼气性呼吸困难或发作性胸闷和咳嗽；严重者被迫采

取坐位或端坐呼吸，干咳或咳大量白色泡沫痰，甚至出现发绀等。哮喘症状可在数分钟内发作，经数小时至数天，用支气管舒张剂后缓解或自行缓解。常在夜间及凌晨发作和加重。若咳嗽为唯一症状称之为咳嗽变异性哮喘；有些青少年在运动时出现胸闷、咳嗽和呼吸困难则为运动性哮喘。

（二）体征

哮喘发作时胸部呈过度充气状态，有广泛哮鸣音，呼气音延长；在轻度哮喘或非常严重哮喘发作时，哮鸣音可不出现，称为寂静胸（silent chest）。严重哮喘患者可出现心率增快、奇脉、胸腹反常运动和发绀。非发作期体检可无异常。

（三）分期及控制水平分级

支气管哮喘可分为急性发作期和非急性发作期。

1. 急性发作期

指气促、咳嗽、胸闷等症状突然发生或加剧，常有呼吸困难，以呼气流量降低为其特征，常因接触变应原等刺激物或治疗不当所致。哮喘急性发作时其程度轻重不一，病情加重可在数小时或数天内出现，偶尔数分钟内即可危及生命，应及时对病情做出正确评估，予以有效的紧急治疗。哮喘急性发作时严重程度评估见表7-2。

表 7-2　哮喘急性发作的病情严重度的分级

临床特点	轻度	中度	重度	危重
气短	步行、上楼时	稍事活动	休息时	
体位	可平卧	喜坐位	端坐呼吸	
讲话方式	连续成句	常有中断	单字	不能讲话
精神状态	可有焦虑/尚安静	时有焦虑或烦躁	常有焦虑、烦躁	嗜睡、意识模糊
出汗	无	有	大汗淋漓	
呼吸频率	轻度增加	增加	常>30 次/分钟	
辅助呼吸肌活动及三凹征	常无	可有	常有	胸腹反常运动
哮鸣音	散在，呼吸末期	响亮、弥散	响亮、弥散	减弱、乃至无
脉率（次/分）	<100	100～120	>120	>120 或脉率变慢或不规则
奇脉（收缩压下降）	无［1.33kPa（10mmHg）］	可有［1.33～3.33kPa（10～25mmHg）］	常有［>3.33kPa（>25mmHg）］	无
使用 β_2-受体激动剂后 PEF 预计值或个人最佳值	>80%	60%～80%	<60% 或 <100L/min 或作用时间<2 小时	

（续表）

临床特点	轻度	中度	重度	危重
PaO₂（吸空气）	正常	8～10.7kPa（60～80mmHg）	＜8kPa（60mmHg）	
PaCO₂	＜6kPa（40mmHg）	≤6kPa（45mmHg）	＞6kPa（45mmHg）	
SaO₂（吸空气）	＞95%	91%～95%	≤90%	
pH	—	—	降低	降低

2. 非急性发作期

亦称慢性持续期，指许多哮喘患者即使没有急性发作，但在相当长的时间内仍有不同频度和不同程度的喘息、气急、胸闷、咳嗽等症状，可伴有肺通气功能下降。可根据白天、夜间哮喘症状出现的频率和肺功能检查结果，将慢性持续期哮喘病情严重程度分为间歇性、轻度持续、中度持续和重度持续 4 级，但这种分级方法在日常工作中已少采用，主要用于临床研究。目前应用最为广泛的非急性发作期哮喘严重性评估方法为哮喘控制水平，这种评估方法包括了目前临床控制评估和未来风险评估，临床控制又可分为控制、部分控制和未控制 3 个等级，具体指标见表 7-3。

表 7-3 非急性发作期哮喘控制水平的分级

A. 目前临床控制评估（最好 4 周岁以上）

临床特征	控制（满足以下所有情况）	部分控制（任何 1 周出现以下 1 种表现）	未控制
白天症状	无（或≤2 次/周）	＞2 次/周	
活动受限	无	有	
夜间症状/憋醒	无	有	
需使用缓解药或急救治疗	无（或≤2 次/周）	＞2 次/周	出现≥3 项哮喘部分控制的表现
肺功能（PEF 或 FEV₁）	正常	＜正常预计值或个人最佳值的 80%	

B. 未来风险评估（急性发作风险，病情不稳定，肺功能迅速下降，药物不良反应）

与未来不良事件风险增加的相关包括：

临床控制不佳；过去一年频繁急性发作；曾因严重哮喘而住院治疗；FEV1 低；烟草暴露；高剂量药物治疗

（四）并发症

哮喘发作时可并发气胸、纵隔气肿、肺不张，重症患者可出现水、电解质及酸碱平衡紊乱等并发症，长期反复发作和感染可并发 COPD、肺源性心脏病等。

【治疗要点】

目前哮喘尚无特效的治疗方法。治疗目标为控制和消除症状，防止病情恶化，改善肺功能至最佳水平，维持正常活动能力，避免药物不良反应。

（一）脱离变应原

脱离变应原是防治哮喘最有效的方法，部分患者能找出引起哮喘发作的变应原或其他非特异性刺激因素，应立即使患者脱离变应原。

（二）药物治疗

哮喘治疗药物可分为控制性药物和缓解性药物。各类药物介绍见表 7-4。

表 7-4　哮喘治疗药物分类

缓解性药物	控制性药物
短效 β_2-受体激动剂（SABA）	吸入型糖皮质激素（ICS）
短效吸入型抗胆碱能药物（SAMA）	白三烯调节剂
短效茶碱	长效 β_2-受体激动剂（LABA，不单独使用）
全身用糖皮质激素	缓释茶碱
	色甘酸钠
	抗 IgE 抗体
	联合药物（如 ICS/LABA）

1. 糖皮质激素

主要通过多环节阻止气道炎症的发展及降低气道高反应性，是当前控制哮喘发作最有效的抗炎药物，可采用吸入、口服和静脉用药。

（1）吸入：常用吸入药物有倍氯米松、布地奈德、氟替卡松、莫米松等，局部有较强的抗炎作用，常需连续、规律吸入 1 周以上才能生效，由于吸入药物剂量较小，作用于呼吸道局部，进入血液后在肝脏迅速灭活，全身不良反应少，是目前长期甚至终身抗炎治疗哮喘的最常用药。哮喘急性发作时只吸入糖皮质激素难以控制，需首先使用 β_2-受体激动剂，待症状稍缓解后或同时吸入糖皮质激素；为增强治疗效果，同时减少吸入大剂量糖皮质激素导致的肾上腺皮质功能抑制、骨质疏松等不良反应，可与长效 β_2-受体激动剂、控释茶碱或白三烯受体拮抗剂等联合使用。

（2）口服给药：当吸入糖皮质激素无效或需短期加强治疗时，可用短疗程、大剂量泼尼松或甲泼尼龙，症状缓解后，可逐渐减量直至停用，或改用吸入剂。

（3）静脉用药：重度或严重哮喘发作时，应及早静脉给药，如琥珀酸氢化可的松或甲泼尼龙，症状缓解后逐渐减量，并改口服和吸入维持。

2. β_2-受体激动剂

主要通过舒张支气管平滑肌改善气道阻塞，是控制哮喘急性发作的首选药物。常用短效 β_2-受体激动剂有沙丁胺醇、特布他林和非诺特罗，作用时间为 4～6 小时；长效 β_2-受体激动剂有丙卡特罗、沙美特罗和福莫特罗，作用时间为 10～12 小时。β_2-受体激动剂的缓释型和控释型制剂疗效维持时间较长，适用于防治反复发作性哮喘和夜间哮喘。长效 β_2-受体激动剂尚有一定的抗气道炎症作用。用药方法有定量气雾剂（metered dose inhaler，MDI）吸入、干粉吸入、雾化吸入、口服或静脉注射，多用吸入法，因高浓度药物直接进入气道，全身不良反应少。目前短效 β_2-受体激动剂常用吸入剂型为 MDI，可治疗哮喘急性发作，也可用于维持治疗。使用时需手控和吸入同步，儿童和重症患者不易掌握，可在定量气雾器与含口器中接一储雾罐，通过重复呼吸，可吸入大部分药物。目前常用沙丁胺醇或特布他林 MDI，每次 1～2 喷，每天 3～4 次，5～10 分钟起效。对重症哮喘、儿童哮喘亦可用雾化吸入法给药，如沙丁胺醇 5mg 稀释于 5～20ml 溶液中雾化吸入。因 β_2-受体激动剂的口服或静脉剂型用药量及副作用较吸入法大，现临床已较少使用。

3. 茶碱类

为黄嘌呤类生物碱，可通过抑制磷酸二酯酶提高平滑肌细胞内 cAMP 浓度，拮抗腺苷受体，刺激肾上腺素分泌，扩张支气管，增强呼吸肌收缩，增强气道纤毛清除功能等，是目前治疗哮喘的有效药物。茶碱与糖皮质激素合用具有协同增强的作用，轻、中度哮喘患者一般口服剂量每日 6～10mg/kg，茶碱缓释片和控释片适用于控制夜间哮喘。静脉给药主要适用于重、危重症哮喘，静脉注射首次剂量为 4～6mg/kg，维持量为每小时 0.6～0.8mg/kg，每天注射量一般不超过 1.0g。

4. 抗胆碱药

为 M 胆碱受体拮抗剂。异丙托溴铵雾化吸入约 10 分钟起效，维持 4～6 小时，吸入后阻断节后迷走神经通路，降低迷走神经兴奋性而使支气管扩张，并有减少痰液分泌的作用。与 $\beta2$-受体激动剂联合协同作用，尤其适用于夜间哮喘和痰多者。

5. 色甘酸钠及尼多酸钠

属于非糖皮质激素抗炎药，主要通过抑制炎症细胞（尤其是肥大细胞）释放多种炎症介质，能预防变应原引起速发和迟发反应以及过度通气、运动引起的气道收缩。因口服本药胃肠道不易吸收，宜采取干粉吸入或雾化吸入。孕妇慎用。

6. 白三烯（LT）调节剂

通过调节 LT 的生物活性而发挥抗炎作用，同时也有舒张支气管平滑肌的作用，常用半胱氨酰 LT 受体拮抗剂，如扎鲁司特、孟鲁司特。

7. 其他药物

酮替芬和新一代 H_1-受体拮抗剂（阿司咪唑、曲尼斯特等）对季节性哮喘和轻症哮喘有效，也适用于对 β_2-受体兴奋剂有不良反应者或联合用药的情况。

（三）急性发作期的治疗

治疗的目的是尽快缓解气道阻塞，及时纠正缺氧和恢复肺功能，预防哮喘进一步恶化或再次发作，防止并发症发生。临床一般根据病情严重度的分级进行综合性治疗。

1. 轻度

定时吸入糖皮质激素（每天 200～500μg）；出现症状时吸入短效 β_2-受体激动剂，可间断吸入；如症状无改善可加服 β_2-受体激动剂控释片或小量茶碱控释片（每天 200mg），或加用抗胆碱药（如异丙托溴铵）气雾剂吸入。

2. 中度

糖皮质激素吸入剂量增大（每天 $500\sim1000\mu g$），常规吸入 β_2-受体激动剂或口服其长效药；症状不缓解者加用抗胆碱药气雾剂吸入，或加服 LT 拮抗剂，或口服糖皮质激素每天小于 60mg，必要时可用氨茶碱静脉滴注。

3. 重度至危重度

β_2-受体激动剂持续雾化吸入，或合用抗胆碱药；或沙丁胺醇或氨茶碱静脉滴注，加用口服 LT 拮抗剂。糖皮质激素（琥珀酸氢化可的松或甲泼尼龙）静脉滴注，病情好转，逐渐减量，改为口服。适当补液，维持水、电解质、酸碱平衡。如氧疗不能纠正缺氧，可行机械通气。目前预防下呼吸道感染等综合治疗是危重症哮喘的有效治疗措施。

（四）哮喘的长期治疗

一般哮喘经急性发作期治疗症状可得到控制，但其慢性炎症病理生理改变仍存在，为此，必须制订长期治疗方案，以防止和减少哮喘再次急性发作。根据病情评估，制订合适的治疗方案，注意个体化，以最小的剂量、最简单的联合应用、最少的不良反应和最佳控制症状为原则。

（五）免疫疗法

1. 特异性免疫疗法（脱敏疗法或减敏疗法）

采用特异性变应原（如尘螨、花粉等制剂）定期反复皮下注射，剂量由低至高，以产生免疫耐受性，使患者脱（减）敏。

2. 非特异性免疫疗法

如注射卡介苗、转移因子等生物制品抑制变应原反应的过程，有一定辅助疗效，目前采用基因工程制备的人重组抗 IgE 单克隆抗体治疗中、重度变应性哮喘已取得较好疗效。

【常见护理诊断/问题】

1. 低效性呼吸型态

与支气管炎症和气道平滑肌痉挛有关。

2. 清理呼吸道无效

与过度通气、水分丢失过多致痰液黏稠有关。

3. 焦虑、恐惧

与哮喘发作、极度呼吸困难伴濒死感有关。

4. 知识缺乏

缺乏疾病诱发因素及防治方法等知识。

5. 潜在并发症

水、电解质、酸碱平衡紊乱，自发性气胸，呼吸衰竭等。

【护理措施】

1. 一般护理

有明确变应原者，应尽快脱离变应原。提供安静、舒适的休息环境，保持室内空气流通，避免放置花草、地毯、皮毛，整理床铺时避免尘埃飞扬等。根据病情提供舒适体位，如为端坐呼吸者提供跨床小桌以作支撑，减少体力消耗。提供清淡、易消化、足够热量的饮食，避免进食硬、冷、油煎食物，不宜食用鱼、虾、蟹、蛋类、牛奶等易过敏食物。哮喘急性发作时，患者呼吸增快、出汗，常伴脱水、痰液黏稠，易形成痰栓阻塞小支气管，加重呼吸困难，应鼓励患者每天饮水2500～3000ml，以补充丢失的水分，稀释痰液，改善呼吸功能。病情危重时，应协助患者进行生活护理。

2. 心理护理

哮喘反复发作易致患者出现各种心理问题，尤其是重度哮喘患者可有极度烦躁、焦虑或恐惧，医护人员应多陪伴患者，解释避免不良情绪的重要性，通过语言和非语言沟通安慰患者，使其保持情绪稳定。

3. 用药护理

按医嘱准确给予支气管舒张剂、糖皮质激素、静脉补液等，注意观察药物疗效及不良反应。

（1）β_2-受体激动剂：主要不良反应为偶有头痛、头晕、心悸、手指震颤等，停药或坚持用药一段时间后症状可消失；药物用量过大可引起严重心律失常，甚至发生猝死。应注意：①指导患者按需用药，不宜长期规律使用，因为长期应用可引起β_2-受体功能下降和气道反应性增高，出现耐受性；②指导患者正确使用各种吸入装置，以保证有效吸入药物治疗剂量；③β_2-受体激动剂缓释片内含控释材料，指导患者须整片吞服。

（2）茶碱类：静脉注射浓度不宜过高，注射速度不超过每分钟0.25mg/kg，以防中毒反应。主要不良反应有恶心、呕吐等胃肠道症状，心动过速、心律失常、血压下降等心血管症状，偶有呼吸中枢兴奋作用，甚至引起抽搐直至死亡。慎用于妊娠、发热、小儿或老年及心、肝、肾功能障碍或甲状腺功能亢进者。与西咪替丁、大环内酯类、喹诺酮类药物等合用时可影响茶碱代谢而排泄减慢，应减少用量。茶碱缓释片和控释片须整片吞服。

（3）糖皮质激素：①部分患者吸入后可出现声音嘶哑、口咽部念珠菌感染等并发症，应指导患者吸药后用清水充分漱口，减轻局部反应，减少胃肠吸收；如长期吸入剂量大于1mg/d，应注意观察有无发生肾上腺皮质功能抑制、骨质疏松等全身不良反应。②全身用药应注意肥胖、糖尿病、高血压、骨质疏松、消化性溃疡等不良反应，宜在饭后服用，以减少对消化道的刺激。激素的用量应严格遵医嘱进行阶梯式逐渐减量，嘱患者不得擅自停药或减量。

（4）色甘酸钠：吸入后在体内无积蓄作用，一般4周内见效，如8周无效者应停用。少数患者吸入后有咽喉不适、胸部紧迫感，偶见皮疹，甚至诱发哮喘。必要时可同时吸入β_2-受体激动剂，防止哮喘发生。

（5）其他：抗胆碱药吸入时，少数患者可有口苦或口干感。酮替芬有镇静、头晕、口干、嗜睡等不良反应，持续服药数天可自行减轻，慎用于高空作业人员、驾驶员、操作精密仪器者。LT调节剂的主要不良反应是较轻微的胃肠道症状，少数有皮疹、血管性水肿、转氨酶增高，停药后可恢复。在发作及缓解期，患者禁用阿司匹林、β_2-肾上腺素受体拮抗剂（普萘洛尔等）和其他能诱发哮喘的药物，以免诱发或加重哮喘。免疫治疗过程中有可能发生严重哮喘发作和全身过敏反应，因而治疗需在有急救条件的医院进行，并严密观察患者反应。

4. 病情观察

观察患者生命体征、意识、面容、出汗、发绀、呼吸困难程度、咳嗽、咳痰等，注意痰液黏稠度和量。监测呼吸音、哮鸣音变化，了解病情和治疗效果。加强对急性发作患者的监护，尤其是夜间和凌晨哮喘易发作时段，及时发现危重症状或并发症。如出现呼吸窘迫或无力、发绀明显、说话不连贯、大汗淋漓、心率增快、奇脉、哮鸣音减少、呼吸音减弱或消失等，提示病情严重或出现并发症，应及时通知医师并立即抢救。监测动脉血气分析、血电解质、酸碱平衡状况，对严重哮喘发作者，应准确记录液体出入量。

5. 对症护理

注意保持呼吸道通畅，遵医嘱给予鼻导管或面罩吸氧，改善呼吸功能。一般吸氧流量为每分钟 2～4L，应根据动脉血气分析结果和患者的临床表现及时调整吸氧流量或浓度，吸入的氧气应加温、加湿，避免气道干燥和寒冷气流的刺激而加重气道痉挛。严重发作经一般药物治疗无效，缺氧不能纠正时，应协助医师进行无创机械通气，做好建立人工气道、有创机械通气的准备工作。如有气胸、纵隔气肿等严重并发症时，应立即协助医师进行排气减压。

【健康指导】

哮喘是一种气道慢性炎症性疾病，健康教育对疾病的预防和控制起着不容忽视的作用，应从帮助患者及家属获得哮喘有关的基本知识做起，通过教育使哮喘患者提高自我管理技能，以达到控制哮喘发作、改善生活质量、降低发病率和病死率的目的。

1. 正确认识哮喘

强调长期防治哮喘的重要性，哮喘虽不能彻底治愈，但通过长期、适当的治疗可有效控制哮喘发作，使患者及家属树立战胜疾病的信心。

2. 避免诱发因素

指导患者及家属了解诱发哮喘的各种因素，帮助患者识别个体的变应原和刺激因素，以及避免诱因的方法，如减少和避免变应原的吸入、戒烟及避免被动吸烟、避免摄入易过敏的食物、预防呼吸道感染、避免剧烈运动、忌用可诱发哮喘的药物等。

3. 自我监测、预防和控制哮喘发作

帮助患者及家属了解哮喘发病机制及其本质以及发作先兆、症状等。指导患者自我监测病情，包括哮喘控制测试（asthma control test，ACT）、使用峰速仪监测和记录 PEFR 值及记录哮喘日记等；识别哮喘发作或加重的先兆，知晓哮喘急性发作的紧急处理方法；嘱患者随身携带止喘气雾剂，如速效 β_2-肾上腺素受体拮抗剂"万托林"等以有效预防和控制发作。

4. 用药指导

指导患者及家属按医嘱正确用药，积极配合治疗，不擅自减药或停药。帮助患者了解每一种药物的药名、用法、剂量、疗效、主要不良反应及如何减少或避免不良反应的发生，尤其是糖皮质激素吸入制剂的重要性及不良反应，使患者坚持用药。

5. 指导正确使用各种吸入装置

目前临床上使用的吸入装置种类较多，使用方法略有不同，在指导患者使用之前，应与患者一起仔细阅读说明书，然后演示正确使用方法，关键步骤为吸药后屏气 5～10 秒，使较小的雾粒在更远的外周气道沉降，然后再缓慢呼气。如需要 2 喷，最好休息 3 分钟后再喷第

2次，指导患者反复练习直至正确掌握。一般先用支气管扩张剂，再用糖皮质激素等抗炎吸入剂，以更好发挥疗效。

6. 心理指导

指导患者保持有规律的生活和积极、乐观的情绪，特别向患者说明发病与精神因素和生活压力的关系。指导患者自我放松技术，鼓励患者积极参加适当的体育锻炼和娱乐活动，以调整情绪，提高机体抗病能力。动员与患者关系密切的人员如家人或朋友，参与对哮喘患者的管理，为其身心健康提供各方面的支持，并充分利用社会支持系统。

7. 定期门诊与急诊指导

指导患者坚持长期定期门诊随访，根据病情1～6个月门诊复诊1次；如出现哮喘加重、恶化的征象，在紧急处理的同时，应立即到医院就诊。

第四节 支气管扩张症

支气管扩张症指直径大于2mm中等大小的近端支气管由于管壁肌肉和弹性组织破坏引起的异常扩张，临床表现为慢性咳嗽、咳大量脓性痰液和（或）反复咯血。随着免疫接种和抗生素的应用，本病的发病率已明显降低。

【病因】

支气管扩张的病因有先天性和继发性，由先天性发育缺陷和遗传性疾病引起者较少见，更多为继发性，重要的发病因素是支气管-肺组织感染和支气管阻塞。

1. 支气管-肺组织感染和阻塞

婴幼儿麻疹、支气管肺炎、百日咳等感染是最常见病因，反复感染对支气管管壁各层组织的破坏，削弱了平滑肌和弹性纤维对管壁的支撑作用，在咳嗽时支气管管腔内压增高，以及呼吸时胸腔负压的牵引，逐渐形成支气管扩张。支气管内膜结核引起管腔狭窄、阻塞可导致支气管扩张，肺结核纤维组织增生和收缩牵拉也可导致支气管变形扩张，由于多发于肺上叶，引流较好，痰量不多或无痰，故称之为"干性"支气管扩张。另外，肿瘤、异物吸入或因管外肿大淋巴结压迫引起支气管阻塞导致肺不张，由于失去肺泡弹性组织的缓冲，胸腔负压直接牵拉支气管管壁，也可导致支气管扩张。总之，感染引起支气管阻塞，阻塞又加重感染，两者互为因果，促使支气管扩张的发生与发展。

2. 支气管先天性发育缺损和遗传因素

此类支气管扩张症较少见，如支气管先天性发育障碍、肺囊性纤维化、Kartagener综合征等患者所发生的支气管扩张。

3. 机体免疫功能失调

部分支气管扩张患者有不同程度的体液免疫和（或）细胞免疫功能异常，提示支气管扩张可能与机体免疫功能失调有关，如类风湿关节炎、系统性红斑狼疮、溃疡性结肠炎、克罗恩病、支气管哮喘等疾病可伴有支气管扩张。

【临床表现】

多数患者幼年、童年或青年期发病，呈慢性过程。典型症状如下：

（一）症状

1. 慢性咳嗽

伴大量脓痰约90%的患者有此症状，晨起或入夜卧床时，由于体位变化，气道分泌物刺激支气管黏膜引起咳嗽、痰量增多。可根据痰量估计疾病严重程度：轻度<10ml/d；中度10~150ml/d；重度>150ml/d。呼吸道感染急性发作时，黄绿色脓痰每天可达数百毫升；伴有厌氧菌混合感染时痰有恶臭。痰液静置后可分3层：上层为泡沫，中层为混浊黏液，下层为脓性物和坏死组织。

2. 反复咯血

从痰中带血到大量咯血，常由呼吸道感染诱发。若患者仅有反复咯血，平时无咳嗽、脓痰等呼吸道症状称之为"干性支气管扩张"，其支气管扩张多发生于引流良好的部位，且不易感染。

3. 反复肺部感染

由于支气管扩张，清除气道分泌物的功能降低或丧失，导致支气管引流不畅，可发生同一肺段反复感染的症状，一旦大量脓痰排出后，症状随即减轻。

4. 慢性感染

中毒症状消瘦、贫血，儿童生长发育迟缓。

（二）体征

早期或干性支气管扩张可无异常肺部体征。典型变化为病变部位持续存在湿性啰音，部分患者有杵状指（趾）、贫血。如合并肺炎、肺脓肿、肺气肿等则出现相应体征。

【治疗要点】

治疗原则是防治呼吸道反复感染，保持呼吸道引流通畅，必要时手术治疗。

（一）内科治疗

戒烟，避免受凉，加强营养，纠正贫血，增强体质及预防呼吸道感染。

1. 保持呼吸道通畅

用祛痰剂和支气管舒张剂稀释痰液，促进排痰，保持呼吸道引流通畅。再通过体位引流或纤维支气管镜吸痰，促进脓痰引流，控制继发感染和减轻全身中毒症状。

（1）祛痰药：口服溴己新8~16mg、氨溴索30mg或复方甘草合剂10ml，每天3次。

（2）支气管舒张药：对于支气管反应性增高或炎性刺激而导致支气管痉挛影响痰液排出的患者，可使用β_2-受体激动剂或异丙托溴铵雾化吸入，或口服氨茶碱解除支气管痉挛。

（3）体位引流：有助于排出痰液，减少继发感染和全身中毒症状。对痰多、黏稠而不易咳出者，有时其作用强于抗生素治疗。

2. 控制感染

急性感染时根据病情、痰培养及药物敏感试验选用合适抗生素控制感染。一般轻症者常口服阿莫西林或氨苄西林，第一、二代头孢菌素，氟喹诺酮类或磺胺类抗生素；重症者常需第三代头孢菌素加氨基糖苷类联合静脉用药；如有厌氧菌感染者加用甲硝唑或替硝唑。

(二) 手术治疗

病灶较局限且内科治疗无效者，应考虑手术治疗；若病变较广泛，或心肺功能严重障碍者不宜手术。

(三) 营养支持治疗

对营养状态差者适当予以静脉营养药，如复方氨基酸、脂肪乳等。

【常见护理诊断/问题】

1. 清理呼吸道无效

与痰多黏稠、咳嗽无力、咳嗽方式有效性差有关。

2. 有窒息的危险

与痰液黏稠、大咯血有关。

3. 焦虑

与反复咯血及担心预后差有关。

4. 营养失调：低于机体需要量

与慢性感染导致机体消耗增多、咯血有关。

【护理措施】

1. 休息

急性感染或病情严重者应卧床休息。

2. 饮食护理

保证患者每天饮水 1500ml 以上，充足的水分有利于稀释痰液，使痰液易于咳出。提供高热量、高蛋白质、富含维生素饮食，以改善机体营养状况，提高抵抗力。大咯血时应暂禁食。

3. 心理护理

大咯血时，医护人员应陪伴床边，使患者身心放松，防止喉头痉挛和屏气。如果患者过度紧张，可遵医嘱给予镇静剂。

4. 病情观察

观察痰液的量、颜色、气味和黏稠度，咳嗽、咳痰与体位的关系，有无咯血以及咯血的量、性质，有无胸闷、气急、烦躁不安、面色苍白、神色紧张、出冷汗等异常表现，并密切观察体温、呼吸、心率、血压，做好记录。

5. 用药护理

根据药敏或痰培养结果选择抗生素，并规范抗生素的使用时间；痰液黏稠者可给予 0.45％氯化钠溶液或 2％～3％碳酸氢钠溶液雾化吸入，达到湿化气道、稀释痰液、促进痰液排出的目的。

6. 保持呼吸道通畅

患者取舒适体位，按指导进行有效咳嗽。痰液黏稠无力咳出者，可吸痰保持呼吸道通畅。重症患者在吸痰前后应提高吸氧浓度，以防吸痰引起低氧血症。大咯血时的抢救及护理参见本章第 8 节"肺结核患者的护理"。

7. 体位引流

①引流前准备：向患者说明体位引流的目的及操作过程，消除其顾虑，取得患者配合。

②引流宜安排在饭后 2 小时至饭前 30 分钟进行，以免引起呕吐、误吸及影响食欲。③根据病变部位不同，采取相应的体位，使病变部位处于高处，引流支气管开口向下，借助重力作用促使痰液排出。必要时，对痰液黏稠者可先进行雾化吸入或用祛痰药（溴已新、氨溴索等）稀释痰液，以提高引流效果。④引流过程中应注意观察病情变化，如出现咯血、呼吸困难、头晕、发绀、出汗、疲劳等情况应及时停止。⑤每次 15~20 分钟，每天 2~3 次。⑥引流完毕，擦净口周，漱口，并记录排出的痰量和性质，必要时送检。体位引流不适用于生命体征不稳定、大咯血及肺功能极其低下不能耐受体位变化的患者。

【健康指导】

1. 对疾病相关知识的宣教

支气管扩张为不可逆病变，患者对此要有充分认识；说服患者戒烟；指导患者和家属学会监测病情，掌握体位引流的方法。

2. 避免诱发因素

积极防治麻疹、百日咳、支气管肺炎、肺结核，预防呼吸道感染，注意保暖，对预防支气管扩张有重要意义。

3. 休息与活动的指导

积极参加体育锻炼，增强机体免疫力和抗病能力。生活起居要有规律，注意劳逸结合，保证适当休息，防止情绪激动和过度活动诱发咯血。

4. 饮食指导

患者由于反复感染、大量排痰和反复咯血，体能消耗较大，应说明营养的补充对机体康复的重要性，使之能主动摄取必须的营养素，如高热量、高蛋白及富含维生素的饮食，增强机体的抗病能力。

第五节　肺　炎

肺炎指终末气道、肺泡腔和肺间质的炎症，可由多种病原体、理化因素、过敏因素等引起，是呼吸系统的常见病。在我国发病率及病死率高，尤其是老年人或免疫功能低下者。门诊患者中肺炎病死率为 1‰~5‰，住院患者平均为 12%，其中重症监护患者约 40%。

【病因】

感染性肺炎的发病机制如下：

1. 微生物的侵入途径

①吸入口咽部的分泌物；②直接吸入周围空气中的细菌；③菌血症；④邻近部位的感染直接蔓延到肺。

2. 机体防御功能降低

当呼吸道局部屏障和清除功能、肺泡巨噬细胞的吞噬功能及机体的正常免疫功能降低时就容易发生肺炎。易患因素包括：①吸烟、酗酒，年老体弱、长期卧床、意识不清、吞咽和咳嗽反射功能障碍；②慢性或重症患者；③长期使用肾上腺糖皮质激素、免疫抑制剂或抗肿瘤药物；④接受机械通气以及大手术者等。

【治疗要点】

1. 抗感染治疗

肺炎治疗的最主要环节，选用抗生素应遵循抗菌药物治疗原则，即对病原体给予针对性治疗。先根据病情及经验，按社区获得性肺炎或医院获得性肺炎选择抗生素，再根据病情演变和病原学检查结果进行调整。

2. 对症支持治疗

包括维持水、电解质平衡，纠正缺氧，改善营养，清除呼吸道分泌物等。

3. 并发症的预防及处理

重症肺炎患者可出现严重败血症或毒血症，同时并发感染性休克，应及时给予抗休克治疗。发生肺脓肿、呼吸衰竭等应给予相应治疗。

【常见护理诊断/问题】

1. 气体交换受损

与气道内黏液堆积、肺部感染等因素致呼吸面积减少有关。

2. 清理呼吸道无效

与肺部炎症、痰液黏稠、疲乏有关。

3. 体温过高

与细菌引起肺部感染有关。

4. 潜在并发症

感染性休克、肺不张、肺脓肿等。

【护理措施】

1. 休息与饮食

卧床休息，减少组织耗氧，有利于机体组织修复。治疗和护理尽量集中进行，以保证患者有足够的休息时间。高热时应及时补充营养和水分，给予高热量、高蛋白、高维生素、易消化的流质或半流质饮食。高热、暂不能进食者需静脉补液，滴速不宜过快，以免引起肺水肿。有明显麻痹性肠梗阻或胃扩张时，应暂禁食、禁饮，给予胃肠减压，直至肠蠕动恢复。

2. 高热护理

寒战时注意保暖，及时添加被褥，使用热水袋时注意防止烫伤。高热时予以物理降温；大量出汗者应及时更换衣服和被褥，避免受凉，并注意保持皮肤的清洁、干燥。高热使唾液分泌减少，口腔黏膜干燥，同时机体抵抗力下降，易引起口唇干裂、口唇疱疹及口腔炎症、溃疡，因此，应做好口腔护理，协助患者漱口或用漱口液清洁口腔，口唇干裂可涂润滑油保护。

3. 病情观察

监测患者神志、体温、呼吸、脉搏、血压、尿量、有无皮肤色泽和意识状态改变；监测白细胞总数和分类计数、动脉血气分析值；注意观察痰液量、颜色和气味，如肺炎链球菌肺炎呈铁锈色痰、克雷伯杆菌肺炎典型痰液为砖红色胶冻状、厌氧菌感染者痰液多有恶臭味等。

4. 用药护理

遵医嘱早期应用足量、有效抗感染药物，并注意观察疗效及不良反应，发现异常及时报告。痰标本的留取最好在使用抗生素前，采集后应立即送标本进行接种培养。

5. 保持呼吸道通畅

指导患者有效咳嗽排痰，如翻身、拍背、雾化吸入、应用祛痰剂等；协助患者取半坐卧位，以增强肺通气量，减轻呼吸困难；有低氧血症或气紧发绀者，给予氧气吸入。患者胸痛，且随呼吸、咳嗽而加重时，可采取患侧卧位，或用胸带固定胸廓，以减轻疼痛，必要时可遵医嘱使用镇咳药物。

6. 感染性休克的护理

（1）准确记录出入液量：估计组织灌流情况。

（2）体位：取抬高头胸部约 20°、抬高下肢约 30° 的仰卧中凹位，以利于呼吸和静脉血回流，增加心排血量。

（3）吸氧：中、高流量吸氧，以改善组织器官的缺氧状态，维持 $PaO_2 > 8kPa$（60mmHg）。

（4）补充血容量：尽快建立两条静脉通路，遵医嘱补液，以维持有效血容量，降低血液黏稠度，改善微循环，防止弥散性血管内凝血（DIC）。补液速度应考虑患者的年龄和基础疾病，先快后慢，可在中心静脉压监测下调整补液量和速度，中心静脉压 $< 0.49kPa$（$5cmH_2O$）可适当加快输液速度，若中心静脉压达到或超过 $0.98kPa$（$10cmH_2O$），输液速度则不宜过快。若患者口唇红润、指端温暖、收缩压 $> 12kPa$（90mmHg）、尿量 $> 30ml/$h 则提示血容量基本补足。若血容量基本补足的情况下尿量 $< 20ml/h$，尿相对密度（比重）< 1.018，应警惕急性肾衰竭的发生。

（5）用药护理：遵医嘱使用多巴胺、间羟胺（阿拉明）等血管活性药物以及糖皮质激素和抗生素等，注意观察药物的疗效及不良反应，发现异常情况及时报告并处理。

（6）病情观察：密切观察患者意识状态，监测生命体征及皮肤、黏膜的变化，以准确判断病情转归。监测和纠正电解质和酸碱平衡紊乱。

【健康指导】

1. 疾病相关知识宣传教育

讲解肺炎的病因和诱因，指导患者避免受凉、淋雨、吸烟、酗酒和防止过度疲劳；有皮肤痈、疖、伤口感染、毛囊炎、蜂窝织炎时及时治疗，尤其是免疫功能低下者和慢性支气管炎、支气管扩张者。

2. 自我护理与疾病监测

慢性病患者、年老体弱者可接种流感疫苗、肺炎疫苗等；长期卧床者，应注意经常改变体位、翻身、拍背，排出气道内痰液，有感染征象及时就诊。

3. 饮食与活动

增加营养的摄入，保证充足的休息时间，劳逸结合，生活有规律；积极参加体育锻炼，增强体质，防止感冒。

4. 用药指导

指导患者遵医嘱用药，了解药物的疗效、用法、疗程、不良反应，防止自行减量或停药，定期随访。

第六节　肺结核

肺结核是由结核杆菌侵入人体引起的肺部慢性传染性疾病。排菌肺结核患者为重要传染源。结核杆菌可累及全身多个脏器，但以肺结核最常见，临床常有低热、乏力等全身症状和咳嗽、咯血等呼吸系统表现。据世界卫生组织报道，目前结核杆菌感染者占全球人口近1/3，其中活动性肺结核患者约2000万，每年新发结核患者800万～1000万，每年约有180万人死于结核病，结核病已成为全世界成人因传染病死亡的主要疾病之一。我国是全球22个结核病高负担国家之一，活动性肺结核患者数居世界第2位，应引起人们的高度关注。

【病因】

（一）结核杆菌

结核杆菌属分枝杆菌，分为人型、牛型及鼠型等种类。前两型，尤其是人型是人类结核病的主要病原菌；牛型结核杆菌可经饮用未消毒的带菌牛奶引起肠道结核杆菌感染。结核杆菌具有以下生物学特性：

1. 抗酸性结核杆菌

耐酸染色呈红色，可抵抗盐酸酒精的脱色作用，故又称抗酸杆菌。一般细菌无抗酸性，因此，抗酸染色是鉴别分枝杆菌和其他细菌的方法之一。

2. 生长缓慢结核杆菌

为需氧菌，其适宜温度为37℃；生长缓慢，增殖一代需14～20小时；对营养有特殊要求，培养时间一般为2～8周。

3. 抵抗力强结核杆菌

对干燥、低温、酸、碱的抵抗力较强，在干燥环境中可存活数月或数年，在室内阴暗、潮湿处可存活数月。结核杆菌的灭菌方法：①焚烧：将痰吐在纸上直接焚烧是最简易的灭菌方法；②紫外线：结核杆菌对紫外线较敏感，衣服、被褥在阳光下曝晒2～7小时可杀菌，病房空气常用紫外线灯照射消毒30分钟可达到杀菌作用；③湿热：湿热对结核杆菌杀伤力强，煮沸5分钟即可杀死结核杆菌；④化学消毒剂：70%的乙醇在2分钟内可杀灭结核杆菌；含氯消毒剂对结核杆菌有较强的杀灭作用，1000mg/L有效氯在不含有机物条件下作用4分钟，可杀灭结核杆菌，一般性污染物可用2000mg/L有效氯浸泡30分钟达到消毒目的。

4. 菌体成分复杂结核杆菌

菌体成分复杂，主要是类脂质、蛋白质和多糖类。类脂质占总量50%～60%，与病变组织坏死、干酪液化、空洞发生以及结核变态反应有关。菌体蛋白质以结合形式存在，是结核菌素的主要成分，可诱发皮肤变态反应。多糖类与免疫应答有关。

（二）结核病的传播

1. 传染源

肺结核的传染源是排菌的肺结核患者，传染性的大小取决于痰内菌量的多少。直接涂片法查出结核杆菌者属于大量排菌，直接涂片阴性而培养阳性者属微量排菌。

2. 传播途径

主要经呼吸道飞沫传播，通过咳嗽、打喷嚏、大笑、大声谈话、随地吐痰等方式把含有结核杆菌的微滴排到空气中而传播；经消化道和皮肤等途径传播现已少见。

3. 易感人群

①遗传学因素：黑人和爱斯基摩人易感性高；②未接种卡介苗的新生儿或接种卡介苗后免疫力自然消退的儿童；③免疫力降低者，如老年人、糖尿病患者、艾滋病患者以及长期使用皮质激素、免疫抑制剂药物的患者；④营养不良、过度劳累、居住拥挤、流动人口等；⑤与肺结核患者密切接触者，如肺结核患者的家庭成员、医务人员。

4. 影响传染性的因素

肺结核传染性的大小取决于患者排出结核杆菌量的多少、空间含结核杆菌微滴的密度及通风情况、接触的密切程度和时间长短及接触者个体的免疫力状况。通风换气减少空间微滴密度是减少肺结核传播的有效措施。

(三) 结核杆菌感染和肺结核的发生与发展

结核病在人体的发生有两个阶段：第一阶段是个体受到结核杆菌的感染；第二阶段是感染的个体发展为结核病，在感染后的两年内发展为活动性结核病的风险最大，潜伏感染可持续终身。

1. 原发感染

当首次吸入含菌微滴后，是否感染取决于结核杆菌的毒力和肺泡内巨噬细胞固有的吞噬杀菌能力。如果结核杆菌能够存活并在肺泡内巨噬细胞内、外生长繁殖，这部分肺组织即出现炎性病变，称为原发病灶。原发病灶中的结核杆菌沿着肺内引流淋巴管到达肺门淋巴结，引起淋巴结肿大，原发病灶和肿大的气管、支气管及淋巴结合称为原发综合征。大多数病灶可自行吸收或钙化，但仍然有少量结核杆菌没被消灭，长期处于休眠期，成为继发性结核的潜在来源。少数患者因免疫反应强烈或免疫力低下，原发病灶可扩大呈干酪样坏死，形成空洞或干酪样肺炎。

2. 结核病的免疫和迟发性变态反应

(1) 免疫力：结核病主要的免疫保护机制是细胞免疫。人体对结核杆菌的免疫力分为非特异性免疫力（先天或自然免疫力）和特异性免疫力（后天性免疫力），特异性免疫力是通过接种卡介苗或感染结核杆菌后所获得的免疫力，其免疫力强于自然免疫。机体免疫力强可防止发病或使病情减轻，而营养不良、婴幼儿、老年人、糖尿病、硅沉着病（矽肺）、艾滋病及使用糖皮质激素、免疫抑制剂等使人体免疫功能低下时，容易受结核杆菌感染而发病，或使原有稳定的病灶重新活动。

(2) 变态反应：结核杆菌侵入人体后4~8周，组织对结核杆菌及其代谢产物所发生的敏感反应称为变态反应，为第Ⅳ型（迟发型）变态反应，可通过结核菌素试验来测定。

(3) 科赫 (Koch) 现象：1890年科赫观察到，将结核杆菌皮下注射到未感染的豚鼠，10~14天后注射局部皮肤红肿、溃烂，形成深溃疡，不愈合，最后豚鼠因结核杆菌播散至全身而死亡；而对4~6周前受少量结核杆菌感染和结核菌素皮肤试验阳转的豚鼠，皮下注射同等剂量的结核杆菌，2~3天后局部出现红肿，形成浅表溃烂，继之较快愈合，无淋巴结肿大，无播散和死亡。这种机体对结核杆菌初次感染和再次感染所表现出不同反应的现象称为科赫（Koch）现象，较快的局部红肿和表浅溃烂是由结核菌素诱导的迟发性变态反应的表现；结核杆菌无播散，引流淋巴结无肿大、溃疡较快愈合是免疫力增强的反应。

3. 继发性结核

继发性结核病指原发性结核感染时期遗留的潜在病灶中的结核杆菌重新活动而发生的结核病，又称为内源性复发。另一种观点认为继发性结核病是由于受到结核杆菌的再感染而发病，称为外源性重染。继发性肺结核的发病方式有两种，一种发病慢，症状少而轻，多发生在肺尖或锁骨下，痰涂片阴性，预后良好；另一种发病快，几周时间即出现广泛病变、空洞和播散，痰涂片阳性，这类患者多为青春期女性或营养不良、抵抗力低下及免疫功能受损者。继发性肺结核病有明显的临床症状，容易出现空洞和排菌，具有传染性，是防治工作的重点。痰涂片检查阳性的肺结核不经治疗，预后极差，5 年内死亡率约为 50%，另各有25% 发展为慢性排菌者和自然痊愈。

4. 结核病的基本病理改变

其基本病理变化是炎性渗出、增生（结核结节形成）和干酪样坏死，以破坏与修复同时进行为特点，上述 3 种病理变化多同时存在，或以某种变化为主，且可相互转化，此取决于结核杆菌的感染量、毒力大小以及机体的抵抗力和变态反应状态。渗出性病变主要出现在结核性炎症初期或病变恶化复发时；当病灶内菌量少而机体抵抗力较强或病变处于恢复阶段时则以增生性病变为主；干酪样坏死病变多发生在结核杆菌毒力强、感染菌量多、机体超敏反应增强、抵抗力低下的情况下。干酪样坏死镜检为红染无结构的颗粒状物质，含脂质多，肉眼观察坏死组织呈黄色，状似乳酪，故称干酪样坏死，是结核病的特征性病理改变。坏死组织液化排出形成空洞。干酪灶内含结核杆菌量大，传染性强，肺组织坏死已不可逆。

【临床表现】

各型肺结核的临床表现具有以下共同之处：

（一）症状

1. 全身症状

发热最常见，多为长期午后低热；部分患者有乏力、自汗、食欲减退、体重减轻；育龄女性可有月经失调或闭经。

2. 呼吸系统症状

（1）咳嗽、咳痰：多为干咳或有少量白色黏液痰；有空洞形成或合并细菌感染时，痰量增多；合并支气管内膜结核者为刺激性咳嗽。

（2）咯血：1/3～1/2 的患者出现不同程度咯血，多为小量咯血，少数人可大量咯血，甚至发生失血性休克或窒息。

（3）胸痛：病变累及壁层胸膜时出现胸痛，性质多为刺痛，并随呼吸和咳嗽而加重。

（4）呼吸困难：多见于病变广泛、大量胸腔积液、干酪样肺炎或纤维空洞性肺结核患者。

（二）体征

肺结核患者的体征取决于病变的性质和范围，病变范围小或深者多无异常体征；当肺部渗出病变范围较大时可有肺实变体征；慢性纤维空洞型肺结核或胸膜粘连增厚者可出现胸廓塌陷，纵隔及气管向患侧移位；结核性胸膜炎早期有局部性胸膜摩擦音，以后有胸腔积液体征；支气管结核可有局限性哮鸣音。

（三）并发症

可合并自发性气胸、脓气胸、支气管扩张等；结核杆菌可随血行播散并发淋巴结、脑膜、骨及泌尿生殖器官等肺外结核。

【治疗要点】

（一）化学治疗（化疗）

化疗原则是早期、联合、适量、规律和全程。化疗目的是彻底杀灭结核病变中静止或代谢缓慢的结核杆菌，防止获得性耐药菌的产生，使患者达到临床治愈和生物学治愈。

1. 早期

对所检出和确诊患者均应立即给予化学治疗，早期化疗有利于迅速发挥杀菌作用、促使病变吸收和减少传染性。

2. 联合

联合用药指同时采用多种抗结核药物治疗，可提高疗效，防止耐药性产生。

3. 适量

严格遵照适当的药物剂量用药，药物剂量过低不能达到有效血药浓度，影响疗效且易产生耐药性，剂量过大则易发生药物毒副作用。

4. 规律

严格遵照医嘱规律用药，不漏服、不停药，以避免耐药性的产生。

5. 全程

按规定完成治疗疗程是提高治愈率和减少复发的重要措施。

严格执行统一标准的化疗方案能达到预期目的，执行全程督导短程化学治疗（directly observed treatment short-course，DOTS）管理，有助于提高患者的治疗依从性，达到最高治愈率。全国结核病化疗方案：①初治菌阳者：$2HRZS（E）/4HR$，$2HRZ（E）S/4H_2R_2$；②初治菌阴者：$2HR2/4HR$，$2HRZS/4H_2R_2$。

H、R、Z、S 分别代表异烟肼（isonicotinic acid hydrazide，INH）、利福平（rifampicin，RFP）、吡嗪酰胺（pyrazinamide，PZA）和链霉素（streptomycin，SM），2、4 分别指疗程 2 个月和 4 个月。异烟肼（INH）和利福平（RFP）对巨噬细胞内、外的结核菌都有杀灭作用，称为全杀菌剂。链霉素与吡嗪酰胺只能作为半杀菌剂，链霉素在碱性环境中作用最强，对细胞内结核菌作用较小；吡嗪酰胺能杀灭吞噬细胞内酸性环境中的 B 菌群。乙胺丁醇、对氨基水杨酸钠等为抑菌剂。常用抗结核药的用法、剂量、主要不良反应及注意事项见表 1-4。

高热患者给予物理或药物降温；咳嗽、咳痰者给予止咳祛痰药物治疗，必要时雾化吸入；口服或静脉抗炎治疗；胸腔积液者给予胸腔穿刺抽胸水；呼吸困难者给予氧气吸入；严重营养不良者可静脉高营养支持治疗。

(二) 咯血的处理

①体位：咯血量较大时应采取患侧半卧位，轻轻将气管内积血咯出。②药物治疗：酌情选用小量镇静剂、止咳剂，年老体弱肺功能不全者要慎用强镇咳药，以免抑制咳嗽发生窒息；并给予脑垂体后叶素 5～10U 加入 50%（或 5%）葡萄糖中缓慢静脉注射（或静脉滴注），或继续用垂体后叶素 10～20U 加入 10%葡萄糖 250ml 静脉滴注，其作用为收缩小动脉和毛细血管，使肺血流量减少而止血。对于血压过高、垂体后叶素使用禁忌的患者可单独或同时使用扩管药物止血，常用扩血管药物有酚妥拉明、硝酸甘油、硝普钠、普鲁卡因等。以上药物通过直接或间接地扩张肺动脉、肺毛细血管，降低肺动脉压力，减少循环血量，使血流减缓以利于血栓形成，从而达到止血目的，同时扩血管药物还能保证重要脏器血供。扩血管药物使用过程中应严防直立性低血压的发生。咯血量过多，可酌情适量输血。③并发症的观察及预防：咯血窒息是致死的主要原因，需严加防范，一旦发生应紧急抢救。④其他：药物治疗无效或反复咯血的患者可经纤维支气管镜及（或）选择性支气管动脉栓塞术介入止血。

表 1-5　常用抗结核药物成人剂量、不良反应和注意事项

药名（缩写）	成人每天用量（g）	主要不良反应	注意事项
异烟肼（H，INH）	0.3～0.4 空腹顿服	周围神经炎，偶有肝功能损害	避免与抗酸药同时服用注意消化道反应
利福平（R、RFP）	0.45～0.6 空腹顿服	肝功能损害、过敏反应	体液与分泌物呈橘黄色，使隐形眼镜永久变色，监测肝脏毒性及过敏反应，该药可加速口服避孕药、降糖药、茶碱、抗凝血药物的排泄，使药效降低或失效
链霉素（S、SM）	0.75～1.0 肌内注射	听力障碍、眩晕、肾功能障碍	注意听力变化、有无平衡障碍、尿常规与肾功能变化（用药前、后 1～2 个月检查 1 次）
吡嗪酰胺（Z、PZA）	1.5～2.0 顿服或分 3 次服	胃肠不适、肝功能损害、高尿酸血症、过敏	警惕肝脏毒性，注意关节疼痛、皮疹等反应，定期监测 ALT 及血清尿酸，避免日光过度照射
乙胺丁醇（E、EMB）	0.75～1.0	视神经炎	检查视觉灵敏度和颜色的鉴别力（用药前、后每 1～2 月 1 次）
对氨基水杨酸（P、PAS）	8～12 分 3 次饭后顿服	胃肠不适、肝功能损害、过敏、黄疸	监测不良反应的症状、体征，定期复查肝功能

(三) 外科手术治疗

经合理化学治疗无效、多重耐药的厚壁空洞、大块干酪灶、结核性脓胸、支气管胸膜瘘

和大咯血上述治疗无效者可考虑外科手术治疗。

【常见护理诊断/问题】

1. 体温过高

与结核菌感染有关。

2. 营养失调：低于机体需要量

与消耗增加，食欲减退有关。

3. 知识缺乏：缺乏疾病相关知识

4. 有窒息的危险

与疾病所致大咯血有关。

【护理措施】

1. 休息与活动

有高热、咯血、大量胸腔积液或呼吸困难者要卧床休息；恢复期可适当增加户外活动，如散步、保健操等；保证充足的睡眠。

2. 饮食护理

评估患者全身营养状况及进食情况。向患者及家属宣传饮食营养与人体健康及疾病痊愈的关系，使患者高度重视饮食营养疗法。给予高蛋白、高热量、高维生素、易消化食物，勿食辛辣、油炸食品，戒烟酒，增加饮食品种。大量咯血患者需禁食，小量咯血者可进食少量温凉饮食；进食富含纤维素的食物，以保持排便通畅，避免排便时腹压增加引起再咯血。

3. 心理护理

加强对患者及家属的心理咨询和卫生宣传，使之了解只有坚持合理、全程化疗才可完全康复。帮助患者增进机体免疫功能，树立信心，尽快适应环境，消除焦虑及病耻感，保持好的心理状态，积极配合治疗。

4. 病情观察

重点观察生命体征及神志变化。高热患者应观察体温变化及降温效果；观察患者有无咳嗽、咳痰及呼吸困难，必要时给予吸氧；对咯血患者密切观察其咯血的量、颜色及出血速度，保持呼吸道通畅，防止咯血窒息的发生。

5. 用药护理

护士应指导患者按照结核治疗方案正确用药，不可自行减量、漏服或停药，并密切观察药物不良反应，及时处理。

6. 咯血的护理

(1) 评估患者咯血的量、性质、颜色及出血速度，以及患者对咯血的认识。

(2) 观察病情，评估意识状态、血压、脉搏、呼吸、瞳孔等方面的变化，严密观察患者有无烦躁不安。对烦躁不安应用镇静剂的患者须严密观察。

(3) 备好鼻导管、吸引器、气管切开包和气管插管等急救用品，以便及时抢救。

(4) 协助患者取平卧位，头偏向一侧，尽量将气管内存留的积血轻轻咳出；或取患侧卧位，防止病灶向健侧扩散，减少患侧活动度，并有利于健侧肺的通气功能。

(5) 做好心理护理，消除紧张情绪，可使小量咯血自行停止。保持病室安静，避免不必要的交谈和搬动患者，以减少肺活动度。向患者解释咯血时不能屏气，以免诱发喉头痉挛，血液引流不畅形成血块，导致窒息。

（6）饮食护理同前。

（7）垂体后叶素可引起子宫、肠道平滑肌和冠状动脉收缩，高血压、冠心病及孕妇忌用。静脉滴注速度不宜过快，以免引起心悸、面色苍白、恶心、便意等不良反应。使用扩血管药物硝酸甘油或酚妥拉明时应严密观察血压变化，严防直立性低血压的发生。

（8）保持呼吸道通畅，如有窒息征象，应立即取头低脚高体位，轻拍背部，以便血块排出，并尽快清除口、咽、喉、鼻部血块，必要时用张口器后将舌牵出，消除积血。

（9）保持口腔清洁、舒适，预防口腔异味刺激引起再度咯血。

7. 消毒与隔离

宣传肺结核的传播途径及消毒、隔离的重要性，指导患者采取积极的预防方法和有效的消毒、隔离措施，并能自觉遵照、执行。早期发现患者并登记管理，及时给予合理化疗和良好护理。让患者单居一室，进行呼吸道隔离，室内保持良好通风，每天用紫外线照射消毒，或用1‰过氧乙酸1～2ml加入空气清洁剂溶液内做空气喷雾消毒。

【健康指导】

1. 结核病预防控制

控制传染源，早期发现患者并及时给予合理化学治疗和良好的护理；肺结核病程长、易复发和具传染性，必须长期随访，直至治愈。

2. 切断传播途径

（1）有条件的患者应独居一室；涂阳肺结核患者住院治疗时需进行呼吸道隔离；痰菌阳性患者在病情许可情况下要求佩戴口罩。

（2）注意个人卫生；严禁随地吐痰；不得面对他人咳嗽、打喷嚏、高声喧哗和大笑；咳嗽时用手或纸巾遮盖口鼻；嘱其将痰吐在专用加盖痰杯中，并经消毒后倒进厕所或吐于纸上放于塑料袋中密闭，集中送去焚烧处理。

（3）房间定时通风，每天用紫外线空气消毒。

（4）患者餐具单独使用，可用煮沸消毒。

（5）被褥、书籍可在烈日下曝晒6小时以上，浸泡消毒可用含氯消毒液（1000～2000mg/L）。

3. 保护易感染人群

（1）未受结核杆菌感染的新生儿、儿童及青少年可接种卡介苗（活的无毒力牛型结核杆菌疫苗），使人体产生对结核杆菌的获得性免疫力。卡介苗不能预防感染，但可减轻感染后的发病与病情。

（2）密切接触者应定期到医院进行有关检查。

（3）对高危人群，如HIV感染者、糖尿病患者等，可预防性化学治疗。

4. 患者的自我管理

（1）日常生活调理：合理休息，避免劳累；室内保持通风；保证营养的供给，戒烟、戒酒。

（2）用药指导：①向患者及家属介绍有关药物治疗的知识，强调早期、联合、适量、规律和全程化学治疗的重要性，强调必须遵照医嘱服药；家属应督促患者按时按量服药，不得自行停药、漏服或改药。②告知患者正确的服药方法：为减轻药物不良反应，利福平在早餐前1小时服用，其余抗结核药在早餐后顿服。③告知患者抗结核药物可能出现的不良反应，及时向医师报告其不良反应，不得擅自停药，多数不良反应经处理可消失。

（3）定期复查：用药期间，患者要定期复查胸片和肝、肾功能，了解药物治疗效果和病情变化以及有无药物副作用产生，坚持完成治疗，直到治愈。

第七节　原发性支气管肺癌

原发性支气管肺癌简称肺癌，起源于支气管黏膜或腺体，常有区域性淋巴转移和血行转移，早期以刺激性咳嗽、痰中带血等呼吸道症状多见，病情进展速度与细胞生物学特征有关。肺癌多发生于中年以后，以45～65岁年龄组最高，男女之比约2.23∶1。肺癌位居男性常见恶性肿瘤首位，女性居第2位。近几年肺癌年轻化、女性化趋势日益明显。我国2006年进行的第3次全国居民死亡原因调查显示肺癌居全部恶性肿瘤死亡的首位，占全部恶性肿瘤死亡的22.7%，较过去30年上升了46.5%。近30年随着诊断方法和放疗技术进步、化疗新药以及分子靶向治疗药物出现，规范有序的诊断、分期以及根据肺癌临床行为进行多学科的治疗研究取得了较大进步，但70%～80%肺癌患者就诊时已处于中晚期，5年生存率仍处于10%～15%。

【病因】

肺癌发生的确切病因尚不完全清楚，目前认为主要与以下因素有关：

1. 吸烟

吸烟是肺癌最主要的致病因素，烟草在燃烧时释放的3、4-苯并芘、多核芳香烃、芳香胺、亚硝酸盐等均有强烈的致癌作用。据统计，85%以上的肺癌由主动或被动吸烟引起，90%以上的男性肺癌与吸烟有关；女性主要为被动吸烟，肺癌发病率较配偶不吸烟者高2倍以上。多年每日吸烟40支以上者，肺鳞癌和小细胞癌的发病率比不吸烟者高4～10倍。吸烟指数（每天吸烟支数×吸烟年龄）大于400者为高危人群。美国的研究结果表明，戒烟后2～15年期间肺癌发生的危险性进行性减少，此后的发病率相当于终身不吸烟者。

2. 职业因素

调查显示，约6%的肺癌与接触放射性元素氡有关，目前被认为是导致肺癌的第2因素；3%～4%的肺癌与接触致癌物质石棉有关；其他与铀、镭、砷、铬、镍、铜、锡、铁、煤焦油、沥青、石油、芥子气等有关的职业，肺癌发病率也较高。

3. 环境污染

工业废气以及燃气、燃油、燃煤等产生各种不完全燃烧造成城市的大气污染，建筑材料造成室内污染，长期暴露于高温烹饪油的烟雾中等都是诱发肺癌的危险因素。

4. 肺部慢性疾病

肺结核、硅沉着病（矽肺）、尘肺等常合并肺癌的发生；支气管、肺慢性炎症及肺纤维化在愈合过程中部分发展为癌肿。

5．其他因素

遗传因素、家族史、性别、代谢异常、内分泌功能失调、免疫功能降低等均可能与肺癌发生有关；女性肺癌与病毒（如人乳头状瘤病毒）感染有关。

【临床表现】

肺癌症状的有无和轻重取决于肿瘤发生的部位和发展程度。

（一）早期

周围型肺癌常无症状，仅在体检时偶然发现；肿瘤位于大支气管内阻塞管腔时，症状出现较早。

（二）进展期

可由原发肿瘤、胸内蔓延、远处转移及副肿瘤综合征引起。

1．咳嗽

最常见的首发症状，常为较长时间经治不愈的阵发性、刺激性干咳，药物不易控制，病情发展伴有继发感染时，痰量增加，且呈黏液脓性。患细支气管-肺泡细胞癌时咳大量黏液痰。

2．咯血和血痰

常见症状之一，中央型肺癌突出表现为痰中带血丝或血痰。主要原因是肿瘤侵犯支气管血管或肺泡毛细血管所致，也可因剧烈咳嗽导致肿瘤表面血管破裂所致。

3．胸闷、气促

由肿瘤压迫引起支气管狭窄；或肿瘤转移到肺门淋巴结，肿大的淋巴结压迫主支气管隆突并发阻塞性肺炎所致。肿瘤转移至胸膜、发生大量胸腔积液或上腔静脉阻塞等均可影响肺功能，表现为胸闷、气促、喘息等。

4．胸痛

患者出现胸背部胀满、疼痛或压迫感，当活动、咳嗽、深呼吸时患侧尤为明显。

5．发热

一般为中度发热，多由于肺癌组织代谢出现肿瘤热或肿瘤致支气管和肺组织阻塞性炎症所致，抗生素治疗效果不佳。

6．体重减轻、消瘦

肿瘤发展到晚期，由于肿瘤毒素作用和消耗增加，糖酵解代谢高于正常细胞，加上感染、疼痛、精神因素等导致食欲减退，摄入不足，常出现消瘦或恶病质。

（三）晚期

1．胸内蔓延的表现

①声音嘶哑：肿瘤直接压迫或转移至纵隔淋巴结，压迫喉返神经致声带麻痹，可出现声音嘶哑；累及膈神经时出现膈肌麻痹。②吞咽困难：常因肿瘤侵犯或压迫食管引起。③胸腔积液：当肺癌侵犯胸膜时，引起胸腔积液，常为能找到癌细胞的血性积液。④心包积液：初期表现为呼吸短促，端坐呼吸，病情继续可出现严重呼吸困难，胸骨下压榨性疼痛，肝大，氮质血症等。⑤上腔静脉阻塞综合征（superior vena cava obstruction syndrome，SVCS）：肿瘤侵犯纵隔，压迫上腔静脉时，上腔静脉回流受阻，常导致头面部、颈部和上肢水肿，胸

部淤血和静脉曲张，可引起头痛、头昏和眩晕，危及生命，此为临床肿瘤学的急诊之一。⑥霍纳（Homner）综合征：表现为眼球下陷，上睑下垂、眼裂变小、瞳孔缩小、患侧面部无汗等，主要由肺尖部肺癌（又称肺上沟瘤或 Pancoast 瘤）压迫第 7 颈椎至第 1 胸椎外侧旁的交感神经所致。⑦Pancoast 综合征：在霍纳综合征基础上，肿瘤破坏第 1～2 肋间神经及臂丛神经，引起以腋下为主、向上肢内侧放射的烧灼样疼痛，夜间更明显。

2. 远处转移表现

肺癌最常发生淋巴结、脑、骨转移。淋巴结转移常转移到锁骨上、颈部和腋下淋巴结，质地较坚硬，可为单个或多个结节。转移至颅内，可出现头痛（最常见）、呕吐、视物模糊和精神意识障碍等。转移至骨骼，表现为肋骨、椎骨、髂骨、骶骨、四肢长骨、锁骨、肩胛骨的溶骨性破坏，病理性骨折，局限性疼痛，并有固定压痛点，叩击痛。转移至腹部如肝脏、胰腺、肾上腺等，表现为食欲下降、消瘦、肝区疼痛和黄疸，晚期出现腹部肿块及腹水；肾上腺转移症状不明显，依靠 CT、MRI 或 PET/CT 检查做出诊断。

3. 肺外表现

指肺癌非转移性胸外表现，又称副癌综合征。①内分泌系统：鳞癌出现高钙血症，大细胞癌可出现男性乳房发育。②骨关节：腺癌、鳞癌患者可出现肺性增生性骨关节病、杵状指。③血液系统：凝血功能异常，出现高凝状态、弥散性血管内凝血；造血功能异常，出现贫血、白细胞增多症等。④皮肤和肾脏：皮肌炎、黑棘皮病等；肾病综合征等。

【治疗要点】

综合治疗是肿瘤治疗的发展趋势，肺癌综合治疗的方案为小细胞肺癌多选用化疗加放疗加手术，非小细胞癌（鳞癌、腺癌、大细胞癌的总称）则先手术，后放疗和化疗。

（一）手术治疗

1. 目的

彻底切除肺部原发病灶、局部淋巴结及纵隔淋巴结，尽可能保留健康肺组织。

2. 适应证

在无手术禁忌的情况下，所有Ⅰ期、Ⅱ期、Ⅲ期的患者均应首选手术治疗。

3. 禁忌证

①远处转移，如胸外淋巴结、脑、骨、肝等器官转移；②肺门、纵隔淋巴结广泛转移，严重侵犯周围器官及组织，无法切除或切除困难者；③心、肺、肝、肾功能不全，全身情况差的患者。

4. 手术方式

肺叶切除术是最常用的手术方式，应同时行系统性肺门及纵隔淋巴结清除术。全肺切除对心肺功能损伤大，患者术后生活质量差，目前不主张行全肺切除。

（二）放射治疗（放疗）

约 70% 的患者在治疗过程中需放疗。对于不适宜手术治疗的患者，放疗是并发症最少且最有效的非手术治疗方法。放疗方式有术前放疗、术后放疗、根治性放疗、姑息性放疗。

（三）化学治疗（化疗）

化学治疗包括术后辅助化疗、新辅助化疗（在手术前加用化疗，可控制原发灶，减少术后远处转移）、Ⅲb期的同步放化疗、晚期转移性的肺小细胞肺癌的化疗。根据肺癌的临床类型选择不同的化疗方案。

（四）靶向治疗

靶向治疗是以肿瘤组织或细胞中所具有的特异性（或相对特异）分子为靶点，利用分子靶向药物特异性阻断该靶点的生物学功能，选择性从分子水平来逆转肿瘤细胞的恶性生物学行为，从而达到抑制肿瘤生长甚至肿瘤消退的目的。靶向治疗不杀死或较少杀伤正常细胞。目前肺癌靶向治疗的主要针对靶点：

1. 以表皮生长因子受体（EGFR）作为靶点

EGFR 酪氨酸激酶抑制剂（EGFR-TKI）药物有吉非替尼（易瑞沙）、盐酸厄洛替尼片（特罗凯）。

2. 以新生血管生成作为靶点

单克隆抗体贝伐单抗、重组人血管内皮抑制素（恩度）。

（五）免疫治疗

免疫治疗又称生物治疗或生物反应调节剂（BRM），是用于刺激人体自身免疫系统使其功能增强来抵抗癌肿的治疗方法，多数情况作为主要治疗的辅助治疗，主要药物有细胞因子、白细胞介素（IL）、干扰素（TNF）、胸腺肽、转移因子（RNA）等。

（六）中医中药治疗

多数中药在肺癌的治疗中能减少放疗、化疗的毒副作用，提高机体的抗病能力，具有巩固疗效和促进、恢复机体功能的辅助作用。

（七）治疗癌性疼痛

不仅是缓解疼痛，还要预防疼痛的发生（即持续地控制疼痛）。治疗疼痛有药物和非药物治疗两大类。

（八）其他局部治疗方法

经支气管动脉灌注加栓塞治疗、经纤维支气管镜引导腔内置入治疗源做近距离照射以及经纤维支气管镜高频电刀切割癌体或行激光治疗等，对缓解患者的症状和控制肿瘤的发展有较好疗效。

【常见护理诊断/问题】

1. 恐惧
与癌症的确诊、预后和生命受到威胁有关。

2. 气体交换受损
与肺部原发病灶、手术、麻醉有关。

3. 疼痛
与手术损伤组织、肿瘤压迫或转移有关。

4. 营养失调：低于机体需要量
与癌肿致机体过度消耗、化疗反应、摄入量不足等有关。

5. 潜在并发症
出血、肺部感染、化疗药物的不良反应等。

【护理措施】

1. 心理护理

（1）患者入院时热情接待，建立良好的护患关系。

（2）向患者及家属讲解肺癌的发病因素，治疗目的、方法、过程、意义、配合要点、注意事项及可能出现的问题，让患者有充分的心理准备。

（3）了解患者的心理反应，鼓励患者表达自己的感受，多与医护人员及周围人群沟通、交流，树立战胜疾病的信心，积极配合治疗。

（4）了解患者的背景，对个别特殊患者进行针对性心理疏导。

（5）关心、同情、体贴患者，关注患者家属的心理状况，鼓励患者家属和朋友积极给予患者关心和经济支持。

2. 保持呼吸道通畅，呼吸功能训练

（1）评估呼吸频率、节律与深度，监测呼吸形态，评估呼吸困难程度。

（2）劝患者戒烟，讲解保持呼吸道通畅的重要性。

（3）协助患者采取舒适体位，抬高床头，半卧位休息。

（4）指导患者进行有效咳嗽和深呼吸，练习腹式呼吸、咳嗽、翻身、腿部运动、术侧手臂肩膀运动，使患者掌握有意识控制呼吸的技巧。

（5）注意口腔卫生，治疗龋齿或上呼吸道感染；遵医嘱给予抗生素。

（6）通过体位引流、超声雾化、支气管镜、祛痰剂，帮助患者拍背、排痰等措施保持呼吸道通畅。

（7）根据患者呼吸情况备吸痰用物于床旁。

3. 饮食营养护理

（1）评估营养失调的因素及程度，讲解营养支持的重要性，取得患者合作。

（2）与营养师、患者、家属共同制订合理的饮食计划，注意食物色、香、味，营养合理搭配。

（3）指导患者和家属正确选择有利于患者康复的饮食，鼓励进食高蛋白、高维生素、低脂、清淡、易消化的饮食，少食多餐，避免过冷、过热、油腻、辛辣、刺激性强的食物。

（4）有吞咽困难和病情危重者给予喂食或鼻饲，必要时输入胃肠外营养支持液、血浆、人血清蛋白等。

4. 化疗期间护理

（1）化疗前：向患者讲解化疗方案，药物名称、作用、毒副作用，讲解保护血管的重要性；评估并有计划地选择血管；讲解深静脉置管的目的、方法、优缺点、注意事项。

（2）化疗中：再次向患者讲解化疗药物名称、作用、毒副作用；正确选择血管，建立安全的化疗药静脉输入通道；指导正确保护血管的方法，嘱患者输液肢体制动，教会患者观察静脉穿刺处情况及疼痛、肿胀的处理方法。加强巡视，观察药物不良反应，重点交接班，防治消化道症状，进行饮食指导。加强安全措施，防止患者跌倒。

（3）化疗后：加强营养，进食清淡、少油腻、高营养、高蛋白饮食，少食多餐。安全指导，防跌倒。每周复查血液常规及生化指标，根据检查结果做出相应处理，防止交叉感染。

5. 放疗期间护理

(1) 放疗前护理：①介绍肺癌放疗的有关知识，如放疗作用、疗程、可能的副作用及配合要点；②给予心理支持，鼓励患者表达自身感受，教会患者自我放松的方法；③加强营养，宜进食高蛋白、高热量、高维生素、低脂、易消化的清淡饮食，戒烟、酒，忌食煎炒、辛辣、刺激性食物；④评估全身情况，纠正贫血，控制感染，预防感冒。

(2) 放疗中护理：①保持照射野皮肤的清洁、干燥，充分暴露照射野皮肤，避免机械性刺激，宜穿宽松、柔软、吸湿性强的纯棉低领内衣。②照射野皮肤可用温水软毛巾轻轻蘸洗，瘙痒时忌抓挠；沐浴时用温水，时间不超过 5 分钟，禁用刺激性皂类清洁皮肤；应避免酸、碱、涂碘酊、香粉等化学药物刺激，也应避免贴胶布。③放疗期间及放疗结束后半年，照射野皮肤避免阳光暴晒、冷热等物理刺激，外出时应以遮阳伞或衣服遮挡，尽量不用电热毯、热水袋，且不应靠近取暖器。④保持照射野标记清晰，以保证治疗准确。皮肤色素沉着不必特别处理，放疗结束后会逐渐恢复。⑤每周监测患者血常规变化，观察有无发热等症状，及时对症处理，保证放疗顺利进行。⑥观察有无放射性肺炎的发生。放射性肺炎是放射治疗较多见且危害较大的并发症，症状、体征与普通肺炎比较无特殊，X 线摄片显示肺炎范围与照射野一致。处理措施为给予足量糖皮质激素及抗生素，持续低流量吸氧。

(3) 放射性皮炎的护理：①干性反应：皮肤瘙痒、色素沉着、脱皮，无渗出物，不易感染，但会遗留色斑，照射野皮肤在放疗后及时涂擦比亚芬软膏可有效减少该反应的发生；②湿性反应：湿疹、水疱，严重者出现糜烂、破溃，常继发感染，应酌情暂停放疗，注意保持照射野皮肤清洁、干燥，局部涂擦美宝或用烧伤三号加庆大霉素湿敷。

(4) 放疗后护理：①密切注意患者血常规以及有无放射性肺炎症状，根据情况给予对症处理；②加强营养，防止受凉感冒，进行适当活动。

【健康指导】

1. 改变不良习惯

指导患者戒烟及避免二手烟，尽量减少接触厨房油烟，保证居住环境空气流通、清新；根据气候、个人体质及时增减衣服，防止受凉导致呼吸道感染。

2. 饮食指导

进食高蛋白、高维生素、高热量、低脂肪、易消化饮食，营养合理搭配，不偏食，忌辛辣刺激性食物，忌烟、酒、茶。

3. 活动指导

告知患者适当活动及呼吸肌功能锻炼的重要性，根据患者自身情况进行锻炼及深呼吸，有效咳嗽、咳痰，训练肺功能；积极参加力所能及的社会活动，与他人进行沟通交流。

4. 定期复查

告知患者治疗时间安排；定期门诊复查，疗程结束后每 3 个月复查 1 次，半年后每半年复查 1 次。指导患者和家属，如出现咳嗽、气紧加重、咯血、背部疼痛、头痛、呕吐等及时到医院就医。

第八节 呼吸衰竭

呼吸衰竭（respiratory failure，RF）指各种原因引起肺通气和（或）换气功能严重障碍，以致在静息状态下亦不能维持足够的气体交换，导致低氧血症伴（或不伴）高碳酸血症，进而引起一系列病理生理改变和相应临床表现的综合征。其临床表现并无明显特征，动脉血气分析可明确诊断。

【病因】

引起呼吸衰竭的原因很多，但以支气管-肺组织疾病最为常见。

1. 气道阻塞性病变

气管-支气管的炎症、痉挛、异物、肿瘤等引起气道阻塞和肺通气不足，或伴有通气/血流比例失调，导致缺氧和二氧化碳潴留，发生呼吸衰竭。如 COPD、重症哮喘等。

2. 肺组织病变

各种累及肺泡和（或）肺间质的病变，如肺炎、肺气肿、严重肺结核、弥散性肺纤维化等，均致肺有效弥散面积减少、肺顺应性减低等，导致缺氧或合并二氧化碳潴留。

3. 肺血管疾病

肺栓塞、肺血管炎等可引起通气/血流比例失调，或部分静脉血未经过氧合直接流入肺静脉，导致呼吸衰竭。

4. 胸廓与胸膜病变

胸部外伤、脊柱畸形等可影响胸廓活动和肺脏扩张的疾病，引起通气减少及吸入气体分布不均，导致呼吸衰竭。

5. 神经肌肉疾病

脑血管疾病、颅脑外伤、脑炎以及镇静催眠剂中毒，可直接或间接抑制呼吸中枢。脊髓损伤、多发性神经炎、重症肌无力等，均可造成呼吸肌无力、疲劳或麻痹，导致呼吸动力下降而引起肺通气不足。

【临床表现】

1. 呼吸困难

呼吸困难是呼吸衰竭最早出现的症状，多数患者有明显呼吸困难，表现为频率、节律的改变。较早表现为呼吸频率增快，病情加重时出现呼吸困难，辅助呼吸肌活动加强，如三凹征；并发 CO_2 麻醉时，则出现浅慢呼吸或潮式呼吸。

2. 发绀

发绀是缺氧的典型表现，当动脉血氧饱和度低于 90% 或氧分压 $<6.67kPa$（50mmHg）时，可在口唇、指甲等处出现发绀。因发绀程度与还原型血红蛋白含量相关，所以红细胞增多者发绀更明显，贫血者发绀不明显或不出现。

3. 精神神经症状

急性缺氧可出现精神错乱、躁狂、昏迷、抽搐等症状，如合并急性二氧化碳潴留，可出现嗜睡、淡漠、扑翼样震颤等，直至呼吸骤停。慢性呼吸衰竭伴二氧化碳潴留时，随 $PaCO_2$ 升高可表现为先兴奋后抑制现象，兴奋症状包括失眠、烦躁、躁动、夜间失眠而白天嗜睡等。

4. 循环系统表现

早期多数患者有心率加快；严重低氧血症、酸中毒可引起心肌损害，亦可引起周围循环衰竭、血压下降、心律失常、心搏停止；二氧化碳潴留使外周体表静脉充盈、皮肤充血、多汗、血压升高、心排血量增多而致脉搏洪大；因脑血管扩张可产生搏动性头痛。

5. 消化和泌尿系统表现

严重呼吸衰竭对肝、肾功能都有影响，部分病例可出现丙氨酸氨基转移酶与血浆尿素氮升高；个别病例尿中可出现尿蛋白、红细胞和管型。因胃肠道黏膜屏障功能损伤，可导致胃肠道黏膜充血、水肿、糜烂、渗血或应激性溃疡，引起上消化道出血。

【治疗要点】

呼吸衰竭总的治疗原则为保持呼吸道通畅，加强呼吸支持、纠正缺氧和改善通气；治疗病因和消除诱发因素；加强一般支持治疗和对其他重要脏器功能的监测与支持。

1. 保持呼吸道通畅

保持呼吸道通畅是呼吸衰竭最基本、最重要的治疗措施。清除气道内分泌物及异物，必要时建立人工气道。人工气道包括简易人工气道、气管插管及气管切开。简易人工气道主要有口咽通气道、鼻咽通气道和喉罩，是气管内导管的临时替代方式。若患者有支气管痉挛，需积极使用支气管扩张药物，可选用肾上腺素受体激动剂、抗胆碱药、糖皮质激素或茶碱类药物等。

2. 氧疗

确定吸氧浓度的原则是保证 PaO_2 迅速提高到 8kPa（60mmHg）或脉搏血氧饱和度（SPO_2）达 90% 以上的前提下，尽量减低吸氧浓度。Ⅰ型呼吸衰竭时较高浓度（>35%）给氧可迅速缓解低氧血症而不会引起二氧化碳潴留，但对伴有高碳酸血症的急性呼吸衰竭，往往需要低浓度给氧，若吸入高浓度氧，使血氧迅速上升，解除了低氧对外周化学感受器的刺激，便会抑制患者呼吸，造成通气状况进一步恶化。

吸氧装置主要包括鼻导管或鼻塞、面罩，鼻导管或鼻塞较简单、方便，不影响患者咳痰、进食等，但缺点为氧浓度不恒定，易受患者呼吸影响，高流量时对局部黏膜有刺激，氧流量不能大于 7L/min，吸入氧浓度（%）=[21+（4×氧流量）]%；面罩主要包括简单面罩、带储气囊无重复呼吸面罩和文丘里（Venturi）面罩，主要优点为吸氧浓度相对稳定，可按需调节，对鼻黏膜刺激小，缺点为在一定程度上影响患者咳痰、进食。

3. 增加通气量、改善二氧化碳潴留

（1）呼吸兴奋剂：呼吸兴奋剂主要包括尼克刹米、洛贝林等，使用时应注意必须保持气道通畅，否则会促发呼吸肌疲劳，进而加重二氧化碳潴留。

（2）机械通气：当机体出现严重通气和（或）换气功能障碍时，以人工辅助通气装置来改善通气和（或）换气功能，即为机械通气。呼吸衰竭时应用机械通气能维持必要的肺泡通气量，降低 $PaCO_2$，改善肺的气体交换效能，也能使呼吸肌得以休息，有利于恢复呼吸肌功能。机械通气过程中应根据血气分析和临床资料调整呼吸机参数。机械通气的主要并发症：①通气过度，造成呼吸性碱中毒；②通气不足，加重原有的呼吸性酸中毒和低氧血症；③出现血压下降、心排血量下降、脉搏增快等循环功能障碍；④气道压力过高或潮气量过大可致气压伤，如气胸、纵隔气肿或间质性肺气肿；⑤人工气道长期存在，可并发呼吸机相关肺炎（ventilator-associated pneumonia，VAP）等。

近年来，无创正压通气（non-invasive positive pressure ventilation，NIPPV）技术迅速发展，其无创性、简易、并发症发生率较低及患者易接受等优点使其在临床上得以广泛运用，尤其在呼吸衰竭治疗方面应用效果良好。NIPPV使用时患者应具备以下基本条件：①清醒能合作；②血流动力学稳定；③不需气管插管保护（即患者无误吸、严重消化道出血、气道分泌物过多且排痰不利等情况）；④无影响使用鼻/面罩的面部创伤；⑤能耐受鼻/面罩。

4. 病因及诱因治疗

引起呼吸衰竭的原发疾病很多，针对不同病因采取适当的治疗措施十分必要，也是治疗呼吸衰竭的根本所在。

5. 一般支持疗法

电解质紊乱和酸碱平衡失调可进一步加重呼吸系统乃至其他系统器官的功能障碍，并可干扰呼吸衰竭的治疗效果，应及时纠正。呼吸衰竭患者由于摄入不足或代谢失衡，往往存在营养不良，需保证充足的营养及热量供给。

6. 其他重要器官功能的防治

呼吸衰竭往往会累及其他重要器官，因此应加强对重要器官功能的防治，如肺动脉高压、肺源性心脏病、肺性脑病、肾功能不全、消化道功能障碍和弥散性血管内凝血（DIC）等，特别要注意防治多器官功能障碍综合征（MODS）。

【常见护理诊断/问题】

1. 低效性呼吸型态

与气道阻塞、胸廓疾病以及神经肌肉病变等有关。

2. 气体交换受损

与小气道阻塞、呼吸面积减少、通气/血流比值失调等有关。

3. 清理呼吸道无效

与呼吸道感染、分泌物过多或黏稠、呼吸肌疲劳、无效咳嗽或咳嗽无力等有关。

4. 自理能力下降/缺陷

与长期患病、反复急性发作致身体衰弱有关。

5. 营养失调：低于机体需要量

与摄入不足、呼吸功增加和呼吸道感染致能量消耗增多有关。

6. 潜在并发症

肺性脑病、心律失常、消化道出血、休克、DIC、多器官功能障碍综合征（multiple organ disfunction syndrome，MODS）等。

【护理措施】

1. 观察病情，防治并发症

评估患者的呼吸频率、节律和深度，呼吸困难程度；如使用辅助呼吸机通气，应评估其人机协调情况；密切观察生命体征，尤其是血压、心率和心律失常情况；观察缺氧和二氧化碳潴留的症状和体征，有无发绀、球结膜水肿、肺部有无异常呼吸音等，监测 SPO_2 及动脉血气分析值；严密观察患者的意识状态及神经精神症状，评估有无头痛、头晕等症状，如有异常应及时通知医师；评估患者的饮食、营养以及睡眠状况，并提供相应的护理支持、营养指导等；注意观察尿量及粪便颜色，严密观察有无上消化道出血等相关并发症；及时了解血气分析、血电解质及尿常规等检查结果。

2. 保持呼吸道通畅，改善通气

保持呼吸道通畅是改善缺氧和二氧化碳潴留最根本的措施。指导并协助患者有效咳嗽、咳痰；对于痰液黏稠的患者，可采取饮水、口服或雾化吸入祛痰药稀释痰液，促进痰液排出；协助咳嗽无力患者定时翻身、拍背或使用振动排痰仪等促进痰液排出；意识不清或昏迷、气管插管或气管切开的患者，则进行负压吸痰，必要时也可用纤维支气管镜吸痰。注意观察痰液的色、质、量及实验室检查结果。

3. 氧疗的护理

根据病情及医嘱选择适合的氧疗装置，正确实施氧疗并密切观察氧疗效果，如吸氧后呼吸困难有无缓解、发绀有无减轻等。对于Ⅱ型呼吸衰竭患者，应给予低浓度、低流量（1～2L/min）吸氧，防止呼吸抑制。此外，还应让患者及家属掌握氧疗的作用及用氧安全知识。

4. 机械通气的护理

根据患者病情及医嘱选择适合的机械通气方式，包括无创正压通气及有创通气，机械通气过程中应密切监测，预防并及时发现、处理可能发生的并发症。

（1）环境管理：保持病室适宜的温度和湿度，每日空气消毒2次，保持病室通风，严格探视陪伴制度。

（2）心理护理：机械通气患者容易出现焦虑、恐惧等心理障碍，应注意健康宣教与心理护理，治疗前向患者解释安置呼吸机的目的、注意事项、治疗过程中可能出现的不适感受及对策、紧急情况的处理方法，消除其顾虑，取得合作。对过度紧张的患者，指导呼吸放松的方法等。

（3）无创正压通气治疗的护理：无创正压通气（NIPPV）指无须气管插管或切开的辅助机械通气方法，通常包括双水平气道正压通气（bi-level positive airway pressure, BIPAP）和持续气道正压通气（continuous positive airway pressure, CPAP）两种通气模式。护士根据患者的病情及医嘱选择合适的鼻罩或面罩连接无创呼吸机，进行呼吸机的参数设置，包括吸气压、呼气压、吸气压力上升时间、吸氧浓度及后备通气频率等。参数调节原则为压力均从较低水平开始，吸气压与呼气压之差最好不要低于 0.588～0.784kPa（6～8cmH_2O），待患者耐受后再逐渐上调直到达到满意的通气和氧合水平，或调至患者可耐受的最高水平。

无创通气治疗过程中应监测患者的意识、生命体征、血氧饱和度、血气分析以及人机协调性、呼吸机的工作情况、不良反应等。护士应熟悉无创呼吸机临床使用过程中的常见问题及解决方法，如漏气、鼻面部压疮、口鼻咽干燥、胃肠胀气、人机对抗、呼吸困难未改善或加重、潮气量过小及二氧化碳潴留改善不理想等；熟悉无创呼吸机常见报警原因及处理措施，如压力管脱落、低氧流量报警、呼吸机故障报警、高压报警、低压报警及低每分通气量等。无创通气治疗过程中应做好护理记录，包括通气模式、吸气压及呼吸末正压值、吸入气中氧浓度分数，患者的意识、氧饱和度、血气分析结果、呼吸困难及发绀情况有无改善等。此外，无创通气治疗患者的饮食原则为予以高热量、高蛋白、丰富维生素、易消化的饮食，长时间带机的患者可安排 15～30 分钟暂停时间以进餐，停机期间改为鼻导管给氧并密切观察患者呼吸及 SpO_2 的变化，必要时鼻饲或遵医嘱给予全胃肠外营养 (total parenteral nutrition，TPN)。

（4）有创机械通气的护理：有创机械通气指通过人工气道使患者与呼吸机相连接进行机械通气的方法，最常见的连接方式是气管插管或气管切开。

1）人工气道的护理：人工气道为有效进行机械通气、吸除气管内痰液或血液、解除呼吸道梗阻等创造了良好条件，有创机械通气主要以经口/鼻气管插管和气管切开为主。其护理措施主要包括：适时吸痰，保持呼吸道通畅；妥善固定导管，避免扭曲、堵塞、滑脱，密切观察气管插管导管插入的深度以及导管尖端至门齿的距离，固定气管切开导管的系带松紧度应以一横指为宜；注意气道湿化与雾化，湿化方法包括加温湿化器湿化、持续或间断气道滴注、应用湿热交换器等，护士应熟悉判断人工气道湿化满意的标准，避免湿化不足及湿化过度。

人工气道气囊分为高容低压、低容高压、等压气囊 3 种，以高容低压气囊最常用，气囊压应保持在 2.45～2.94kPa（25～30cmH$_2$O），以预防套管周围带有病原菌的滞留物漏入下呼吸道，气囊压力大于 2.94kPa（30cmH$_2$O）会压迫气道黏膜引起缺血坏死。推荐压力表测量气囊压力，并掌握气囊充气方法，包括最小漏气技术及最小闭合技术。对高容低压气囊，不推荐常规放气，但需监测气囊压力；如使用高压低容气囊，至少应每 4 小时放气 1次，每次放气时间约 5 分钟。

掌握气管插管及气管切开的相关并发症及预防处理措施。气管插管常见并发症如后鼻道出血、牙齿脱落、口唇及鼻黏膜溃疡、导管过深误入一侧主支气管、鼻窦炎和鼻中隔坏死、误吸、喉部损伤、出血等；气管切开并发症如出血、气胸、空气栓塞、皮下气肿和纵隔气肿、切口感染、气道梗阻、吞咽困难、气管软化、气管-食管瘘等。

2）有创机械通气的护理：首先应建立有效沟通，向家属讲解气管插管或切开的必要性和重要性，并签署同意书。插管或切开成功后保持呼吸道通畅，连接有创呼吸机，调整通气参数，有条件的医院可由呼吸治疗师设置管理，包括潮气量、通气频率、吸气流速、PEEP、吸氧浓度、吸气时间及湿化温度等。持续带机患者的呼吸机管道和湿化器至少每周更换 1 次，保持冷凝液瓶在管路最低位，避免管路中的冷凝液倒入呼吸道，及时倾倒集液瓶中的冷凝水；湿化器送消毒供应中心低温灭菌。保持呼吸道通畅，严密监测患者的意识状态、生命体征、SpO_2、血气分析以及发绀情况等，观察患者有无自主呼吸、呼吸的频率和节律、两侧呼吸音是否对称，警惕气胸或纵隔气肿，观察呼吸道分泌物的性质和量。严密观察人机协调性和呼吸机运转状况，密切观察呼吸机各参数是否符合病情所需。预防相关并发症的发生，如肺气压伤/容积伤、低血压、人机对抗及呼吸机相关性肺炎（VAP）。熟悉呼吸机常见报警原因及处理，如高压报警、低压报警、气源报警及低分钟通气量报警等。长期带机患者注意营养状况。掌握撤机的临床指征,包括患者氧合良好,$PaO_2 \geqslant 8kPa$ (60mmHg) 且 $FiO_2 \leqslant 40\%$;PCO_2 在相对正常范围内;可以满足断开呼吸机后的呼吸功耗;神志清楚,反应良好。撤机时应有序进行,对呼吸机进行终末消毒与保养。

5. 用药护理

遵医嘱及时、准确给药,并观察疗效及不良反应。

6. 心理护理

呼吸衰竭的患者常对病情和预后有所顾虑,对治疗丧失信心,应多了解和关心患者的心理状况,应建立有效的沟通,鼓励患者表达感受,教会患者自我放松等各种调节办法。

【健康指导】

(1) 向患者或家属讲解疾病的诱因、发展和转归,注意语言通俗易懂。

(2) 指导患者有效咳嗽、咳痰及呼吸操等呼吸功能锻炼方法,提高患者的自我护理能力。

(3) 指导患者遵医嘱正确用药,并讲解相关药物的用法和注意事项等。

(4) 指导并教会氧疗患者正确的家庭氧疗方法及注意事项;行家庭无创呼吸机治疗的患者,指导并教会其家庭呼吸机的维护及保养方法,定时复诊。

(5) 指导患者制订合理的休息与活动计划,教会患者减少氧耗量的活动与休息方法。

(6) 掌握及时就医的指征和定期复诊。

第八章 心内科护理

第一节 心力衰竭

心力衰竭（heart failure，HF）是各种心脏结构或功能性疾病导致的心室充盈和（或）射血功能受损，引起心排血量减少，不能满足机体组织器官代谢需要，以肺循环和（或）体循环淤血为临床表现的一组综合征，主要表现包括呼吸困难、体力活动受限和体液潴留。心功能不全或心功能障碍理论上是一个更广泛的概念，心力衰竭是指伴有临床症状的心功能不全。

一、慢性心力衰竭

慢性心力衰竭（chronic heart failure，CHF）是心血管疾病的终末表现，也是患者最主要的死亡原因。随着世界人口的老龄化及引起心力衰竭的基础心脏病呈明显上升态势，其发生率、死亡率也在逐年上升。2005年我国对17个地区CHF病因进行调查，以冠心病为首位（占57.1%），高血压次之（占30.4%），而风湿性心脏瓣膜病退居第3位，慢性肺源性心脏病和高原性心脏病也具有一定的区域高发性。

【病因】

导致心力衰竭的疾病，以心病据首，其欺为福血压和心脏瓣膜病。在这些心脏疾病基础上，逐渐出现心脏泵血功能降低，心脏在足够静脉回流条件下，心搏出量仍不足以满足机体代谢需要，或有赖于充盈压升来补偿的病理状态。

（一）基本病因

1. 心肌细胞减少或损害

主要见于心肌缺血或缺氧及各种原因弓丨起的心肌炎和心肌纤维化。其他原因还有心肌的代谢异常和中毒性改等。

2. 压力负荷过重

又称后负荷过重。其主要见于高血压，还有血液排出受阻，如主动脉瓣狭窄、主动脉缩窄、流出道狭窄肺动脉瓣狭窄、肺栓塞等。

3. 容量负荷过重

又称前负荷过重。这种情况主要见于瓣膜关闭不全，常见原因为风湿性心脏病、瓣膜退行性病变及先天性异常等。其他还有分流性先天性心脏病、主动脉窦瘤破裂等。

4. 高动力循环状态

见于甲亢、严重慢性贫血、维生素B缺乏、动静脉等。在由基础心脏病或疾病本躬丨起心脏损害时，患者易发生心力衰竭。

5. 前负荷不足

主要见于二尖瓣狭窄、心脏压塞和限制型心肌病等。于左心不能有效充盈，心排血量下降，同时患者出现体和（或）肺循环淤血。

6. 舒张功能障碍

占幼衰竭的 30%～50%，发生随年龄增而增加。常见的疾病为高血压病、冠心病、糖尿病、肥厚型心肌病、心肌淀粉样变性等，老龄也是中一个重要的独立因素。很多舒涨性心力衰竭可与收缩性心衰竭合并存在。

7. 心律失常严重

持续的缓慢或快速心率失常均可引起心力衰竭。

（二）诱发因素

据统计有 80%～90% 心衰的发生是由诱因诱发的。闷很多，最常见者有以下几种：

（1）感染：感染是诱发心衰的常见诱姻，中以呼吸道感染占首位，欺为风湿热，女性患者泌尿道感染也为常见诱因。

（2）心律失常：其是快速性心律失常，既可诱发心衰，可加重心衰。心过缓虽然每搏量不减少，可使心排血量降低，也可诱发心衰。

（3）妊娠和分娩：妊娠和分娩可加重心脏负荷和增加心肌耗氧量，而诱发心衰，棋产妇伴有出血或感染时，更易诱发心衰。

（4）体力活动和情绪激动。

（5）输血输液过多或过快。

（6）出血与贫血。

（7）电解质紊乱和酸碱平衡失调：酸中毒是诱发心衰的常见诱因，这种诱发因素最常见于低血钾、低血镁和低血钙。

【临床表现】

（一）左心衰竭

左心衰竭以肺循环淤血和心排血量降低为主要表现。

1. 症状

（1）程度不同的呼吸困难：①劳力性呼吸困难：左心衰竭最早出现的症状，系因活动使回心血量增加，左心房压力升高，加重了肺淤血，表现为体力活动时呼吸困难发生或加重，休息后缓解或消失。②夜间阵发性呼吸困难：左心衰竭的典型表现，其发生机制除因睡眠平卧血液重新分配使肺血流量增加外，夜间迷走神经张力增高、小支气管收缩、横膈上抬、肺活量减少等也是其促发因素，常表现为患者已入睡后突然憋醒，被迫坐起，呼吸深快，严重者伴哮鸣音，称之为"心源性哮喘"。③端坐呼吸：严重心力衰竭时，肺淤血达到一定程度，患者可出现端坐呼吸。系因平卧时回心血量增多，横膈上抬，呼吸困难更为明显，采取的坐位越高说明左心衰竭的程度越重，故可据此估计左心衰竭的严重程度。另外"心源性哮喘"进一步发展，可出现急性肺水肿，是最严重的左心衰竭表现。

（2）咳嗽、咳痰和咯血：咳嗽、咳痰是肺泡和支气管黏膜淤血所致，开始常在夜间发生，坐位或立位时可减轻，痰呈白色浆液性泡沫状，偶可见痰中带血丝。长期慢性淤血时肺静脉压力升高，导致肺循环和支气管血液循环之间形成侧支，在支气管黏膜下形成扩张的血管，此种血管一旦破裂可引起咯血。

（3）疲倦、乏力、运动耐力减低、头晕、心慌：上述表现是由于心排血量降低，心、脑、骨骼肌等组织器官血液灌注不足及代偿性心率加快所致。

（4）尿量减少及肾功能损害症状：严重左心衰竭时血液进行再分配，首先是肾血流量明显减少，患者出现少尿；长期慢性肾血流量减少可出现血尿素氮、肌酐升高并可有肾功能不全的相应症状。

2．体征

（1）肺部湿性啰音：左心衰竭的主要体征。由于肺毛细血管内压增高，液体可渗出到肺泡而出现湿性啰音，随着病情由轻到重，啰音可从局限于肺底直至全肺，特点为在患者身体低垂的部位较明显。

（2）心脏体征：除基础心脏病固有体征外，慢性左心衰竭的患者一般会有心脏扩大、肺动脉瓣听诊区第二心音亢进及舒张期奔马律。

（二）右心衰竭

右心衰竭以体循环淤血为主要表现。

1．症状

（1）消化道症状：食欲减退、恶心、呕吐、腹胀是右心衰竭最常见的症状，系因胃肠道及肝脏淤血所致；

（2）劳力性呼吸困难：继发于左心衰竭的右心衰竭以及单纯性右心衰竭均可出现劳力性呼吸困难。

2．体征

（1）水肿：特点为首先出现于身体的低垂部位，呈凹陷性及对称性，严重者可出现右侧或双侧胸腔积液，均由体循环压力升高所致。

（2）颈静脉征：颈静脉充盈、搏动增强、怒张是右心衰竭的最主要体征，肝颈静脉反流征阳性则更具特征性。

（3）肝脏体征：肝脏因淤血而肿大，伴压痛。一般发生在皮下水肿之前，持续慢性右心衰竭可致心源性肝硬化，晚期可出现黄疸、大量腹水及肝功能受损。

（4）心脏体征：除基础心脏病的原有体征外，右心衰竭可因右心室扩大而出现三尖瓣关闭不全的反流性杂音。

（三）全心衰竭

右心衰竭继发于左心衰竭而形成的全心衰竭，因右心排血量减少，阵发性呼吸困难等肺淤血症状反而有所减轻。扩张型心肌病等表现为左、右心室同时衰竭者，肺淤血往往不严重。

【治疗要点】

慢性心力衰竭的治疗除缓解症状外必须采取综合治疗，包括危险因素如冠心病、高血压、糖尿病等的早期管理，调节心力衰竭的代偿机制以减少其负面效应，防止心肌重塑的进展等，以提高患者运动耐量，改善生活质量；防止或延缓心肌损害进一步加重；降低住院率及死亡率。

（一）一般治疗

1. 休息与活动

避免精神刺激和情绪紧张，控制体力活动，保证充足睡眠，可以降低心脏负荷，有利于心功能的恢复。

2. 控制钠盐摄入

心力衰竭患者血容量增加，体内水、钠潴留，减少钠盐的摄入有利于减轻水肿症状，但应注意在用强效排钠利尿剂时，不可过分限盐，以免导致低钠血症。

（二）病因治疗

1. 基本病因的治疗

如控制高血压、糖尿病；通过药物、介入或手术治疗改善冠心病心肌缺血；心瓣膜病及先天性心脏病的介入及手术治疗等。

2. 消除诱因

针对最常见的诱因呼吸道感染，应积极选用敏感抗生素治疗。对于心室率较快的心房颤动，如不能及时复律应尽快控制心室率。甲状腺功能亢进症、贫血也可能是心力衰竭加重的原因，应注意检查并予以及时治疗。

（三）药物治疗

1. 肾素-血管紧张素-醛固酮系统（RAAS）抑制剂的应用

（1）血管紧张素转换酶抑制剂（angiotensin-converting enzyme inhibitors，ACEI）：ACEI 是治疗心力衰竭的首选药物。其作用机制：①通过抑制肾素-血管紧张素系统，达到扩血管、改善和延缓心室重塑的作用；②抑制缓激肽的降解可使前列腺素生成增多而扩张血管。上述机制除了改善心力衰竭时的血流动力学，减轻淤血症状外，还可降低心力衰竭患者代偿性神经体液的不利影响，改善和延缓心肌、小血管的重塑，维护心肌的功能，延缓心力衰竭的进展，降低远期死亡率。常用药物：①卡托普利：每次 12.5~25mg，每天 2 次；②贝那普利：每次 5~10mg，每天 1 次；③培哚普利：每次 2~4mg，每天 1 次；④其他尚有依那普利、赖诺普利等。

（2）血管紧张素受体拮抗剂（angiotensin receptor blocker，ARB）：其作用机制与 ACEI 相似，具有阻断 RAAS 的效应，在心力衰竭患者不能耐受 ACEI 引起的干咳时使用，常用药物有氯沙坦、缬沙坦、坎地沙坦等。

（3）醛固酮受体拮抗剂：螺内酯作为临床应用最广泛的醛固酮受体拮抗剂，其作用机制是阻断醛固酮效应，对抑制心血管重塑、改善心力衰竭的远期预后有很好的作用。常用剂量为每次 20mg，每天 1~2 次。

2. 利尿剂的应用

利尿剂是心力衰竭治疗中最常用的药物，其作用机制是通过排钠排水，减轻心脏的容量负荷，缓解淤血症状，减轻水肿。常用的利尿剂：①排钾利尿剂：氢氯噻嗪（双氢克尿塞）每次 25mg，隔日 1 次，较重患者每天 75~100mg，分 2~3 次服用；呋塞米（速尿）每次日服 20mg，较重患者可每次 50mg，每天 2 次，效果不佳者可静脉给药，每次 20~50mg，最大量可每次 100mg，长期应用注意补钾。②保钾利尿剂：与噻嗪类或袢利尿剂合用起到保钾排钠利尿作用，螺内酯（安体舒通）口服每次 20mg，每天 3 次；氨苯喋啶每次 50～100mg，每天 2 次。

3. β-受体阻滞剂的应用

β-受体阻滞剂主要用于抑制心力衰竭代偿机制中交感神经兴奋性增强的效应，从而抑制心室重塑，长期应用能明显提高患者的运动耐量，降低住院率和死亡率，尤其猝死率；与ACEI 联合应用具有叠加效应；常用药物有卡维地洛、比索洛尔、美托洛尔等。但 β-受体阻滞剂有负性肌力作用，临床应用需十分慎重。待心力衰竭情况稳定后从小剂量开始，逐渐增加剂量，适量维持。患有支气管痉挛性疾病、严重心动过缓、二度及二度以上房室传导阻滞、重度急性心力衰竭及严重周围血管疾病的患者禁用。突然停用 β-受体阻滞剂可导致患者临床症状恶化，应予避免。

4. 正性肌力药的应用

（1）洋地黄类药物：洋地黄可使心肌收缩力增强，抑制心脏传导系统，对迷走神经系统有直接兴奋作用，从而改善心力衰竭患者的血流动力学变化。研究证实，地高辛可显著减低轻中度心力衰竭患者的临床症状，减少住院率。但肺源性心脏病导致的右心衰竭，洋地黄效果不好且易于中毒，应慎用。肥厚型心肌病主要是舒张不良，洋地黄属于禁用。常用洋地黄制剂：①地高辛：0.25mg，每天 1 次，连续口服相同剂量 7 天后血浆浓度可达稳态，适用于年龄在 70 岁以下、无肾功能不全的轻、中度心力衰竭患者的维持治疗；②毛花苷 C（西地兰）为静脉注射用制剂，每次 0.2～0.4mg，稀释后缓慢静脉注射，24 小时总量 0.8～1.2mg，适用于急性心力衰竭或慢性心力衰竭加重时，特别适用于收缩性心力衰竭伴快速心房颤动、心房扑动者；③毒毛花苷 K 为静脉注射用制剂，每次 0.25mg，稀释后缓慢静脉注射，24 小时总量 0.5～0.75mg，适用于急性心力衰竭患者。

（2）非洋地黄类正性肌力药物：①β-受体兴奋剂：多巴胺及多巴酚丁胺，小剂量可使心肌收缩力加强、血管扩张等，大剂量则可出现不利于心力衰竭治疗的负性作用，因此应用时应由小剂量开始逐渐增量，以不引起心率加快及血压升高为度，且只能静脉短期应用；②磷酸二酯酶抑制剂：氨力农和米力农，可明显改善心力衰竭症状，但长期应用可能增加慢性心力衰竭患者的死亡率，所以目前临床仅应用于重症心力衰竭患者的短期治疗。

（四）非药物治疗

1. 心脏再同步化治疗（cardiac resynchronlzation therapy，CRT）

通过改善房室、室间和室内收缩同步性增加心排血量而改善心力衰竭症状，提高运动耐力，减少住院率，降低死亡率。

2. 左室辅助装置（left ventricular device，LVAD）

用于严重心脏事件后或准备行心脏移植术患者的短期过渡治疗及急性心力衰竭的辅助治疗，并有望成为心力衰竭器械治疗的新手段。

3. 心脏移植

心脏移植是治疗顽固性心力衰竭的最终治疗方法，但因供体来源及排异反应而难以广泛开展。

【常见护理诊断/问题】

1. 气体交换受损

与左心衰竭所致肺循环淤血有关。

2. 体液过多

与右心衰竭所致体循环淤血、水钠潴留、低蛋白血症有关。

3. 活动无耐力

与心排血量下降、氧的供需失调有关。

4. 有皮肤完整性受损的危险

与被迫卧床，水肿部位受压及循环不良有关。

5. 潜在并发症

洋地黄中毒。

【护理措施】

1. 活动与休息

原则是减少机体耗氧、减轻心脏负担。急性期或病情不稳定期呼吸困难不能平卧的患者应严格限制活动量，取舒适半坐卧位或端坐位（可使用床上小桌加软垫）休息；保持病室安静、空气流通及适宜温、湿度；保证充足睡眠；限制探视；患者着装及盖被应轻软宽松，以减轻患者的憋闷感。呼吸困难缓解及稳定期应严格评估患者活动耐力，与患者及家属共同制订活动计划，在保证患者有足够休息的情况下逐步增加活动量、确定活动方式及持续时间，并注意监测活动过程中的反应，如患者活动中出现疲乏、呼吸困难、头晕、心悸等症状时应停止活动，就地休息，若休息后症状仍不缓解应及时通知医师给予处理。嘱患者勿用力大便，必要时使用缓泻剂。

2. 氧疗

遵医嘱给予吸氧及调节给氧流量，给氧方法包括鼻导管吸氧、面罩吸氧及无创正压通气给氧，注意观察患者缺氧状况有无改善。

3. 呼吸状况监测

如呼吸困难的程度、发绀情况、肺部啰音的变化，血气分析和血氧饱和度等，以判断治疗效果和病情进展。

4. 输液护理

严格控制输液总量和速度，患者24小时内输液总量应在1500ml以内，输液速度每分钟20～30滴，并告知患者及家属不可随意调快滴速，以免诱发急性肺水肿。

5. 饮食护理

告诉患者及家属适当控制液体、总热量的摄入，限制钠盐的摄入，加强营养的重要性；给予高蛋白、高维生素、易咀嚼、易消化、清淡少盐饮食。护士应严格掌握、记录每天液体入量、食盐摄入量，指导和督促患者及家属执行护士为其制订的饮食原则，如患者饮水需用固定的容器，食盐量每天不能超过5g（应用利尿剂者可适当放宽），不应食用含钠量高的食品如腌制品、海产品、发酵面食、罐头、味精、啤酒、碳酸饮料等，要少量多餐、避免过饱等。

6. 皮肤护理

保持床褥清洁、柔软、平整、干燥。保持患者皮肤清洁，嘱患者穿干净、柔软、宽松的衣服。定时为患者更换体位，按摩水肿及受压处皮肤，为患者做按摩或翻身时避免损伤皮肤。严重水肿患者可使用气圈或气垫床，注意观察皮肤状况，预防压疮的发生。

7. 心理护理

关注呼吸困难给患者日常生活如体位、睡眠带来的不利影响，安慰、鼓励患者，帮助患者树立战胜疾病的信心。指导家属给予心理支持，以利于患者情绪稳定、安心治疗。

8. 用药护理

（1）使用血管紧张素转换酶抑制剂的护理：遵医嘱正确使用 ACE 抑制剂，注意观察不良反应，如低血压、干咳、蛋白尿、高血钾及血管性水肿等，患者如出现上述症状应及时报告医师给予处理；与保钾利尿剂合用时应注意监测血钾。

（2）使用利尿剂的护理：遵医嘱正确使用利尿剂，并注意其不良反应的观察和预防：①袢利尿剂和噻嗪类利尿剂的主要不良反应是低钾血症，从而诱发心律失常或洋地黄中毒，故应监测有无乏力、腹胀、肠鸣音减弱等低钾血症的表现，必要时监测血钾。同时多补充含钾丰富的食物，如深色蔬菜、橙子、柑橘、香蕉、红枣、菇类、马铃薯等，必要时遵医嘱补充钾盐。注意口服补钾应在饭后或将水剂与果汁同饮，以减轻钾盐对胃肠道的刺激。外周静脉补钾时每 500ml 液体中 KCl 含量不宜超过 1.5g，且速度不宜过快。噻嗪类的其他不良反应还有胃部不适、呕吐、腹泻、高血糖、高尿酸血症等。②氨苯蝶啶的不良反应有胃肠道反应、嗜睡、乏力、皮疹，长期用药可产生高钾血症，尤其是伴肾功能减退、少尿或无尿者应慎用。③螺内酯毒性较小，除高血钾外还有嗜睡、运动失调、男性乳房发育、面部多毛等不良反应，肾功能不全及高钾血症者禁用。另外，非紧急情况下，利尿剂的应用时间选择以早晨或日间为宜，以避免夜间排尿次数过频影响患者的休息和睡眠。

（3）使用洋地黄的护理：①洋地黄用药注意事项：老年人、冠心病心肌缺血缺氧、重度心力衰竭、低钾血症、低镁血症、肾功能减退等对洋地黄较敏感，使用时应严密观察患者用药后反应。注意不能与普罗帕酮、维拉帕米、钙剂、胺碘酮、阿司匹林等药物合用，以免引起中毒。严格按医嘱给药，教会患者服地高辛时应自测脉搏，当脉搏少于每分钟 60 次或节律不规则时应暂停服药并报告医师。用毛花苷 C 或毒毛花苷 K 时必须稀释后缓慢静脉注射，并同时监测心电图变化。②密切观察洋地黄中毒表现：洋地黄中毒最重要的表现是各类心律失常，最常见者为室性期前收缩，多呈二联律，其他如房性期前收缩、心房颤动、非阵发性交界性心动过速、房室传导阻滞等。快速房性心律失常伴传导阻滞是洋地黄中毒的特征性表现。用维持量法给药时，胃肠道反应如食欲不振、恶心、呕吐和神经系统症状如头痛、倦怠、视力模糊等十分少见。③洋地黄中毒的处理：立即停药，快速性心律失常者可选用苯妥英钠或利多卡因，一般禁用电复律，因其易导致心室颤动。有传导阻滞及缓慢性心律失常者可用阿托品静脉注射，必要时安置临时起搏器。血钾浓度低时应补充钾盐，可口服或静脉补充氯化钾，并停用排钾利尿剂。

【健康指导】

1. 疾病知识

宣教指导患者积极治疗原发病及干预各种危险因素，如控制血压、血糖及血脂的异常；

注意避免心力衰竭的诱发因素，如避免呼吸道感染、过度劳累、情绪激动、液体及钠盐摄入过多、输液过快过多等。育龄妇女应在医师指导下妊娠与分娩。

2. 合理安排活动与休息

告诉患者适当活动有利于提高心脏储备力、提高活动耐力、改善心理状态和生活质量。指导患者选择从事轻体力工作，严格避免重体力劳动。在心功能恢复后进行适当体育锻炼，但要注意运动方式，建议选择散步、打太极拳等有氧运动。

3. 饮食指导

饮食宜低盐、清淡、易消化、富含营养；多食蔬菜、水果，防止便秘；进餐不宜过快、过饱，戒烟限酒。

4. 用药指导

详细告知患者及家属药物的名称、剂量、用法，强调严格遵医嘱服药、不随意增减或撤换药物的重要性。服洋地黄时绝对不能突然停服、漏服或补服，应学会识别其中毒反应，出现时及时就诊。用血管转换酶抑制剂者，改变体位时动作宜缓慢，以防止发生直立性低血压而发生意外。

5. 心理指导

教育家属给予患者心理支持，多了解、关心患者的思想状况，帮助患者树立战胜疾病的信心，保持精神愉快，情绪稳定。

6. 随访

嘱患者定期门诊随访，出现不适及药物不良反应时及时就诊。

二、急性心力衰竭

急性心力衰竭（acute heart failure，AHF）是心力衰竭急性发作和（或）急性加重的一种临床综合征，可表现为急性新发或慢性心力衰竭急性失代偿。临床上以急性左心衰竭较常见，主要表现为急性肺水肿或心源性休克。急性右心衰竭较少见，主要由右心室梗死、急性大面积肺栓塞、右心瓣膜病而引起。

【病因】

（1）慢性心力衰竭：急性失代偿、急性冠状动脉综合征、高血压急症、急性心脏瓣膜功能障碍、急性重症心肌炎、围生期心肌病及严重心律失常。

（2）急性右心室梗死、急性大面积肺栓塞、严重肺动脉高压。

（3）高心排血量综合征、严重心肾综合征。

（4）其他：如输液过快、过多，突然加重心脏容量负荷（前负荷）；药物（如抗肿瘤药物）或毒物所致的心肌急性损伤或坏死等。

【临床表现】

突发严重呼吸困难，呼吸频率可达每分钟30～40次，强迫坐位，频繁咳嗽，咳粉红色泡沫样痰，面色灰白或发绀，大汗，皮肤湿冷，有窒息感，极度恐惧、烦躁不安，严重者可因脑缺氧而致神志模糊。早期血压可一度升高，随后下降。听诊两肺满布湿性啰音和哮鸣音，心率增快，心尖部第一心音减弱，可闻及舒张期奔马律，肺动脉瓣第二心音亢进。

【治疗要点】

（1）体位：端坐位，双腿下垂，以减少静脉回流。

（2）吸氧：立即高流量鼻管给氧，病情特别严重者采用无创呼吸机持续加压辅助呼吸。

（3）吗啡：吗啡 3～5mg 静脉注射可使患者镇静，老年患者可减量或改为肌肉注射。

（4）快速利尿：呋塞米 20～40mg 静脉注射。

（5）血管扩张剂：以硝酸酯类、硝普钠、α 受体拮抗剂最为常用。

（6）正性肌力药：①β 受体兴奋剂；②磷酸二酯酶抑制剂；③洋地黄类药物。

（7）机械辅助治疗。

（8）待急性症状缓解后，应着手对诱因及基本病因进行治疗。

【护理措施】

急性左心衰竭的缺氧和重度呼吸困难严重威胁患者的生命，抢救治疗和护理配合是否及时、有效与患者预后密切相关。

1. 体位

立即协助患者取半卧位或端坐位，双腿下垂，以减少静脉血液回流，减轻心脏负荷。

2. 氧疗

立即高流量鼻导管给氧，一般每分钟 6～8L。可在湿化瓶内加入 20％～30％的乙醇将氧气湿化，使肺泡内泡沫表面张力降低而破裂、消失，以利于肺泡通气；病情特别严重者应采用无创呼吸机持续加压（CPAP）或双水平气道正压（BIPAP）给氧，使肺泡内压在吸气时增加，气体交换增强，同时对抗组织液向肺泡内渗透。

3. 迅速建立两条静脉通道

遵医嘱及时、正确使用药物并观察疗效。

（1）吗啡：吗啡 3～5mg 缓慢静脉注射，可使患者镇静、减少躁动，同时扩张小血管，减轻心脏负荷；必要时可间隔 15 分钟重复使用，共 2～3 次；但严重休克、重度意识障碍、呼吸衰竭者禁用，老年患者应酌情减量或改为肌内注射。

（2）快速利尿剂：呋塞米（速尿）20～40mg 静脉注射，2 分钟内注完，4 小时后可重复 1 次，其作用为快速利尿及使静脉扩张缓解肺水肿。

（3）血管扩张剂：①硝普钠为动、静脉扩张剂，静脉注射后 2～5 分钟起效，一般剂量每分钟 12.5～25μg。②硝酸甘油或硝酸异山梨醇酯类可扩张小静脉，降低回心血量。硝酸甘油一般从每分钟 10μg 开始，每 10 分钟调整 1 次，每次增加 5～10μg 至血压正常。硝酸异山梨醇酯药品种类较多，以医嘱为准。③重组人脑利钠肽（rhBNP）具有扩血管、利尿、抑制 RAAS 和交感神经活性的作用。

（4）洋地黄制剂：最适用于心房颤动伴快速心室率或已知有心脏增大伴左心室收缩功能不全者，可选用毛花苷 C 稀释后缓慢静脉注射，首剂 0.4～0.8mg，2 小时后可酌情再给 0.2～0.4mg；急性心肌梗死患者 24 小时内不宜应用。

4. 机械辅助治疗

冠心病急性左心衰竭患者可采用主动脉内球囊反搏（IABP）；有条件的医院对极危重患者可采用左心室辅助装置（LVAD）和临时心肺辅助系统。

5. 病情监测

严密监测患者呼吸、血压、血氧饱和度、心电图及血气分析；注意观察患者意识状态，皮肤颜色及温度，尿量，咳嗽、排痰及肺部啰音的变化。对安置漂浮导管者应密切监测血流动力学指标的变化，以判断药物疗效和病情进展。

6. 用药护理

用吗啡时应注意患者有无呼吸抑制、心动过缓；用利尿剂要严格记录尿量；用血管扩张剂要注意监测血压变化，及时调节给药剂量及输液速度。硝普钠见光易分解，需避光滴注，且其含有氰化物，连续使用不得超过 24 小时。患者对硝酸甘油和硝酸异山梨醇酯类的耐受差异很大，应注意观察；洋地黄制剂静脉使用时要稀释，推注速度宜缓慢。

7. 心理护理

医护人员在抢救时必须保持镇静，操作熟练，配合默契，忙而不乱。同时简要介绍本病的救治措施及使用监测设备的必要性，使患者产生信任、安全感，以减少紧张、恐惧和误解。必要时可留亲属陪伴患者，以提供情感支持。

【健康指导】

(1) 向患者及家属介绍急性心力衰竭的常见病因及诱因，需针对基本病因和诱因进行治疗，防止复发。

(2) 告知有心脏病史的患者，在静脉输液前应主动向医护人员说明，以便输液时控制输液量及速度。

第二节　心律失常

心律失常是心脏冲动的起源部位、频率、节律、传导速度或激动次序的异常。心脏传导系统由能够形成和传导心电冲动的特殊心肌组成，包括窦房结、结间束、房室结、希氏束、左右束支和浦肯野纤维；窦房结是心脏正常窦性心律的起搏点；心脏传导系统接受迷走神经与交感神经支配。

一、期前收缩

期前收缩是临床上最常见的心律失常，指由于窦房结以外的异位起搏点过早发出冲动，控制心脏收缩。根据异位起搏点的部位不同，可将期前收缩分为房性、房室交界性、室性 3 类，其中以室性期前收缩最为常见。

【病因】

健康人过度疲劳，情绪紧张、焦虑，饮酒或饮浓茶，过多吸烟时可出现生理性期前收缩；冠状动脉粥样硬化性心脏病、高血压性心脏病、风湿性心脏病、肺源性心脏病、心肌炎、心肌病、二尖瓣脱垂等常可引起病理性期前收缩；此外，药物、电解质紊乱、手术等亦可引起各种类型的期前收缩。

【临床表现】

偶发的期前收缩一般无特殊症状，部分患者自觉有漏跳感。当期前收缩频发或连续出现，可出现心悸、胸闷、憋气、乏力、心绞痛等症状；临床听诊呈心律不齐，第一心音常增强，而第二心音相对减弱甚至消失。

【治疗要点】

(1) 积极治疗原发病，去除诱因，如改善心肌供血，纠正电解质紊乱，控制心肌炎症，防止过度疲劳或情绪紧张焦虑等。

（2）无明显症状者通常无须药物治疗；如有明显症状，不同类型的期前收缩可选用不同的药物。房性、交界性期前收缩可选用普罗帕酮、莫雷西嗪、β-受体阻滞剂等药物；室性期前收缩常选用β-受体阻滞剂、美西律、普罗帕酮、莫雷西嗪等。近年研究，对急性心肌梗死的急性期伴发室性期前收缩者早期应用β-受体阻滞剂，可能减少心室颤动的危险。二尖瓣脱垂发生室性期前收缩者仍遵循上述原则，可首先给予β-受体阻滞剂。

二、心动过速

心动过速是一种快速而规律的异位心律，由 3 个或 3 个以上连续发生的期前收缩形成。根据异位起搏点的部位不同，可分为房性心动过速、与房室交界区相关的折返性心动过速或称阵发性室上性心动过速（PSVT）和室性心动过速。由于房性与房室交界区性心动过速在临床上难以区别，故统称为室上性心动过速，简称室上速；室性心动过速简称室速。

【病因】

1．房性心动过速

房性心动过速可发生在心肌梗死、慢性心力衰竭、慢性阻塞性肺疾病、代谢障碍、洋地黄中毒伴低血钾的患者；大量饮酒也可发生。

2．与房室交界区相关的折返性

心动过速患者通常无明显器质性心脏病，不同性别和年龄均可发生。

3．室性心动过速

室性心动过速多见于各种器质性心脏病的患者，最常见于急性心肌梗死患者，其他如心肌病、心力衰竭、心瓣膜病、代谢障碍、电解质紊乱等；亦有个别发生于无器质性心脏病者。

【临床表现】

1．房性心动过速

有些患者可无任何症状，大部分患者可表现为心悸、胸闷、憋气、乏力、头晕等症状，合并器质性心脏病的患者可发生晕厥、心绞痛或肺水肿等。症状发作可呈短暂、间歇或持续发生，发作时心率逐渐加快，刺激迷走神经不能终止心动过速且可能加重房室传导阻滞。

2．与房室交界区相关的折返性

心动过速突然发作、突然停止，可持续数秒、数小时甚至数天，发作时患者可感心悸、头晕、胸闷，甚至发生心绞痛、晕厥、心力衰竭、休克。症状轻重取决于发作时的心室率及持续时间。听诊心律绝对规则，心尖部第一心音强度恒定。

3．室性心动过速

临床症状的轻重可因发作时心室率、发作持续时间、基础心脏病变及患者的心功能状况而各有不同，非持续性室速（发作持续时间短于 30 秒，能自行终止）的患者通常无症状；持续性室速（发作持续时间超过 30 秒，需应用药物或电复律才能终止）常伴明显血流动力学障碍及心肌缺血，使心、脑、肾等脏器血液供应骤然减少，临床上可出现心绞痛、呼吸困难、少尿、低血压、晕厥、休克甚至猝死。听诊心率多在每分钟 140～220 次，心律轻度不规则，第一、二心音分裂，收缩期血压可随心搏变化而变化。如发生完全性房室分离，则第一心音强度经常变化不一致，颈静脉可间歇出现巨大的 a 波。

【治疗要点】

1. 房性心动过速治疗方法取决于患者心室率的快慢及血流动力学的情况，一般情况不需处理，如心室率达每分钟 140 次以上、由洋地黄所致或患者出现严重的心力衰竭或休克征象，应紧急治疗，方法如下：

（1）病因治疗：如由洋地黄引起的，需立即停用洋地黄，纠正伴发的电解质紊乱如低钾血症，必要时可选用利多卡因、β-受体阻滞剂；

（2）控制心室率：可选用洋地黄、β-受体阻滞剂、非二氢吡啶类钙通道阻滞剂以减慢心室率；

（3）转复窦性心律：可选择加用ⅠA、ⅡC或Ⅲ类抗心律失常药，如效果不佳可考虑应用射频消融治疗。

2. **与房室交界区相关的折返性心动过速**

急性发作期治疗原则：①刺激迷走神经，如诱导恶心、Valsalva动作（深吸气后屏气，再用力做呼气动作）、按摩颈动脉窦（患者取仰卧位，尽量伸展颈部，头转向对侧，轻推胸锁乳突肌，在下颌角处触及颈动脉搏动，以轻柔的按摩手法逐渐增加压力，持续约5秒，切勿双侧同时按摩）、将面部浸于冰水内等。②抗心律失常药物：首选腺苷，其他可选用维拉帕米、普罗帕酮、艾司洛尔等药物。③升压药，如苯福林、甲氧明、间羟胺等；对合并低血压的患者，可通过升高血压，反射性兴奋迷走神经，终止心动过速。④胆碱能药物，如依酚氯铵等，可用于终止室上速发作，但临床已很少使用。⑤洋地黄类，如毛花苷C静脉注射，除伴有心力衰竭者可作首选外，其他患者已较少应用。⑥对于药物治疗无效或不适于药物治疗者，可采用经食管心房起搏或经静脉心房或心室超速起搏或程序刺激，亦能有效终止心动过速。⑦以上方法无效可采用同步直流电复律。预防发作可选用维拉帕米、普罗帕酮等药物。对于长期频繁发作，且症状较重、口服药物预防效果不佳者，有条件者建议行导管射频消融术以求根治。

3. **室性心动过速**

目前对于室速的治疗一般遵循的原则：①无器质性心脏病者发生非持续性短暂室速，如无症状或血流动力学影响，治疗同室性期前收缩；②持续性室速发作，无论有无器质性心脏病，均应给予治疗；③有器质性心脏病的非持续性室速亦应考虑治疗。

（1）终止室速发作：室速患者如无显著血流动力学障碍，首选利多卡因静脉注射后静脉持续滴注，首次剂量为50～100mg，必要时5～10分钟后重复。发作控制后应继续用利多卡因静脉滴注维持24～48小时以防复发，维持量每分钟1～4mg。其他药物可选用：普罗帕酮、胺碘酮、索他洛尔、普鲁卡因胺、溴苄胺等。如患者已发生低血压、休克、心绞痛、脑部血流灌注不足等危急表现时，应迅速施行同步直流电复律。洋地黄中毒引起的室性心动过速，不宜用电复律，应给予药物治疗。

（2）预防复发：①应努力寻找和治疗诱发室速持续的各种可逆性病变，如缺血、低血压、低血钾等；对于某些特殊类型的室性心动过速，如尖端扭转型室性心动过速，因其病因不同，应努力寻找和消除导致QT延长的病变和停用有关药物，治疗可使用镁盐、异丙肾上腺素，禁用ⅠA、ⅠC类、Ⅲ类能使QT延长的抗心律失常药物。起搏治疗可做首选。β-受体阻滞剂通过改善心肌缺血能降低心肌梗死后猝死发生率；维拉帕米对大多数室速的预防无效，但可应用于"维拉帕米敏感性室速"患者。②单一药物治疗无效时，可联合应用作用机制不同的药物，各自用量均可减少，而不应使用单一药物大剂量治疗，以免增加药物的不良反应。③抗心律失常药物亦可与埋藏式心室或心房起搏装置合用，治疗复发性室性心动过速。埋藏式心脏自动除颤复律器、导管消融术、外科手术等已应用于一些病例的治疗。对某些冠心病心肌梗死合并室速的患者，冠脉旁路移植手术亦可能有效。

三、扑动与颤动

当自发性异位搏动的频率超过心动过速的范围时，即形成扑动或颤动。根据异位搏动起源的部位不同可分为心房扑动与颤动、心室扑动与颤动。心房颤动是仅次于期前收缩的常见心律失常，较心房扑动多见。心室扑动与颤动是最危重的心律失常。

【病因】

心房扑动与颤动的病因基本相同，绝大多数见于器质性心脏病患者，最常见于风湿性心脏病二尖瓣狭窄、冠心病、心肌病及甲状腺功能亢进、洋地黄中毒等；心室扑动与颤动常为器质性心脏病及其他疾病患者临终前发生的致命性心律失常，临床多见于急性心肌梗死、心肌病、严重缺氧、缺血、严重低血钾、洋地黄或胺碘酮中毒、电击伤等。

【临床表现】

1. 心房扑动与颤动

其临床症状取决于心室率的快慢，如心室率不快者可无任何症状，心室率快者则可有心悸、胸闷、头晕、乏力、心绞痛等症状。心房扑动者听诊时心律可规则，亦可不规则。心房颤动者听诊第一心音强弱变化不定，心律绝对不规则，心室率快时有脉搏短绌发生。另外，心房颤动是心力衰竭的最常见诱因之一，还易引起心房内附壁血栓的形成，部分血栓脱落可引起体循环动脉栓塞，常见脑栓塞、肢体动脉栓塞、视网膜动脉栓塞等。

2. 心室扑动与颤动

其临床表现基本无差别，一旦发生，患者迅速出现意识丧失、抽搐、继之呼吸停顿甚至死亡。听诊心音消失，脉搏触不到，血压也无法测到。

【治疗要点】

1. 心房扑动

应针对原发疾病进行治疗。转复心房扑动最有效的办法是同步直流电复律术，通常应用低于50J的电能即可转复。普罗帕酮、胺碘酮对转复及预防心房扑动复发有一定的疗效；钙通道阻滞剂如维拉帕米或地尔硫卓，对控制心房扑动的快速心室率亦有效；对发作频繁的心房扑动的心室率的控制，可选洋地黄类制剂，但常需较大剂量。部分患者可行射频消融术以求根治。

2. 心房颤动

除积极寻找和治疗原发疾病及诱发因素外，还应：①对阵发性心房颤动，如持续时间短、发作不频繁、自觉症状不明显者无须特殊治疗。②对发作时间长、频繁、发作时症状明显者，可给予洋地黄、维拉帕米、普罗帕酮、胺碘酮等药物治疗。如药物治疗无效可施行导管消融术，如失败可消融房室结-希氏束，同时植入起搏器。③对持续心房颤动者，可应用洋地黄类药物控制心室率。如有复律适应证者，可采用胺碘酮做药物复律，但最有效的复律手段仍为同步直流电复律术。慢性房颤者栓塞的发生率较高，如无禁忌应采用抗凝治疗。

3. 心室扑动及颤动

应争分夺秒进行抢救，尽快恢复有效的心脏收缩，包括胸外心脏按压、人工呼吸、立即静脉注射利多卡因 50～100mg 或其他复苏药物，如阿托品、肾上腺素。如心电图示颤动波高而大、频率快，应立即采用非同步直流电复律术及进一步心肺复苏。

四、心脏传导阻滞

冲动在心脏传导系统传导时，在任何部位均可能发生传导缓慢或阻滞，若发生在窦房结与心房之间称窦房传导阻滞；发生在心房与心室之间称房室传导阻滞；发生在心房内称房内传导阻滞；发生在心室内称室内传导阻滞。依据阻滞的严重程度又可分为三度，一度、二度又称为不完全性传导阻滞，三度则为完全性传导阻滞，此时全部冲动均不能被传导。下面重点介绍房室传导阻滞。

房室传导阻滞（AVB）又称房室阻滞，指房室交界区脱离了生理不应期后，心房冲动传导延迟或不能传导至心室，可发生在房室结、希氏束、双束支等不同的部位。

【病因】

运动员等健康人常可在夜间出现不完全性房室传导阻滞，可能与迷走神经张力增高有关。但临床上最常见的病因为器质性心脏病，如冠状动脉痉挛、急性心肌梗死、病毒性心肌炎、急性风湿热、感染性心内膜炎、心肌病、钙化性主动脉瓣狭窄、先天性心血管病、原发性高血压等，其他病因如药物中毒（洋地黄）、电解质紊乱、心脏肿瘤、心脏手术、甲状腺功能低下、Lev 病（心脏纤维支架的钙化与硬化）等。

【临床表现】

（1）一度房室传导阻滞：患者除有原发病症状外，通常无其他症状，听诊第一心音强度减弱。

（2）二度房室传导阻滞：分为莫氏Ⅰ型与Ⅱ型。Ⅰ型又称文氏型房室传导阻滞，患者可有心悸与心搏脱漏感，听诊第一心音强度逐渐减弱并有心搏脱漏；Ⅱ型病人可有头晕、乏力、心悸、胸闷等症状，有间歇性心搏脱漏，但第一心音强度恒定，该型易发展成完全性房室传导阻滞。

（3）三度房室传导阻滞：临床症状取决于心室率的快慢与伴随病变，患者可出现疲倦、乏力、头晕、血压偏低、心绞痛及心力衰竭；如心室率过慢导致脑缺血，则可出现暂时性意识丧失，甚至抽搐，即阿—斯综合征，严重者可发生猝死；听诊第一心音强度不等，第二心音可呈正常或反常分裂，可闻及响亮亢进的第一心音，当心房与心室同时收缩时，颈静脉处会出现巨大的 α 波（大炮波）。

【治疗要点】

应针对不同病因进行治疗。

1. 一度或二度Ⅰ型房室传导阻滞

心室率不太慢且无临床症状者，除必要的针对原发病进行治疗外，心律失常本身无须进行治疗。

2. 二度Ⅱ型或三度房室传导阻滞

心室率慢并影响血流动力学，应及时提高心室率以改善症状，防止发生阿-斯综合征。常用药物：①阿托品：每次 0.5～2mg 静脉注射，可提高房室阻滞的心率，适用于阻滞位于房室结的患者；②异丙肾上腺素：每分钟 $1\sim4\mu g$ 静脉滴注，可用于任何部位的房室传导阻滞，但对急性心肌梗死患者要慎用，因可能导致严重室性心律失常；③对心室率低于每分钟 40 次、症状严重者，特别是曾有阿—斯综合征发作者，应首选临时性或永久性心脏起搏治疗。

五、心律失常患者的护理

【常见护理诊断/问题】

1. 活动无耐力

与心律失常导致心排血量减少有关。

2. 有受伤的危险

与心律失常引起晕厥有关。

3. 潜在并发症

猝死、心力衰竭。

4. 焦虑

与心律失常反复发作、治疗效果欠佳有关。

【护理措施】

1. 体位、活动与休息

二度Ⅱ型或三度房室传导阻滞、持续性室性心动过速、窦性停搏等严重心律失常的患者应卧床休息，以减少心肌耗氧量。当心律失常发作导致胸闷、心悸、头晕等不适时，采取高枕卧位、半卧位或其他安全、舒适体位，尽量避免左侧卧位，因左侧卧位时患者常能感觉到心脏的搏动而使不适感加重。卧床期间加强生活护理，避免突然变化体位，必要时加床档。对无器质性心脏病的良性心律失常的患者，评估其活动受限的原因、活动方式与活动量，与患者及家属共同制订活动计划，鼓励患者适当活动，告诉患者限制最大活动量的指征及活动时需有家属陪伴，保证充分的休息与睡眠，避免过度劳累。

2. 饮食护理

给予富含维生素、易消化、清淡饮食，避免辛辣、刺激性食物，避免进食过快、过饱，预防便秘。

3. 给氧

伴有呼吸困难、发绀等缺氧表现时，遵医嘱给予氧气吸入。

4. 心电监护

严重心律失常的患者，应持续给予心电监护，严密监测心率、心律、心电图、血压及血氧饱和度的变化。发现频发（在每分钟 5 次以上）、多源性、成对的或呈 R-on-T 现象的室性期前收缩、二度Ⅱ型房室传导阻滞、三度房室传导阻滞、室性心动过速、窦性停搏等，应立即报告医师，协助采取积极的处理措施。安放监护电极前注意清洁皮肤，电极放置部位应避开胸骨右缘 2、3 肋间及心前区，以免影响做心电图和紧急电复律。每 $1\sim2$ 天或在发现电极松动时更换电极，观察局部皮肤有无发红、发痒等过敏反应，必要时给予抗过敏药物。

5. 做好抢救准备

对于严重心律失常的患者应留置静脉导管，备齐治疗心律失常的药物及其他抢救药品、除颤器、临时起搏器等，一旦发生意识突然丧失、抽搐、大动脉搏动消失、呼吸停止、血压测不到等应立即配合医师抢救,给予心脏按压、人工呼吸、电复律或安装临时起搏器等。

6. 用药护理

严格按医嘱给予抗心律失常药物,以纠正因心律失常引起的心排血量减少,改善机体缺氧状况,提高活动耐力。口服药应按时按量服用;静脉注射药物(如普罗帕酮、维拉帕米)时速度应缓慢;静脉滴注速度严格遵医嘱执行,尽量用输液泵调节滴数,必要时监测心电图。注意用药过程中及用药后的心率、心律、血压、脉搏、呼吸、意识的变化,及时判断疗效和有无不良反应。常见抗心律失常药物的不良反应如下:

(1)利多卡因:心力衰竭,肝、肾功能不全,酸中毒和老年患者应用利多卡因时,半衰期明显延长,应减少剂量,否则可致中枢神经系统毒性反应和心血管系统不良反应,可表现为眩晕、视物不清、嗜睡、感觉异常,严重者可有谵妄、昏迷,偶有窦房结抑制、传导阻滞、低血压、抽搐等。

(2)普罗帕酮:不良反应较小,可有神经系统及胃肠道反应,如眩晕、口内金属味、视力模糊、手指震颤及恶心、呕吐等。少数患者可出现窦房结抑制、房室传导阻滞和低血压,亦可使心力衰竭、支气管痉挛加重。

(3)普萘洛尔:可出现低血压、心动过缓、心力衰竭等不良反应,还可加重哮喘与慢性阻塞性肺部疾病,糖尿病患者可能引起低血糖、乏力。

(4)胺碘酮:肺纤维化是其最严重的不良反应,还可发生转氨酶升高、光过敏、角膜色素沉着,胃肠道反应如恶心、呕吐、排便习惯改变,甲状腺功能亢进或减退,心脏方面反应如心动过缓、房室传导阻滞或因 QT 间期过度延长而致尖端扭转型室速。

(5)维拉帕米:偶有肝毒性,增加地高辛血中浓度,有负性肌力作用与延缓房室传导作用,可致低血压。

(6)腺苷:可有皮肤潮红、胸部压迫感、呼吸困难等不良反应,但持续时间通常较短,可为一过性。

7. 心理护理

做好心律失常相关知识的宣教,避免发作时的不适让患者感到恐惧及反复发作给患者带来焦虑,鼓励患者保持稳定乐观情绪,避免激动。

【健康指导】

(1)向患者及家属讲解心律失常的常见病因、诱因及防治等相关知识。

(2)对无器质性心脏病的心律失常患者,鼓励其正常工作和生活,建立健康的生活方式,注意劳逸结合、生活规律,保证充足的休息与睡眠,保持乐观、稳定的情绪,避免劳累、情绪激动、感染等,以防止诱发心力衰竭。

(3)有晕厥史的患者避免从事高空作业、驾驶等有危险的工作,有头昏、黑矇时要立即原地平卧,以免晕厥发作时摔伤或发生其他意外。

(4)嘱患者多进食含纤维素丰富的食物,戒烟酒,避免摄入刺激性食物如辣椒、咖啡、浓茶等。避免饱餐,保持大便通畅,心动过缓患者避免排便时屏气,以免兴奋迷走神经而加重心动过缓。

(5)说明按医嘱服抗心律失常药物的重要性,嘱患者不可自行减量、停药或擅自改服其他药物;教会患者观察药物疗效和不良反应,嘱有异常时及时就诊。

（6）教会患者自测脉搏的方法以利于自我病情监测；对反复发生严重心律失常危及生命者，教会家属心肺复苏术以备急救。

第三节　心脏瓣膜病

心脏瓣膜病是由于炎症、退行性改变、黏液样变性、先天性畸形、缺血性坏死、创伤等原因引起的心脏单个或多个瓣膜（包括瓣叶、瓣环、腱索、乳头肌）的功能或结构异常，导致瓣口狭窄和（或）关闭不全。二尖瓣最常受累，其次为主动脉瓣，心室和主动脉、肺动脉根部严重扩张也可产生相应房室瓣和半月瓣的相对性关闭不全。

风湿性心脏瓣膜病简称风心病，是风湿性炎症过程所致的瓣膜损害，主要累及 40 岁以下人群，女性多于男性。近年来由于人民群众生活水平的日益提高，居住与工作条件的不断改善以及青霉素等药物在预防和治疗链球菌感染的广泛应用，我国风心病的人群患病率已有所下降，但仍是我国最常见的心脏病之一。瓣膜黏液样变性和老年人的瓣膜钙化在我国呈日益增多趋势。

一、二尖瓣狭窄

二尖瓣狭窄在风湿性心瓣膜病中最常见，单纯二尖瓣狭窄约占风心病的 25%。

【病因】

风湿热是最常见的病因，2/3 的感染者为女性，约半数患者无明显急性风湿热史，但大多有反复链球菌性扁桃体炎或咽炎史。患者在至少急性风湿热两年后才能形成明显的二尖瓣狭窄，但多次发生风湿热则出现狭窄较早。二尖瓣狭窄常伴有关闭不全及主动脉瓣病变。结缔组织病或先天性畸形，如系统性红斑狼疮心内膜炎为二尖瓣狭窄的罕见病因。

【临床表现】

1. 症状

代偿期无症状或仅有轻微症状；失代偿期可有以下症状。

（1）呼吸困难：为最常见的早期症状，可随狭窄的加重出现劳力性呼吸困难、静息时呼吸困难、夜间阵发性呼吸困难、端坐呼吸甚至急性肺水肿。

（2）咳嗽：常见，尤其冬季明显；患者平卧时出现干咳。

（3）咯血：夜间阵发性呼吸困难或咳嗽后，咳痰呈血性或带有血丝；重度二尖瓣狭窄时大咯血可为首发症状；急性肺水肿时咳粉红色泡沫样痰。

（4）其他：右心受累期可表现为食欲下降、恶心、腹胀、少尿、水肿等。

2. 体征

重度二尖瓣狭窄常有"二尖瓣面容"，即双颧绀红。

（1）二尖瓣狭窄的心脏体征：听诊心尖部可闻及第一心音亢进和开瓣音，提示瓣膜弹性及活动度尚好；如第一心音减弱或开瓣音消失提示瓣叶钙化僵硬；心尖部可闻及局限、不传导的低调的隆隆样舒张中晚期杂音，常可触及舒张期震颤；在舒张晚期，窦性心律时杂音较强，心房颤动时杂音较弱。

（2）肺动脉高压和右心室扩大的心脏体征：肺动脉高压时在肺动脉瓣区可闻及第二心音

亢进伴分裂；伴肺动脉扩张时可在胸骨左缘第二肋间闻及递减型高调叹气样舒张早期杂音，称 Graham Steel 杂音；右心室扩大可见心前区心尖冲动比较弥散，伴相对性三尖瓣关闭不全时，在三尖瓣区可闻及全收缩期吹风样杂音，吸气时加强。

3. 并发症

（1）心房颤动：心房颤动为早期的常见并发症，可为患者就诊的首发症状，也可为首次呼吸困难发作的诱发因素以及患者体力活动受限的开始。开始可为阵发性，此后可发展为慢性心房颤动，并成为诱发心力衰竭、栓塞、急性肺水肿的主要原因之一。

（2）血栓栓塞：20％的患者可发生体循环栓塞，以脑动脉栓塞最多见，其次可见于下肢动脉，肠系膜动脉、视网膜中央动脉等。心房颤动、左心房增大、栓塞史或心排血量明显降低为其危险因素。

（3）右心衰竭：为晚期常见并发症，临床表现为右心衰竭的症状和体征。

（4）肺部感染：较常见，为诱发心力衰竭的主要原因之一。

（5）急性肺水肿：为重度二尖瓣狭窄的严重并发症，如未及时抢救，往往导致死亡。

（6）感染性心内膜炎：较少见。

【治疗要点】

1. 一般治疗

包括预防风湿热复发；呼吸困难者减少体力活动，限制钠盐摄入，口服利尿剂，避免和控制急性感染、贫血等诱发急性肺水肿的因素；定期复查。

2. 并发症的处理

（1）大量咯血：患者取坐位，应用镇静剂、止血剂及利尿剂。

（2）急性肺水肿：处理与急性左心衰竭所致肺水肿基本相同，区别在于需避免使用以扩张小动脉、减轻心脏后负荷为主的血管扩张剂，并只在心房颤动伴快速心室率时应用正性肌力药。

（3）心房颤动：治疗以控制心室率、争取恢复和保持窦性心律、预防血栓栓塞为目的。一般急性发作应用药物及电复律，慢性者应用介入或手术治疗狭窄。

（4）预防栓塞：二尖瓣狭窄合并心房颤动者，若无禁忌，应长期服用抗凝剂如华法林，预防血栓形成及栓塞的发生。

3. 介入和手术治疗

为本病治疗的有效方法，在二尖瓣口面积小于 $1.5cm^2$ 并伴有症状时应用，包括经皮球囊二尖瓣成形术、闭式分离术、直视分离术、人工瓣膜置换术。

二、二尖瓣关闭不全

二尖瓣关闭不全常与二尖瓣狭窄同时存在，亦可单独存在。

【病因】

二尖瓣结构（瓣叶、瓣环、腱索、乳头肌）和左心室结构任何部分的异常均可导致二尖瓣关闭不全。

1. 瓣叶病变

风湿性损害引起瓣膜增厚、僵硬、缩短和连接处融合，使心室收缩时两瓣叶不能紧密闭合；二尖瓣脱垂影响二尖瓣关闭；感染性心内膜炎引起瓣叶破坏；肥厚型心肌病收缩期瓣异常运动导致二尖瓣关闭不全等。

2. 瓣环扩大

任何原因引起的左心室扩大均可导致二尖瓣瓣环扩大，二尖瓣瓣环退行性变和钙化可引起关闭不全。

3. 腱索病变

先天性腱索过长或获得性腱索断裂缩短及融合均可引起二尖瓣关闭不全。

4. 乳头肌病变

冠状动脉供血不足可引起乳头肌功能失调，急性心肌梗死可发生乳头肌坏死，二者均可引起二尖瓣不同程度的关闭不全。

【临床表现】

1. 症状

轻度二尖瓣关闭不全仅有较轻的劳力性呼吸困难，严重反流时有心排血量减少，首先出现的突出症状是疲乏无力，肺淤血的症状如呼吸困难出现较晚。

2. 体征

心尖冲动向左下移位，心脏向左下扩大。心尖部第一心音减弱，全收缩期粗糙的高调一贯型吹风样杂音，向左腋下、左肩胛下区传导。

3. 并发症

与二尖瓣狭窄相似，但感染性心内膜炎发生率较二尖瓣狭窄高，而体循环栓塞较二尖瓣狭窄少见。

【治疗要点】

1. 一般治疗

包括预防感染性心内膜炎及风湿热复发；定期随访。

2. 并发症的处理

（1）心房颤动：治疗基本同二尖瓣狭窄，有体循环栓塞史或超声检查见左心房血栓者应长期抗凝治疗。

（2）心力衰竭：限制钠盐摄入，可应用利尿剂、血管转换酶抑制剂、β-受体阻滞剂和洋地黄制剂。

3. 手术治疗

包括瓣膜修补术和人工瓣膜置换术。

三、主动脉瓣狭窄

主动脉瓣狭窄常与二尖瓣病变合并发生。

【病因】

1. 风湿性心脏病

风湿炎症导致瓣膜交界处粘连、融合，瓣叶纤维化、钙化、僵硬和挛缩畸形，使其开放受限，引起狭窄。主动脉瓣狭窄大多合并关闭不全或二尖瓣病变。

2. 先天性畸形

先天性二尖瓣畸形为成人孤立性主动脉瓣狭窄的常见病因。

3. 退行性老年钙化性主动脉瓣狭窄

为 65 岁以上老年人单纯性主动脉狭窄的常见原因。

【临床表现】

1. 症状

出现较晚,呼吸困难、心绞痛和晕厥为典型主动脉狭窄常见的三联征。

(1) 呼吸困难:劳力性呼吸困难为 90％以上有症状患者的首发症状,由肺淤血引起,进而可发生夜间阵发性呼吸困难、端坐呼吸和急性肺水肿。

(2) 心绞痛:见于 60％的有症状患者,常由体力活动诱发,休息后缓解,主要由心肌缺血引起。

(3) 晕厥:见于 30％的有症状患者,多发生于直立、运动中或运动后即刻,少数在休息时发生,由体循环动脉压下降、脑循环灌注压降低、脑缺血引起。

2. 体征

心尖冲动相对局限,持续有力;在胸骨右缘第二肋间或胸骨左缘第三肋间可闻及响亮的、吹风样、粗糙的收缩期杂音,向颈部、胸骨左下缘和心尖区传导,常伴震颤。第一心音正常,第二心音减弱。动脉脉搏上升缓慢、细小而持续(细迟脉)。晚期收缩压和脉压均下降。

3. 并发症

(1) 心律失常:约 10％的患者可发生心房颤动,致左心房内压急剧升高和心排血量明显减少时可出现严重低血压、晕厥或急性肺水肿;主动脉瓣钙化累及传导系统可致房室传导阻滞;左心室肥厚、心肌缺血可致室性心律失常。

(2) 猝死:一般发生于有症状者。

(3) 其他:感染性心内膜炎、体循环栓塞、心力衰竭、胃肠道出血(退行性老年钙化者)均较少见。

【治疗要点】

1. 内科治疗

主要目的为观察狭窄进展情况,为有手术指征的患者选择合理手术时间;包括预防感染性心内膜炎及风湿热复发,预防心房颤动、心绞痛发作和心力衰竭的发生。

2. 手术治疗

人工瓣膜置换术为治疗成人主动脉瓣狭窄的主要方法,重度狭窄伴心绞痛、晕厥或心力衰竭为手术的主要指征。儿童和青少年可在直视下行瓣膜交界处分离术。

四、主动脉瓣关闭不全

主动脉瓣关闭不全是常见心脏瓣膜病之一,常与二尖瓣狭窄同时存在。

【病因】

1. 风湿性心脏病

约占 2/3,常合并二尖瓣损害。

2. 感染性心内膜炎

赘生物致主动脉瓣膜穿孔或瓣周脓肿,为单纯性主动脉瓣关闭不全的最常见病因。

3. 创伤

心胸部钝挫伤伤致主动脉根部，造成瓣叶破损或急性脱垂。

4. 主动脉夹层

夹层血肿致使主动脉瓣环扩大。

5. 主动脉瓣黏液样变

致使瓣叶舒张期脱垂进入左心室。

【临床表现】

1. 症状

急性早期可无症状，或仅有心悸、心前区不适、头部动脉强烈搏动感等；病变严重时可出现左心衰竭的表现，常有直立性头晕，心绞痛较主动脉瓣狭窄时少见，晕厥罕见；严重者可出现急性左心衰竭和严重低血压。

2. 体征

急性者常表现为心动过速，第一心音减弱，第三心音常见；慢性者为心尖冲动向左下移位，呈抬举性搏动；胸骨左缘第 3、4 肋间可闻及舒张期高调叹气样递减型杂音，向心尖部传导，坐位前倾、深呼气时容易听到；重度反流者，常可在心尖区听到舒张中晚期隆隆样杂音（Austin-Flint 杂音），严重的主动脉反流使左心室舒张压快速升高，导致二尖瓣已处于半关闭状态；收缩压升高，舒张压降低，脉压增大；外周血管征常见，包括点头征、水冲脉、毛细血管搏动征、股动脉枪击音等。

3. 并发症

左心衰竭为其主要并发症，亚急性感染性心内膜炎亦较常见，可发生室性心律失常，但猝死少见。

【治疗要点】

1. 一般治疗

预防风湿热复发，定期随访。

2. 手术治疗

人工瓣膜置换术为严重主动脉关闭不全的主要治疗方法，应在不可逆的左心室功能不全发生之前进行。

五、心脏瓣膜病患者的护理

【常见护理诊断/问题】

1. 体温过高

与风湿活动或合并感染有关。

2. 潜在并发症

心力衰竭、栓塞。

【护理措施】

1. 休息

急性期及左心房内有巨大附壁血栓者应绝对卧床休息，限制活动量，协助生活护理，以减少机体消耗及防止血栓脱落造成其他部位栓塞。病情允许时应鼓励并协助患者活动下肢、按摩及用温水泡脚或下床，防止下肢深静脉血栓形成。待病情好转后再逐渐增加活动量，避免劳累和情绪激动，预防上呼吸道感染，以免诱发心力衰竭。

2. 饮食护理

给予高蛋白、高维生素、清淡、易消化饮食，以促进机体恢复，但避免进食富含维生素K的深色绿叶菜如菠菜，以免影响抗凝治疗效果。

3. 病情观察

注意观察患者的神志、肢体活动，警惕脑及外周动脉栓塞；观察体温变化，发热患者每4小时测量体温1次，辨别热型，以协助诊断；观察有无风湿活动的表现，如皮肤环形红斑、皮下结节、关节红肿及疼痛不适等；监测其他生命体征，评估患者有无呼吸困难、乏力、心悸、食欲减退、尿少等症状；检查有无肺部湿性啰音、肝大、颈静脉怒张、身体低垂部位水肿等心力衰竭体征。

4. 降温及基础护理

体温超过38.5℃时予以物理降温或遵医嘱给予药物降温，30分钟后测量体温并记录降温效果；出汗多的患者及时擦干汗液，勤换衣裤、保持被褥干燥，防止受凉；做好口腔护理，保持口腔清洁。

5. 栓塞发生时的护理

评估栓塞发生的危险因素，阅读患者的超声心动图及心电图报告，注意患者有无心房、心室扩大及附壁血栓，有无心房颤动，一旦发生脑及体循环栓塞征象，需立即报告医师，遵医嘱给予溶栓、抗凝治疗及配合抢救。

6. 用药护理

遵医嘱给予抗生素、抗风湿、抗心律失常、抗血小板聚集及血管活性药物，注意观察各种药物的疗效和不良反应，如青霉素及头孢类药物易引起过敏反应，用药前需询问有无过敏史及给予皮试。阿司匹林可导致胃肠道反应、柏油样便、牙龈出血等，不宜空腹服用。抗心律失常及血管活性药物要匀速输入，避免出现血压突然下降。

【健康指导】

（1）告诉患者及家属本病的病因和病程进展特点，说明本病治疗的长期性，鼓励患者树立信心，坚持治疗以控制病情进展。有手术适应证者劝导患者尽早择期手术，以免失去最佳手术时机。

（2）日常生活中尽可能改善居住环境中潮湿、寒冷、阴暗等不良条件；保持居室内空气流通、温暖、干燥，阳光充足。平时注意防寒保暖，尽量避免呼吸道感染，一旦发生感染，要立即用药治疗，预防风湿活动。

（3）指导患者合理休息、适当锻炼，心境平和、情绪稳定，加强营养以提高机体抵抗力。教育家属理解患者的病情并给予生活上的照顾与支持。

（4）告诉患者及家属在患者施行拔牙、内镜检查、导尿术、人工流产、分娩等手术前，主动告诉医师自己有风心病病史，以便于预防性使用抗生素。

（5）育龄妇女要根据心功能情况，在医师指导下控制好妊娠与分娩时机；病情较重不能妊娠与分娩者，向患者及家属做好解释工作。

（6）告诉患者坚持按医嘱服药的重要性，提供有关药物使用的书面资料，并定期随诊复查，防止病情进展。

第四节　冠状动脉粥样硬化性心脏病

冠状动脉粥样硬化性心脏病指冠状动脉发生粥样硬化，引起血管管腔狭窄、闭塞和（或）因冠状动脉痉挛导致心肌缺血缺氧，甚至坏死而引起的心脏病，简称冠心病，亦称缺血性心脏病。冠状动脉粥样硬化性心脏病是动脉粥样硬化导致器官病变的最常见类型，也是严重危害人民健康的常见病。本病多发生在 40 岁以后，发病率男性多于女性。目前，在我国本病发病率呈逐年上升趋势。

【病因】

本病是多种因素作用于不同环节所致，这些因素称为危险因素或易患因素。

1. 血脂异常

目前认为脂质代谢异常是冠状动脉粥样硬化最重要的危险因素。总胆固醇（TC）、三酰甘油（TG）、低密度脂蛋白（LDL）或极低密度脂蛋白（VLDL）增高；高密度脂蛋白尤其是它的亚组分Ⅱ（HDLⅡ）减低，载脂蛋白 A（Apo A）降低和载脂蛋白 B（Apo B）增高都被认为是危险因素。新近研究认为脂蛋白增高是独立的危险因素。

2. 高血压

临床资料表明，高血压患者冠状动脉粥样硬化性心脏病发生率明显增高，收缩压和舒张压增高都与本病关系密切。高血压患者患本病者较血压正常者高 3～4 倍，冠状动脉粥样硬化患者 60%～70%患有高血压。

3. 吸烟

吸烟者血中碳氧血红蛋白浓度达 20%～30%，可造成动脉壁氧含量不足，内膜下层脂肪酸合成增多，前列环素释放减少，使血小板在动脉壁黏附聚集，促进冠状动脉粥样硬化的形成。另外，烟草中所含尼古丁可直接引起心肌损害及冠状动脉痉挛。吸烟者与不吸烟者比较，本病的发病率和病死率增高 2～6 倍，且与每天吸烟的支数成正比；被动吸烟也是危险因素。

4. 糖尿病和糖耐量异常

糖尿病患者中本病发病率比非糖尿病患者高 2 倍以上，且能加速病变进展；本病患者常见糖耐量减低。

5. 年龄、性别

本病多见于 40 岁以上人群，近年来有年轻化趋势，49 岁以后进展较快。男性比女性发病率高，但女性绝经期后发病率迅速增高。

6. 其他

①肥胖（体重超出标准体重 20%以上）；②缺少体力活动、工作紧张、压力大的脑力工作者；③经常进食高热量、高胆固醇、高糖和高盐食物者；④A 型性格者，性格急躁、好胜心强、不注意劳逸结合者；⑤具有冠心病家族史者；⑥长期服用避孕药者等。

一、稳定型心绞痛

稳定型心绞痛指在冠状动脉粥样病变管腔狭窄的基础上，由于心肌负荷增加，引起心肌急剧的、暂时的缺血、缺氧所导致的以发作性胸痛或胸部憋闷感为主要表现的临床综合征。情绪激动、劳累、饱餐、受凉等为常见诱因。胸痛常为压榨性，持续数分钟，休息或应用硝酸酯制剂后缓解。

【病因】

冠状动脉粥样硬化是本病的基本病因。在正常情况下，冠状动脉循环血量有很大的储备，运动、心动过速使心肌氧耗量增加时，可通过神经体液的调节，扩张冠状动脉，增加冠脉血流量进行代偿，故正常人不出现心绞痛。当冠状动脉病变导致管腔狭窄或血管扩张性减弱时，限制了血流量的增加，但心肌的供血量相对比较稳定，不发生心绞痛。而一旦病变导致管腔闭塞、不稳定粥样斑块破裂或糜烂，血小板聚集形成血栓或心脏负荷突然增加（如体力活动、情绪激动、冠状动脉痉挛以及发生左心衰竭），使心肌张力增加、心肌收缩力加强、心率增快，从而使心肌氧耗量增加，心肌对血液的需求量增加，而此时，冠脉血流量不能相应增加来满足心肌代谢的需要，引起心肌急剧的、暂时的缺血、缺氧，心绞痛发作。痛觉可能是在缺血、缺氧的情况下，心肌内积聚过多的代谢产物如乳酸、丙酮酸等酸性物质或类似激肽的多肽类物质，刺激心脏内自主神经的传入神经纤维末梢，经 1～5 胸交感神经节和相应脊髓段传至大脑而产生。

【临床表现】

1. 症状

以发作性胸痛为主要临床表现，疼痛的特点如下。

（1）部位：主要位于胸骨体上段或中段之后，可波及心前区，范围有手掌大小，界限不很清楚；常放射至左肩、左臂内侧达环指和小指，或至咽、颈、背、下颌部等。

（2）性质：常为压迫、紧缩或发闷感，也可有烧灼感，但不是锐痛或刺痛，偶伴濒死恐惧感。发作时，患者常不自觉地停止原来的活动，直至症状缓解。

（3）诱因：常因体力劳动或情绪激动而诱发，也可在饱餐、寒冷、吸烟、心动过速时发病。疼痛发生在体力劳动或激动的当时。

（4）持续时间：疼痛出现常呈逐渐加重，达一定程度后持续一段时间再逐渐消失，一般为 3～5 分钟，很少超过 30 分钟。可数天、数周发作 1 次，亦可一天内多次发作。

（5）缓解方式：一般在停止诱发因素、休息或舌下含服硝酸甘油后缓解。

2. 体征

平时一般无异常体征。心绞痛发作时常表现为血压升高、心率增快，面色苍白、表情焦虑、皮肤冷汗，有时心尖部可出现第四心音、暂时性收缩期杂音。

【治疗要点】

心绞痛治疗应达到两个目标，即缓解急性发作和预防再发作。

（一）发作时的治疗

1. 休息

发作时应立即休息。一般患者在停止活动后症状即可缓解。

2. 药物治疗

较严重的发作，需选用作用快、疗效高的硝酸酯制剂。这类药物可扩张冠状动脉，增加冠脉的循环血量，还可通过扩张周围血管，减少静脉回心血量，降低心室内容量及心室腔内压力，降低心排血量和血压，从而减轻心脏前、后负荷和心肌氧耗量，缓解心绞痛。常用药物：①硝酸甘油片：0.3～0.6mg，舌下含服，1～2分钟起效，作用持续约30分钟。可重复使用不超过3次，每次间隔5分钟。长期反复应用可产生耐药性而使药效降低，停用10小时以上，又可恢复有效。②硝酸异山梨醇酯：每次剂量5～10mg，舌下含服，2～5分钟起效，作用维持2～3小时，也可应用喷雾吸入剂。烦躁不安、疼痛剧烈者可遵医嘱使用镇静剂或肌内注射吗啡5～10mg。

（二）缓解期的治疗

1. 一般治疗

应尽量避免如过度劳累、情绪紧张或激动、暴饮暴食、大量吸烟饮酒等诱发或加重冠心病的危险因素，高血压、高脂血症、糖尿病等应积极治疗，控制病情进展。

2. 药物治疗

使用作用持久的抗心绞痛药物，可单独选用、交替应用或联合应用。

（1）硝酸酯制剂：①硝酸异山梨醇酯片剂：口服，每次5～10mg，每天2～3次，服后30分钟起效，持续3～5小时；②缓释制剂：药效可维持12小时，每次20mg，每天2次；③长效硝酸甘油制剂：如2%硝酸甘油油膏（橡皮膏贴片）涂（贴）在胸前、上臂皮肤而缓慢吸收，适用于预防夜间心绞痛发作。

（2）β-受体拮抗剂：β-受体拮抗剂的抗心绞痛作用主要是通过抑制心脏β-肾上腺素能受体而减慢心率、降低血压、减弱心肌收缩力，降低心肌氧耗量。目前常用：①美托洛尔缓释片：47.5～190mg，每天1次，口服；②比索洛尔：5～10mg，每天1次，口服。本药与硝酸酯类药物有协同作用，易引起低血压，开始剂量应偏小，支气管哮喘、低血压及心动过缓的患者禁用；停用本药应逐渐减量停药，以免诱发心肌梗死。

（3）钙通道阻滞剂：钙通道阻滞剂能抑制钙离子流入细胞内，从而抑制心肌收缩，减少心肌氧耗；扩张冠状动脉，解除冠状动脉痉挛，改善心内膜下心肌的供血；扩张周围血管，降低动脉压，减轻心脏负荷；降低血液黏稠度，抗血小板聚集，改善心肌的微循环，适用于同时患有高血压的患者。常用口服药物：①维拉帕米：普通片，口服每次40～80mg，每天3次。缓释片每次240mg，每天1次。②硝苯地平控释片：口服每次30mg，每天1次。停用本药时宜逐渐减量直至停服，以免发生冠状动脉痉挛。

（4）抑制血小板聚集药物及抗凝药物：常用药物有阿司匹林（每天75～150mg）和氯吡格雷（每天75mg）。

（5）他汀类药物：他汀类药物能有效降低TC和LDL-C，还有稳定斑块、延缓斑块进展和抗炎等调脂以外的作用。所有冠心病患者，无论其血脂水平如何，均应给予他汀类药物，并根据目标LDL-C水平调整剂量。临床常用的他汀类药物包括辛伐他汀（20～40mg，每晚1次）、阿托伐他汀（10～80mg，每天1次）、普伐他汀（20～40mg，每晚1次）等。

（6）中药治疗：以"活血化淤"和"祛痰通络"法常用，并可配合针灸、按摩。

3. 血管重建治疗

①经皮冠状动脉介入治疗（percutaneous coronary intervention，PCI）：对符合适应证的心绞痛患者可行经皮冠状动脉腔内成形术及冠状动脉内支架置入术；②冠状动脉血管移植术（coronary artery bypass graft，CABG）：病情严重、药物治疗效果不佳、经冠状动脉造影后显示不适合介入治疗者应及时做冠状动脉血管移植术，简称冠脉搭桥术。

4. 其他治疗

高压氧、运动疗法等对增加冠脉血流量及氧含量、促进侧支循环的建立与发展、提高心肌细胞对缺氧的耐受力具有一定作用。

二、不稳定型心绞痛

目前，临床上趋向于将除典型的劳力型心绞痛以外的缺血性胸痛统称为不稳定型心绞痛（unstable angina pectoris，UAP），除变异型心绞痛具有短暂 ST 段抬高的特异性心电图变化仍为临床所留用外，原有心绞痛的其他分型命名均已弃用。

【病因】

冠状动脉内不稳定的粥样斑块破裂或糜烂基础上血小板聚集，伴有不同程度的表面血栓形成、冠状动脉痉挛，微血管痉挛导致缺血性心绞痛，虽然也可因劳力负荷诱发，但劳力负荷中止后胸痛不能缓解。

【临床表现】不稳定型心绞痛的胸痛及胸部不适的部位、性质与稳定型心绞痛相似，通常程度更重，持续时间更长，休息时也可发生，且常伴有相关症状如恶心、呕吐、心悸、呼吸困难、出汗等。表现为：①原稳定型心绞痛在 1 个月内疼痛发作的频率增加、程度加重、时限延长、诱因发生改变、硝酸酯类药物缓解作用减弱；②1 个月之内新发较轻负荷所诱发的心绞痛；③休息状态下发作或轻微活动即可诱发，发作时表现有 ST 段抬高的变异型心绞痛。此外，由于贫血、感染、甲亢、心律失常等原因诱发的心绞痛称为继发性不稳定型心绞痛。

临床上根据不稳定型心绞痛的严重程度不同，分为低度危险组、中度危险组和高度危险组。低度危险组是指过去 2 周内新发生的或原有劳力型心绞痛恶化加重，但无长时间（<20分钟）静息性胸痛。中度危险组就诊前 1 个月内（但近 48 小时内未发）发作 1 次或数次静息心绞痛及梗死后心绞痛，发作时 ST 下移>0.2mV，持续时间<20 分钟；心脏标记物轻度增高（即 $0.01\mu g < cTnT < 0.1\mu g$）。高度危险组缺血性症状 48 小时内恶化，疼痛时间>20 分钟，静息心电图 ST 段改变>0.05mV，心脏标记物明显增高（即 $cTnT > 0.1\mu g$）。

【治疗要点】

1. 一般治疗

绝对卧床休息 1～3 天，床边 24 小时心电监护，严密观察血压、脉搏、呼吸、心率、心律变化，给予吸氧。

2. 止痛治疗

烦躁不安、剧烈疼痛者可给予吗啡 5～10mg 皮下注射。硝酸甘油或硝酸异山梨酯含服或持续静脉滴注，直至症状缓解。另外，根据患者有无并发症等具体情况，选用钙通道阻滞剂或 β 受体阻滞剂等。

3. 抗栓（凝）治疗

应用阿司匹林、肝素或低分子肝素以防止血栓形成，阻止病情进展为心肌梗死。

4. 再灌注心肌治疗

包括经皮冠状动脉介入治疗（PCI）、药物溶栓治疗和冠状动脉旁路搭桥术（CABG）。

不稳定型心绞痛经治疗病情稳定，出院应继续强调抗凝治疗和降脂治疗，以促使斑块稳定。缓解期的进一步检查及长期质量方案与稳定型心绞痛相同。

【常见护理诊断/问题】

1. 疼痛：胸痛

与心肌缺血、缺氧有关。

2. 活动无耐力

与心肌氧的供需失调有关。

3. 潜在并发症

心肌梗死。

4. 知识缺乏

缺乏控制诱发因素及预防心绞痛发作的知识。

【护理措施】

1. 活动与休息

①心绞痛发作时立即停止正在进行的任何活动，就地休息，协助患者采取舒适的体位。②缓解后应评估心绞痛发作时患者的症状特点，诱发疼痛的体力活动类型、活动量及活动受限程度；为患者制订恰当的活动计划，在院执行计划时护士应观察患者在活动中有无呼吸困难、胸痛、脉搏过快等反应，一旦出现上述症状，应立即停止活动，并给予积极的处理，如立即报告医师、含服硝酸甘油、吸氧，必要时床旁心电监测。③告知患者及家属，适当运动有利于侧支循环的建立，还可提高患者的活动耐力；最大活动量以不引起心绞痛发作为度，避免参加竞技体育活动及做屏气用力动作。④不稳定性心绞痛应根据病情卧床休息1～3天，保证睡眠。

2. 饮食护理

应进食低热量、低脂、低胆固醇、低盐、高纤维素、易消化饮食，戒烟酒及辛辣食物，避免进食过快、过饱，防止便秘。

3. 病情观察

评估患者心绞痛发作时疼痛的部位、性质、程度、持续时间；严密观察血压、心电图变化和有无面色苍白、大汗、恶心、呕吐、紧张、恐惧等；嘱患者疼痛发作或加重时立即告诉护士和医师。

4. 给氧疼痛

发作时或伴有呼吸困难发绀者给予氧气吸入，维持血氧浓度达到95%以上。

5. 用药护理

①心绞痛发作时遵医嘱给予硝酸甘油0.3～0.6mg或硝酸异山梨酯5～10mg舌下含服，若服药后3～5分钟仍不缓解，可再服1次。②对于心绞痛发作频繁或含服硝酸甘油效

果差的患者，遵医嘱静脉滴注硝酸甘油。③烦躁不安，疼痛剧烈者可遵医嘱肌内注射吗啡5～10mg。④监测血压及心率的变化，注意滴速的调节，并嘱患者及家属切不可擅自调快滴速以免引起低血压。⑤部分患者用药后可出现面部潮红、头部胀痛、头晕、心动过速，应告诉患者是由于药物扩张血管所致，以解除其顾虑；用药时，嘱患者卧床休息，避免站立或行走。⑥应用他汀类药物时，注意观察其肝损害及肌肉疾病的副作用；用强化降脂治疗时，注意观察药物的安全性。⑦青光眼、低血压患者忌用硝酸酯类药物。

6. 心理护理

疼痛发作时要安慰患者，解除紧张不安情绪，以减少心肌的耗氧；患者疼痛缓解后，与其一起讨论引起心绞痛发作的诱因，总结缓解的方法，要减少或避免诱因如避免过度劳累，情绪过分激动、悲伤或恐惧以及寒冷刺激；说服患者保持情绪稳定，心情愉快，改变急躁易怒、争强好胜的性格等。

【健康指导】

（1）指导患者改变不良饮食方式，肥胖者应控制饮食，减轻体重；调整日常生活与工作量，避免从事紧张、工作强度及压力大的工作，适当进行体育锻炼和参加体力活动；告诉患者洗澡时应让家属知道，且不宜在饱餐或饥饿时进行，水温勿过冷过热，时间不宜过长，门不要上锁，以防发生意外。

（2）指导患者避免诱发心绞痛的心理因素，如改变争强好胜、急躁的性格，保持宽容态度和良好心情。

（3）教会患者发作时应采取的措施，如立即休息、避免紧张、马上服药、寻求帮助等。

（4）用药指导：①坚持按医嘱服药，自我监测药物不良反应，如头部胀痛、头晕、面部潮红、心悸、血压下降等，有此症状者服药后应平卧一段时间。②β-受体阻滞剂与钙通道阻滞剂合用时有过度抑制心脏的危险，应密切注意脉搏，发生心动过缓时应马上与医师联系或到医院就诊，不可随意减量或停药。③外出时随身携带硝酸甘油等；家中硝酸甘油应放在易取之处，用后放回原处，家属也应知道药物的位置，以便需要时能及时找到；长时间反复应用此类药物可产生耐受性而使药效降低，停用10小时以上后可恢复药效。此外，硝酸甘油见光易分解，应放在棕色瓶中，放于阴凉通风处，6个月更换一次，以防药物受潮、变质而失效。

（5）定期复诊：检查心电图、血液生化指标，积极控制和治疗高血压、糖尿病、高脂血症。

（6）紧急就医：嘱患者若疼痛发作比以往频繁、发作时程度加重且服用硝酸甘油不易缓解，伴出冷汗时，应立即由家属护送或拨打"120"等到医院就诊，警惕心肌梗死的发生。

三、心肌梗死

心肌梗死（myocardial infarction，MI）指在冠状动脉病变的基础上，因冠状动脉供血急剧减少或中断，使相应的心肌严重而持久地缺血导致心肌坏死。临床上表现为持久的胸骨后剧烈疼痛、白细胞计数和血清心肌坏死标记物增高、心电图进行性改变，部分患者可有发热，同时还可发生心律失常、休克或心力衰竭，属冠心病的严重类型。心肌梗死可发生在心绞痛频发的患者，也可发生在无任何症状的患者。

【病因】

基本病因是冠状动脉粥样硬化（偶为冠状动脉栓塞、炎症、先天性畸形、痉挛和冠状动脉口堵塞所致）。当患者的 1 支或多支冠状动脉管腔狭窄超过 75％或一旦狭窄部血管粥样斑块增大、破溃、出血，局部血栓形成或出现血管持续痉挛使管腔完全闭塞，而侧支循环未完全建立，心肌严重而持久地急性缺血达 20～30 分钟以上，即可发生心肌梗死。诱因：①交感神经活动增加，机体应激反应性增强，血压增高、心率增快，冠状动脉张力增高；②休克、脱水、大量出血、外科手术或严重心律失常导致心排血量下降，冠状动脉血流量锐减；③饱餐特别是进食高脂肪餐后血脂增高，血液黏稠度增高；④重体力活动、情绪过分激动或血压剧升等使心肌耗氧量剧增。当急性心肌梗死发生后，常伴有不同程度的左心衰竭和血流动力学改变，主要包括心脏收缩力减弱、心排血量下降、动脉血压下降，心率增快或有心律失常，外周血管阻力有不同程度的增加，动脉血氧含量降低等，可造成心肌细胞坏死范围扩大。梗死部位的心肌在冠状动脉闭塞后 20～30 分钟即有坏死，1～2 小时大部分心肌呈凝固性坏死。心肌梗死的瘢痕愈合需 6～8 周，即成为陈旧性心肌梗死。

【临床表现】

与心肌梗死部位、面积的大小、侧支循环情况密切相关。

（一）先兆症状

50.0％～81.2％的患者在起病前数日有乏力、胸部不适、活动时心悸、气急、烦躁、心绞痛等前驱症状，以新发生心绞痛及原有心绞痛加重较为突出，表现为发作较以往频繁、程度较前剧烈、持续时间较久、硝酸甘油疗效较差、诱发因素不明显，心电图呈现明显缺血性改变即 ST 段明显抬高或压低。及时住院处理，可使部分患者避免发生心肌梗死。

（二）典型症状

1. 疼痛

疼痛为最早出现的、最突出的症状，多发生于清晨安静时。诱因多不明显，也可在排便或洗漱后。疼痛性质和部位与心绞痛相似，但程度较重，常呈难以忍受的压榨、窒息或烧灼样，伴有大汗、烦躁不安、恐惧及濒死感，持续时间可长达数小时或数天，休息和口服硝酸甘油不缓解。部分患者疼痛可向上腹部、下颌、颈部、背部放射而被误诊。少数急性心肌梗死患者可无疼痛，一开始即表现为休克或急性心力衰竭。

2. 全身症状

疼痛后 24～48 小时可出现发热，体温升高至 38℃左右，可持续 3～7 天。因坏死物质被吸收，可伴有心动过速、白细胞增高、红细胞沉降率增快。

3. 胃肠道症状

疼痛剧烈时常伴恶心、呕吐、上腹胀痛和肠胀气，重者可发生呃逆，与坏死心肌刺激迷走神经以及心排血量下降组织器官血液灌注不足有关。

4. 心律失常

75％～95％的患者可发生在起病 1～2 天内，尤以 24 小时内最多见。以室性心律失常最多，尤其是室性期前收缩。频发的、成对出现的、多源性或呈 R-on-T 现象的室性期前收缩以及短阵室性心动过速常为心室颤动的先兆。心室颤动是心肌梗死患者 24 小时内死亡的主要原因。下壁梗死易发生房室传导阻滞。

5. 低血压和休克

疼痛中常见血压下降。疼痛缓解而患者收缩压仍低于 10.64kPa（80mmHg）并伴有面色苍白、皮肤湿冷、脉细而快、大汗淋漓、烦躁不安、尿量减少，反应迟钝，甚至晕厥，则为心源性休克，为心肌大面积坏死、心肌收缩无力、心排血量骤减所致。休克多在起病后数小时至 1 周内发生，发生率约为 20%。

6. 心力衰竭

主要为急性左心衰竭，可在起病初几天内或在梗死演变期出现，为梗死后心肌收缩力显著减弱或不协调所致，发生率为 32%～48%。患者表现为呼吸困难、咳嗽、烦躁、发绀等，重者出现肺水肿，随后可发生颈静脉怒张、肝大、水肿等右心衰竭体征。右心室心肌梗死者可一开始即出现右心衰竭表现，伴血压下降。

（三）体征

1. 心脏体征

心脏浊音界可正常或轻中度增大；心率多增快，也可减慢；心尖部第一心音减弱，可闻及第四心音奔马律；部分患者在心尖部可闻及粗糙的收缩期杂音或喀喇音，为二尖瓣乳头肌功能失调或断裂所致；10%～20%患者在起病 2～3 天内出现心包摩擦音，为反应性纤维性心包炎所致。

2. 血压

除急性心肌梗死早期血压可一过性增高外，几乎所有患者都有明显的血压降低。原有高血压的患者，血压可降至正常。

3. 其他

当伴有心律失常、休克或心力衰竭时可出现相应的体征。

（四）并发症

1. 乳头肌断裂或功能失调

发生率可高达 50%。二尖瓣乳头肌因缺血、坏死等使收缩功能发生障碍，造成二尖瓣脱垂及关闭不全。轻者可以恢复，重者可严重损害左心功能而发生急性肺水肿，在数天内死亡。

2. 心室壁瘤

主要见于左心室，发生率 5%～20%。较大的室壁瘤体检时可有左侧心界扩大，心脏搏动较广泛。X 线透视、超声心动图、左心室造影可见心室局部搏动减弱或有反常搏动，心电图示 ST 段持续抬高。室壁瘤可导致左心衰竭、心律失常、栓塞等。

3. 栓塞发生率

1%～6%，见于起病后 1～2 周。如为左心室附壁血栓脱落所致，则引起脑、肾、脾或四肢等动脉栓塞；由下肢静脉血栓脱落所致，则产生肺动脉栓塞。

4. 心脏破裂

少见，常在起病 1 周内出现。多为心室游离壁破裂造成心包积血引起急性心脏压塞而猝死，偶有室间隔破裂造成穿孔引起心力衰竭或休克而在数天内死亡。

5. 心肌梗死后

综合征发生率约 10%，于心肌梗死后数周至数月内发生，表现为心包炎、胸膜炎或肺炎，有发热、胸痛等症状，可能是机体对坏死物质的过敏反应。

【治疗要点】

对 ST 段抬高的心肌梗死，主张早发现、早住院，并强调住院前的处理，应尽快恢复心肌的血液再灌注，及时处理严重心律失常、泵衰竭和其他严重并发症。住院后争取在 30 分钟内进行药物溶栓或在 90 分钟内开始介入治疗，以挽救濒死的心肌，防止梗死面积的进一步扩大，尽可能缩小心肌缺血范围，使患者安全度过急性期，防止猝死。

(一) 一般治疗和监护

1. 休息

急性期需绝对卧床休息，保持病室安静。限制探视，防止不良刺激，缓解紧张、焦虑情绪。

2. 吸氧

鼻导管间断或持续吸氧 3～5 天，重者可面罩给氧。

3. 监测

行心电图、血压、血氧、呼吸等监测 2～3 天，严重血流动力学改变者可行漂浮导管做肺毛细血管楔嵌压和静脉压监测。电除颤仪需随时处于备用状态。密切观察并记录患者的各项监测指标变化，为治疗和避免发生猝死提供客观资料。

4. 建立并保持静脉通路

保证给药途径通畅。

5. 应用阿司匹林

无禁忌情况下即刻给予肠溶性阿司匹林 150～300mg 嚼服，以后每天 1 次；3 天后改为每次 75～100mg，每天 1 次，长期服用。

(二) 解除疼痛

尽快解除患者疼痛，可采用心肌再灌注疗法及应用药物。常用药物：哌替啶 50～100mg 肌内注射或吗啡 5～10mg 皮下注射，必要时 1～2 小时可再注射 1 次，以后每 4～6 小时可重复应用；同时可给予硝酸甘油或硝酸异山梨酯舌下含服或静脉滴注。应用上述药物需注意观察患者的呼吸、血压及心率。

(三) 再灌注心肌

为缩小心肌缺血范围，防止梗死面积扩大，应在起病 3～6 小时（最多 12 小时）内使闭塞的冠状动脉再通，使心肌得到再灌注。

1. 经皮冠状动脉介入治疗 (PCI)

在患者住院 90 分钟内施行，包括直接经皮穿刺腔内冠状动脉成形术 (PTCA)、支架植入术、补救性 PCI、溶栓治疗再通者的 PCI。近年上述方法直接再灌注心肌取得良好的再通效果，已在临床广泛应用。

2. 溶栓疗法

无条件施行 PCI 者，在起病 6 小时内使用纤维蛋白溶酶激活剂激活纤维蛋白溶酶原，使其转变为纤维蛋白溶酶，溶解冠状动脉内血栓，使闭塞的冠状动脉再通，心肌得到再灌注，濒临坏死的心肌可能得以存活或使坏死范围缩小，从而改善预后。

(1) 适应证：①2 个或 2 个以上相邻导联 ST 段抬高（肢体导联≥0.1mV，胸前导联≥0.2mV）或现病史提示急性心肌梗死伴左束支传导阻滞，起病在 12 小时以内，年龄小于 75 岁；②ST 段抬高的心肌梗死，起病时间 12～24 小时，但有进行性缺血性胸痛且有广泛 ST 段抬高者。

(2) 禁忌证：①1 年内发生过缺血性脑卒中或脑血管事件；②1 个月内有活动性出血或有创伤史；③有慢性严重高血压病史或发病时严重高血压未控制，血压＞23.94/14.63kPa (180/110mmHg)；④3 周内施行过外科大手术；⑤2 周内施行过不能压迫部位的大血管穿刺术；⑥已知有出血倾向或发病前正在进行抗凝治疗；⑦可疑为主动脉夹层等。年龄高于 75 岁应慎重选择药物溶栓，如选择应减少药物剂量。

(3) 药物应用：此类药物的作用机制是能激活血栓中纤维蛋白溶酶原，使其转变为纤维蛋白溶酶来溶解冠状动脉内的血栓。国内常用药物：①尿激酶（urokinase，UK）：150 万～200 万 U，30 分钟内静脉滴注。②链激酶（streptokinase，SK）或重组链激酶（rSK）：150 万 U，60 分钟内静脉滴注。③重组组织型纤维蛋白溶酶原激活剂（rt-PA）：100mg 在 90 分钟内静脉给予，先静脉注射 15mg，然后 30 分钟内静脉滴注 50mg，最后 35mg 在 60 分钟内滴注。用 rt-PA 时需联合抗凝治疗。

3. 手术治疗

药物溶栓治疗无效或介入治疗失败有条件且有手术指征者，应争取在 6～8 小时内施行主动脉—冠状动脉旁路移植术。

(四) 消除心律失常

心肌梗死后的室性心律失常常可引起猝死，必须及时消除：①发生室性期前收缩或室性心动过速，首选利多卡因 50～100mg 静脉注射，必要时可 5～10 分钟后重复，直至室性期前收缩控制或总量达 300mg，继以每分钟 1～3mg 静脉滴注，维持 48～72 小时；②发生心室颤动或持续多形室性心动过速时，应尽快采用非同步或同步直流电除颤或复律；③室上性快速心律失常常用维拉帕米、胺碘酮等药物控制；④缓慢性心律失常时可用阿托品 0.5～1mg 静脉注射；⑤发生二度或三度房室传导阻滞，应尽早使用人工心脏起搏器经静脉右心室心内膜临时起搏治疗。

(五) 控制休克

急性心肌梗死后的休克属心源性，亦可伴有外周血管舒缩障碍或血容量不足。其治疗包括：①补充血容量：患者有血容量不足或监测中心静脉压及肺动脉楔压低者，给予右旋糖酐-40 静脉滴注；②应用升压药：无血容量不足血压偏低者，给予多巴胺或多巴酚丁胺静脉滴注；③应用血管扩张剂：经上述处理血压仍不升者，特别是伴有四肢厥冷及发绀时，可应用硝普钠或硝酸甘油；④其他：纠正酸中毒，避免脑缺血等。如上述处理无效时，应选用在主动脉内气囊反搏术的支持下，即刻行急诊 PTCA 或支架植入，使冠脉及时再通；亦可做急诊冠脉旁路移植术（CABG）以恢复循环，控制休克。

（六）治疗心力衰竭

治疗心力衰竭主要是治疗急性左心衰竭，以应用吗啡、利尿剂为主，也可选用血管扩张剂以减轻左心室前、后负荷。如心力衰竭程度较轻，可用硝酸异山梨醇酯舌下含服、硝酸甘油静脉滴注。如心力衰竭较重宜首选硝普钠静脉滴注。血管紧张素转换酶抑制剂对改善心功能、降低心力衰竭的发生率及死亡率有很好的作用，目前已广泛应用，常用药物有卡托普利和依那普利。急性心肌梗死发生后 24 小时内应尽量避免使用洋地黄制剂；右心室梗死的患者应慎用利尿剂。

（七）其他治疗

1. 抗凝疗法

目前多用在溶栓疗法之后，对防止梗死面积扩大及再梗死有积极疗效。目前临床常选用肝素或低分子量肝素，维持凝血时间在正常的 2 倍左右，继而应用阿司匹林或噻氯匹啶口服。对有出血倾向、活动性溃疡病、新近手术而创面未愈合、血压过高及严重肝、肾功能不全者禁用。

2. β-受体阻滞剂和钙通道阻滞剂

急性心肌梗死在无禁忌的情况下应尽早应用 β-受体阻滞剂，尤其对广泛前壁心肌梗死伴有交感神经功能亢进者，可防止梗死范围扩大，改善预后，常用药物有阿替洛尔、美托洛尔。钙通道阻滞剂亦有类似效果，常用药物有地尔硫䓬。

3. 血管紧张素

转换酶抑制剂和血管紧张素 II 受体阻滞剂 在起病早期应用有助于改善恢复其心肌的重塑，降低心力衰竭的发生率，从而降低死亡率。常用药物有卡托普利、依那普利。血管紧张素 II 受体阻滞剂常用药物有氯沙坦、缬沙坦。

4. 极化液疗法

用氯化钾 1.5g、硫酸镁 5g、胰岛素 10U 加入 10％葡萄糖液 500ml 内静脉滴注，每天 1 次，7～14 天为一疗程。此法对恢复心肌细胞膜极化状态，改善心肌收缩功能，减少心律失常，使心电图上抬高的 ST 段回到等电位线等有益。

（八）并发症的处理

①乳头肌功能失调或断裂以及心脏破裂可手术治疗，但死亡率高；②心室壁瘤如引起严重心律失常或影响心功能，应手术切除；③栓塞给予溶栓或抗凝治疗；④心肌梗死后综合征可应用糖皮质激素治疗。

【护理评估】

1. 健康史

（1）患病及治疗经过：评估患者此次胸痛发作的特点与目前病情，并与以往心绞痛发作比较，尤其是有无先兆症状、诱因，发作剧烈程度及持续时间，用药疗效，有无恶心、呕吐、头晕、呼吸困难等伴随症状，是否伴有严重心律失常、休克、心力衰竭，是否进行性加重等。了解既往患病治疗经过，如患者是否进行过与本病相关检查及治疗；治疗是否遵医嘱；目前是否在用药及用药情况；有无特殊饮食医嘱，如低脂、低胆固醇饮食；有无其他与此病相关疾病，如糖尿病、高血压等。

（2）生活史和家族史：评估患者有无冠心病的危险因素，如有无高脂血症、高血压、糖尿病、吸烟、肥胖等；患者的年龄、性别；居住在农村还是城市；从事的职业是体力劳动还是脑力劳动，是否需要注意力高度集中，是否有较大工作压力；日常生活是否规律，饮食是否合理，是否嗜好烟酒，睡眠是否正常；有无排便异常，是否经常发生便秘；是否喜爱体育运动，主要运动方式及运动量如何；患者的直系亲属中是否有患过与遗传相关的循环系统疾病，如原发性高血压、冠心病以及肥厚型心肌病。

2．身体评估

评估患者的身高、体重及皮下脂肪厚度，是否肥胖及其程度；评估患者的生命体征，如体温的高低，呼吸的频率、节律、深度及有无呼吸困难，血压是否降低，有无四肢湿冷，脉压是否正常，心脏是否扩大，心率有无增快，心律是否规则，心音是否减弱。

3．心理-社会状况评估

患病对患者的日常工作和生活的影响所带来的思想压力，患者的文化程度，对本病的性质及预后是否有充分认识与了解，是否为 A 型性格，是否产生恐惧、焦虑心理，家庭与社会对患者各方面的支持程度。

4．实验室及其他检查

连续监测心电图，观察是否有心肌梗死心电图的特征性表现及动态演变，注意有无心律失常；及时了解冠状动脉造影的结果；及时检查血清心肌标记物以了解心肌坏死程度和病情进展，评估血常规、血清电解质、血糖、血脂等。

【常见护理诊断/问题】

1．疼痛：胸痛

与心肌缺血坏死有关。

2．活动无耐力

与心肌氧的供需失调有关。

3．有便秘的危险

与进食少、活动少、不习惯床上排便有关。

4．潜在并发症

猝死、心力衰竭。

【护理措施】

1．休息

包括精神和体力休息。急性期（发病 12 小时内或病情未稳定）应绝对卧床休息，保持病室安静，限制探视，减少谈话。一切生活由护士及家属协助在床上完成，如卫生清洁、进食、大小便等。病情稳定后在护士指导下调整休息方式。

2．活动安排

（1）评估进行康复训练的适应证：①生命体征平稳，无明显心绞痛，安静时心率低于每分钟 110 次，无严重心律失常、心力衰竭和心源性休克；②经有效的再灌注治疗（药物溶栓或急诊经皮冠状动脉腔内成形术-支架植入术）使闭塞的血管再通者，尤其是早发冠心病（年龄在 55 岁以下）者，提倡提早活动。

（2）解释合理运动的重要意义：说明急性期绝对卧床休息可减轻心脏负荷，减少心肌耗氧量，缩小梗死范围，有利于心功能的恢复；病情稳定后逐渐增加活动量可促进侧支循环的形成，提高活动耐力，防止深静脉血栓、便秘、肺部感染等并发症。活动耐力的恢复是一个渐进的过程，既不能操之过急，过度活动，也不能因担心病情而不活动。

（3）制订个性化活动方案：①结合对患者的评估结果为患者制订住院期间活动方案；②活动应坚持有度、有序、持之以恒的原则；③患者在护士指导下，根据病情和活动过程中的反应，逐渐增加活动量、活动持续时间和次数。若有并发症，则应适当延长卧床时间。第 1 周内：第 1 天绝对卧床休息；第 2 天可床上进行腹式呼吸、擦脸、关节被动运动；第 3 天在协助下床上完成进食、个人卫生、大小便等；第 4 天起可进行关节主动运动，坐位洗漱、进餐，床上静坐，床边使用坐便器，开始起坐时动作应缓慢，防止直立性低血压。第 2 周：坐椅子上就餐、洗漱等，由坐床边、床边扶床站立逐步过渡到床边缓慢行走、病室内行走、室外走廊散步、做医疗体操。第 3 周：在护士或家属帮助下洗澡、上厕所，试着上下一层楼梯。第 4 周起：若病情稳定，活动耐力增加，可考虑出院，或行冠状动脉造影检查术。

（4）活动时的监测：开始进行康复训练时，必须在医务人员监测下进行，且最好在心电监护下。运动以不引起任何不适为度，心率每分钟增加 10～20 次为正常反应。若运动时心率增加小于每分钟 10 次，可加大运动量。若超过每分钟 20 次，收缩压降低超过 1.95kPa（15mmHg），或出现心律失常、心电图 ST 段缺血型下降＞0.1mV 或上升＞0.2mV，则应退回到前一运动水平，若仍不能纠正，且出现下列情况时，应停止活动：①患者出现头晕、心悸、胸痛、恶心等；②病程在 3 周内患者活动时心率变化超过每分钟 20 次，收缩压降低超过 2.67kPa（20mmHg）；③病程在 6 周内患者活动时心率变化超过每分钟 30 次，收缩压降低超过 4kPa（30mmHg）。

3. 饮食护理

起病后 4～12 小时内给予流质饮食，病情稳定后给予低脂、低胆固醇、清淡、易消化的半流质或软食，少食多餐。

4. 给氧

遵医嘱给予间断或持续鼻导管吸氧，流量为每分钟 2～4L，以增加心肌氧的供应，减轻心肌缺血和疼痛。

5. 疼痛护理

遵医嘱给予吗啡或哌替啶止痛，给予硝酸甘油或硝酸异山梨醇酯静脉滴注，烦躁不安者可肌内注射地西泮，并及时询问患者疼痛及其伴随症状的变化情况，注意监测有无呼吸抑制、血压下降、脉搏加快等不良反应。

6. 溶栓治疗的护理

迅速建立静脉通道，保持输液通畅。

（1）药物溶栓：①治疗前要询问患者是否有脑血管病、活动性出血、消化性溃疡、近期大手术或外伤史等溶栓禁忌证；②溶栓前遵医嘱完善血常规、血小板、出凝血时间和血型等相关检验，配血备用；③溶栓前描记全导联心电图并给予心电监测；④准确、迅速地配制并输注溶栓药物；⑤观察患者用药后有无寒战、发热、皮疹等过敏反应，是否发生皮肤、黏膜及内脏出血等不良反应，一旦出血应立即中止治疗，紧急处理；⑥使用溶栓药物后，及时观察溶栓效果，定时描记心电图、抽血查心肌坏死标记物（心肌酶）等，询问患者胸痛有无缓解。

溶栓后如有下列表现提示溶栓成功：①胸痛 2 小时内基本消失；②心电图抬高的 ST 段于 2 小时内回降＞50％；③2 小时内出现再灌注性心律失常；④血清 CK-MB 酶峰提前出现（14 小时以内），或根据冠状动脉造影直接判断冠脉是否再通。

（2）需急诊行介入治疗者其护理措施参见本章第 1 节"概述"。

7. 便秘的护理

①评估患者排便状况：如排便次数、性状、排便难易程度，平时有无习惯性便秘，是否使用通便药物，是否适应床上排便等。②心理疏导：向患者解释床上排便对控制病情的重要意义，指导患者不要因怕弄脏床单而不敢在床上排便，或因怕床上排便而不敢进食，从而加重便秘的危险。患者排便时应提供屏风等进行遮挡。③指导患者采取通便措施：如进食清淡、易消化、含纤维素丰富的食物；无糖尿病者每天清晨给予蜂蜜 20～30ml 加适量温开水饮用，进食半小时后进行轻柔腹部按摩（按顺时针方向）以促进肠蠕动；遵医嘱给予通便药物如麻仁丸、酚酞片等。嘱患者勿用力排便，病情允许时，尽量使用床边坐便器，必要时含服硝酸甘油，使用开塞露。

8. 并发症的护理

①心肌梗死患者在起病最初几天，甚至在梗死演变期就可发生心力衰竭，且多为急性左心衰竭。护士应严密观察患者有无呼吸困难、咳嗽、少尿等症状及水肿、颈静脉怒张、听诊肺部湿性啰音等体征，避免患者烦躁、恐惧、情绪激动、失眠、用力排便等诱因。发生心力衰竭时护理措施参见本章第 2 节"心力衰竭患者的护理"。②心肌梗死患者急性期及溶栓后行 24 小时心电监护，严密观察心率及心律的变化，发现严重心律失常等立即报告医师，遵医嘱给予利多卡因等药物，备齐抢救药物及除颤仪、起搏器等抢救仪器，护理措施参见本章第 3 节"心律失常患者的护理"。

9. 心理护理

①护士应以紧张但有条不紊的方式进行工作，保持镇静，以免患者产生不信任感和不安全感，更不要在患者面前讨论其不良病情。②适时向患者解释使用多种监测设备是为了保证在医护人员的严密监护下病情的任何变化都会立即被发现，并能得到及时的治疗，以确保抢救治疗成功；帮助患者树立战胜疾病的信心，配合治疗及护理。③当患者胸痛剧烈时应有专人陪伴，允许患者表达出内心的感受，接受患者的行为反应如呻吟、易激怒等；同时解释不良情绪会增加心脏负荷和心肌耗氧量，不利于病情的控制。④尽量调低监护仪的报警声，护士做到"四轻"，防止增加患者紧张不安的情绪及影响休息。

【健康指导】

1. 饮食指导

低饱和脂肪酸、低胆固醇、易消化、富含维生素饮食，要求每日饮食中胆固醇少于 200mg，饱和脂肪酸占总热量的 7％以下，避免饱餐；肥胖者限制热量摄入，控制体重；戒烟限酒；防止便秘。

2．活动指导

护士应与患者及家属共同制订出院后个性化活动方案，分阶段循序渐进增加活动量，提倡小量、重复、多次运动，适当的间隔休息可以提高运动总量而避免超过心脏负荷。活动内容包括日常个人卫生、简单家务劳动、轻松娱乐活动、步行运动（是应用最广泛的方法）、太极运动等，禁忌剧烈运动、竞技性活动或运动时间过长。无并发症，病后6～8周，上下两层楼或步行2km而无任何不适时，可以恢复性生活。经2～4个月的体力活动锻炼后，酌情恢复部分或轻体力工作，以后部分患者可恢复全天工作，但对重体力劳动、驾驶员、高空作业及其他精神紧张或工作量过大的工种应予更换：

3．用药指导

告知患者及家属药物的作用、用法及不良反应，严格遵医嘱服用。β-受体阻滞剂、血管扩张剂、钙通道阻滞剂、降血脂药及抗血小板聚集等药物是预防心肌梗死复发的有效保证，应提高患者服药的依从性。

4．病情监测指导

教会患者及家属测量脉搏及血压的方法，如出现心绞痛、呼吸困难、血压升高、心悸、高热、晕厥等立即急诊入院。

5．心理指导

改变急躁易怒、争强好胜的性格；克服焦虑情绪，保持乐观、平和的心态。保证良好的睡眠质量。告诉家属患者精神生活的改变需要家属的积极配合与支持，家属应给患者创造一个和谐的身心休养环境。

6．随诊指导

患者应随身携带疾病诊疗信息卡，出院后继续门诊随访，有条件者在1个月后行冠状动脉造影检查，为预防再次发生心肌梗死及进行下一步治疗提供客观证据。定期复查心电图、超声心动图、血液生化分析等。

第五节　原发性高血压

原发性高血压系指病因未明，以体循环动脉血压升高为主要表现的临床综合征。长期高血压可引起心、脑、肾等脏器损害，最终可致器官衰竭。原发性高血压应与继发性高血压相区别，后者约占5%，其血压升高是某些疾病的临床表现之一。

目前，我国采用国际上统一诊断标准，即在非药物状态下，收缩压≥18.6kPa（140mmHg）和（或）舒张压≥12.0kPa（90mmHg），除外继发性高血压，可诊断为原发性高血压。

【病因】

1．超重、肥胖或腹型肥胖

中国成人正常体重指数（body mass index，BMI）为19～24kg/m²，BMI≥24kg/m²为超重，BMI≥28kg/m²为肥胖。人群体重指数的差别对人群的血压水平和高血压患病率有显著影响，男性腰围≥85cm、女性腰围≥80cm 者患高血压的危险为腰围低于此界限者的 3.5 倍。

2. 饮酒

男性持续饮酒者比不饮酒者 4 年内高血压发生危险增加 40%。

3. 膳食中钠盐过高

大量研究表明，膳食中钠的摄入量与血压呈显著相关性。

4. 年龄与性别

高血征患病率随年龄而上升，35 岁以后上升幅度较大。性别差异不大，虽然青年时期男性患病率高于女性，但女性绝经期后患病率又稍高于男性。

5. 遗传父母

均为高血压者，其子女患高血压的概率明显高于父母均为正常血压者。

6. 职业脑力劳动者

患病率高于体力劳动者，城市居民高于农村居民。

7. 胰岛素抵抗

据观察，大多数高血压患者空腹胰岛素水平增高，而糖耐量有不同程度降低，提示有胰岛素抵抗现象。实验动物自发性高血压大鼠中也有类似现象。胰岛素抵抗在高血压发病机制中的具体意义尚不清楚，但胰岛素的以下作用可能与血压升高有关：①使肾小管对钠的重吸收增加；②增强交感神经活动；③使细胞内钠、钙浓度增加；④刺激血管壁增生、肥厚。

8. 其他因素

吸烟，长期精神紧张、焦虑，长期的噪声影响等均与高血压的发生有一定关系。

【临床表现】

（一）一般表现

大多数患者起病缓慢，早期多无症状，偶于体检时发现血压升高，也可有头痛、头晕、眼花、乏力、失眠、耳鸣等症状。

（二）并发症

血压持续性升高，造成脑、心、肾、眼底等损伤，出现相应表现。

1. 脑

长期高血压可形成小动脉的微小动脉瘤，血压骤然升高可引起破裂而致出血。高血压也促使动脉粥样硬化发生，可引起短暂性脑缺血发作及脑动脉血栓形成。

2. 心

长期血压升高使左心室后负荷加重，心肌肥厚与扩大，逐渐进展可出现心力衰竭。长期血压升高可促进动脉粥样硬化的形成而发生冠心病。

3. 肾

肾小动脉硬化使肾功能减退，出现多尿、夜尿、尿中有蛋白及红细胞，晚期可出现氮质血症及尿毒症。

4. 眼底

可反映高血压的严重程度，分为 4 级。Ⅰ级：视网膜动脉痉挛、变细；Ⅱ级：视网膜动脉狭窄，动脉交叉压迫；Ⅲ级：眼底出血或絮状渗出；Ⅳ级：出血或渗出伴有视神经乳头水肿。

（三）高血压急症

高血压急症和高血压亚急症曾被称为高血压危象。高血压急症指原发性或继发性高血压患者，在某些诱因作用下，血压突然和显著升高，一般超过 24/16kPa（180/120mmHg），同时伴有进行性心、脑、肾等重要靶器官功能不全的表现。

1. 高血压危象

在高血压病程中，血压在短时间内剧升，收缩压达 34.6kPa（260mmHg），舒张压16kPa（120mmHg）以上，出现头痛、烦躁、眩晕、心悸、气急、恶心、呕吐、视力模糊等征象。其发生机制是交感神经兴奋性增加导致儿茶酚胺分泌过多。

2. 高血压脑病

高血压脑病指血压急剧升高的同时伴有中枢神经功能障碍，如严重头痛、呕吐、神志改变，重者意识模糊、抽搐、昏迷。其发生机制可能为过高的血压导致脑灌注过多，出现脑水肿所致。

3. 急性心力衰竭、肺水肿

立即进行降压治疗以阻止靶器官进一步损害。

（四）高血压分类和危险度分层

1. 高血压分类

2010 年中国高血压防治指南修订分类标准，将 18 岁以上成人的血压按不同水平分类，见表 8-1。

当收缩压与舒张压分别属于不同级别时，则以较高的分级为准。既往有高血压病史者，目前正服抗高血压药，血压虽已低于 18.6/12kPa（140/90mmHg），仍应诊断为高血压。

表 8-1 血压水平的定义和分类

类别	收缩压		舒张压
正常血压	＜16kPa（120mmHg）	和	＜10.7kPa（80mmHg）
正常高值	16～18.6kPa（120～139mmHg）	和（或）	10.7～11.9kPa（80～89mmHg）
高血压：	≥18.7kPa（140mmHg）	和（或）	≥12kPa（90mmHg）
Ⅰ级高血压（轻度）	18.7～21.2kPa（140～159mmHg）	和（或）	12～13.2kPa（90～99mmHg）
Ⅱ级高血压（中度）	21.3～23.9kPa（160～179mmHg）	和（或）	13.3～14.6kPa（100～109mmHg）
Ⅲ级高血压（重度）	≥24kPa（180mmHg）	和（或）	≥14.7kPa（110mmHg）
单纯收缩高血压	≥18.7kPa（140mmHg）	和	＜12kPa（90mmHg）

2. 高血压危险度的分层

根据血压水平结合危险因素及合并的器官受损情况将患者分为低、中、高、极高危险组。治疗时不仅要考虑降压，还要考虑危险因素及靶器官损害的预防及逆转（表 8-2）。

表 8-2　按危险度分层，量化估计预后

项目	Ⅰ级高血压	Ⅱ级高血压	Ⅲ级高血压
无其他危险因素	低危	中危	高危
1~2 个危险因素	中危	中危	很高危
≥3 个危险因素	高危	高危	很高危
或伴靶器官损害			
临床并发症或合并糖尿病	很高危	很高危	很高危

心血管疾病危险因素：吸烟、高脂血症、心血管疾病家族史、腹型肥胖或肥胖、缺乏体力活动、男性＞55 岁、女性＞65 岁。

【治疗要点】

原发性高血压病因未明，很难彻底治愈，但可通过调整生活方式和服用降压药物使血压下降到或接近正常范围，并可防止和减少心脑血管及肾脏并发症，降低病死率和病残率。

治疗包括非药物及药物治疗两大类。

（一）非药物治疗

非药物治疗适合于各型高血压患者，尤其是Ⅰ级高血压，无糖尿病、靶器官损害者。

（二）药物治疗

目前常用降压药物有 5 类，见表 8-3。

表 8-3　常用降压药物名称、剂量及用法

药物分类	药物名称	剂量（mg）	用法（次/天）	主要不良反应
二氢吡啶类钙通道阻滞剂				踝部水肿，头痛，潮红
	硝苯地平缓释片	10~80	2	
	硝苯地平控释片	30~60	1	
	氨氯地平	5~10	1	
	非洛地平缓释片	2.5~10	1	
非二氢吡啶类钙通道阻滞剂				房室传导阻滞，心功能抑制
	维拉帕米	80~480	2~3	
	地尔硫卓	90~360	1~2	
利尿剂：噻嗪类				血钾降低，血钠降低，血尿酸升高
	氢氯噻嗪	6.25~25	1	
	吲哒帕胺	0.625~2.5	1	
袢利尿剂	呋塞米	20~40	1~2	血钾降低
保钾类	氨苯蝶啶	5~100	1~2	血钾增高

药物分类	药物名称	剂量（mg）	用法（次/天）	主要不良反应
β-受体阻滞剂				支气管痉挛，心功能抑制
	美托洛尔	25～100	1～2	
	阿替洛尔	12.5～50	1～2	
血管紧张素转换酶抑制剂				咳嗽，血钾升高，血管神经性水肿
	卡托普利	25～300	2～3	
	依那普利	2.5～40	2	
	贝那普利	5～40	1～2	
	培哚普利	4～8	1	
血管紧张素Ⅱ-受体抑制剂				血钾升高，血管神经性水肿（罕见）
	氯沙坦	25～100	1	
	缬沙坦	80～160	1	

（三）用药原则

（1）原发性高血压诊断一旦确立，通常需要终身治疗（包括非药物治疗）。

（2）药物一般从小剂量开始逐渐增加，达降压目的后改用维持量以巩固疗效。

（3）可联合用药以增强药物协同作用，并可降低每种药物的不良反应。

（4）对一般高血压患者不必急剧降压，以缓慢降压为宜，也不宜将血压降至过低，有效的治疗必须使血压降至正常范围，即 18.7/12kPa（140/90mmHg）以下；一般中青年人（<60 岁）或合并糖尿病及肾脏疾病的患者，应控制在 17.3/10.7kPa（130/80mmHg）以下。

（四）高血压急症的治疗

应迅速使血压下降，同时也应对靶器官的损害和功能障碍予以处理。

（1）快速降压首选硝普钠静脉滴注，开始剂量每分钟 10～25μg，以后可根据血压情况逐渐加量，直至血压降至安全范围。

（2）硝酸甘油静脉滴注每分钟 5～100μg 或硝苯地平舌下含服。

（3）乌拉地尔每分钟 10～50mg 静脉滴注。

（4）有高血压脑病时宜给予脱水剂如甘露醇；亦可用快速利尿剂如呋塞米 20～40mg，静脉注射。

（5）有烦躁、抽搐者则给予地西泮、巴比妥类药物肌内注射或水合氯醛保留灌肠。

【常用护理诊断/问题】

1．疼痛：头痛

与血压升高有关。

2. 有受伤的危险

与头晕和视力模糊有关。

3. 潜在并发症

高血压急症。

4. 知识缺乏

缺乏原发性高血压饮食、药物治疗有关知识。

【护理措施】

1. 休息

保持病室安静，光线柔和，尽量减少探视，保证充足的睡眠。护士操作应相对集中，动作轻巧，防止过多干扰加重患者的不适感。患者有头晕、眼花、耳鸣等症状时应卧床休息，上厕所或外出时有人陪伴，若头晕严重，应协助在床上大小便。高血压初期可不限制一般的体力活动，避免重体力活动；血压较高、症状较多或有并发症的患者应卧床休息，避免体力和脑力的过度兴奋。

2. 饮食

限盐，一般每人每天平均食盐量应为 6g 左右。减少膳食脂肪，补充适量优质蛋白质，多吃蔬菜和水果，应增加含钾多、含钙高的食物，如绿叶菜、鲜奶、豆类制品等。

3. 控制体重及运动

减轻体重，BMI 保持在 $20\sim24kg/m^2$。增加及保持适当体力活动，一般每周运动 $3\sim5$ 次，每次持续 $20\sim60$ 分钟。

4. 并发症的护理

高血压脑血管意外的处理：卧床休息，避免活动，安定情绪，遵医嘱给予镇静剂；保持呼吸道通畅，吸氧；心电监护；开放静脉通路，血压高时首选硝普钠静脉注射治疗。严密观察病情变化，发现血压急剧升高、剧烈头痛、呕吐、大汗、视力模糊、面色及神志改变、肢体活动障碍等症状，立即通知医师。

5. 用药护理

遵医嘱予以降压药治疗时，测量用药后的血压以判断疗效，并观察药物不良反应：噻嗪类、袢利尿剂应注意补钾，防止低钾血症；β-受体阻滞剂应注意其抑制心肌收缩力、心动过缓、房室传导时间延长、支气管痉挛、降低血糖、升高血脂等不良反应；血管紧张素转换酶抑制剂可有头晕、咳嗽、血钾升高、肾功能损害；血管紧张素Ⅱ-受体抑制剂可有血钾升高；钙通道阻滞剂可有头痛、面红、下肢水肿、心动过速；地尔硫卓可致心动过缓和负性肌力作用。

【健康指导】

1. 加强疾病知识指导

向患者及家属解释引起原发性高血压的生理、心理、社会因素及高血压对机体的危害，以引起患者足够的重视。坚持长期的饮食、运动、药物治疗，将血压控制在接近正常的水平，以减少对靶器官的进一步损害。

2. 改变不良的生活方式

戒烟限酒，劳逸结合，保证充分的睡眠。学会调整自我心理平衡，保持乐观情绪。家属也应给患者以理解、宽容与支持。

3. 饮食指导

指导患者坚持低盐、低脂、低胆固醇饮食，限制动物脂肪、内脏、鱼子、软体动物、甲壳类食物，多吃新鲜蔬菜、水果，防止便秘。肥胖者控制体重，减少每天总热量摄入，养成良好的饮食习惯，细嚼慢咽、避免过饱、少吃零食等。

4. 指导规律运动

根据病情选择慢跑、骑车、健身操、太极拳等有氧运动，当运动中出现头晕、心慌、气紧等症状时应就地休息。避免竞技性运动和力量型运动，如球类比赛、举重、俯卧撑等。适当运动有利于大脑皮质功能恢复，还能增加患者对生活的信心。

5. 用药指导

告诉患者及家属有关降压药的名称、剂量、用法、作用与不良反应。教育患者服药剂量必须遵医嘱执行，不可随意增减药量或突然撤换药物。教会患者或家属定时测量血压并记录，定期门诊复查，若血压控制不满意或有心动过缓等应随时就诊。

6. 其他注意事项

告诉患者及家属需要注意的安全事项，避免突然改变体位，不用过热的水洗澡，不洗蒸汽浴，禁止长时间站立。

第六节　病毒性心肌炎

病毒性心肌炎是由病毒感染引起的心肌局限性或弥漫性炎症性病变。

【病因】

各种病毒都可引起病毒性心肌炎，临床上绝大多数由柯萨奇病毒 A、B，ECHO 病毒，脊髓灰质炎病毒，流感病毒和 HIV 病毒等引起，其中柯萨奇病毒 B 与心脏疾病的关系最为密切。

病毒作用于心肌的方式有直接侵犯心肌和心肌内小血管、由免疫机制产生的心肌损伤等。急性病毒性心肌炎的组织学特征为心肌细胞溶解、间质水肿、炎性细胞浸润等。

【临床表现】

当机体处于细菌感染、营养不良、劳累、寒冷、酗酒、妊娠、缺氧等情况下，机体抵抗力下降，更易导致病毒感染而发病。病毒性心肌炎临床表现差异很大，轻者可无明显症状，重者可并发严重心律失常、心力衰竭、心源性休克。

1. 病毒感染症状

在发病前 1～3 周，患者常有病毒感染前驱症状，如发热、全身倦怠感等"感冒"样症状或呕吐、腹泻等消化道症状。

2. 心脏受累症状

常出现心悸、胸闷、呼吸困难、心前区隐痛、乏力等表现，严重者可出现阿-斯综合征、心源性休克。

3. 主要体征

可有与发热程度不平行的心动过速、各种心律失常、心尖部第一心音减弱、出现第三心音、舒张期奔马律，或有颈静脉怒张、水肿、肺部啰音及肝大、心脏扩大等心力衰竭体征。

【治疗要点】

1. 休息与营养

急性期卧床休息及补充营养。

2. 药物治疗

应用营养心肌、促进心肌代谢的药物，如三磷酸腺苷、辅酶 A、大剂量维生素 C、细胞色素 C、果糖、肌苷等药物静脉滴注。

3. 治疗并发症

心力衰竭者给予利尿剂和血管扩张剂、血管紧张素转换酶抑制剂；由于心肌坏死易导致洋地黄中毒，所以洋地黄用量需减少。药物治疗不理想时采用电复律，如患者出现完全性房室传导阻滞或二度Ⅱ型房室传导阻滞并反复发生阿一斯综合征者，应及时安装临时人工心脏起搏器。目前不主张早期使用糖皮质激素。

4. 抗生素治疗

多主张使用广谱抗生素，防止继发性细菌感染。

【常用护理诊断/问题】

1. 活动无耐力

与心肌受损、心律失常有关。

2. 潜在并发症

心力衰竭、心律失常。

【护理措施】

1. 休息与活动

创造良好的休养环境，保持环境安静，限制探视，减少干扰，保证患者充分的休息和睡眠。一旦确诊即应卧床休息，休息的目的是减轻心脏负担，减少心肌耗氧，防止心脏扩大，有利于心功能恢复，防止病情恶化或转为慢性病程。过度劳累一方面增加心脏负荷，另一方面可诱发心力衰竭和心律失常，甚至猝死。患者常需卧床休息数周至 2～3 个月，直到症状消失，心电图恢复正常，血清心肌酶、抗体滴定度、红细胞沉降率等恢复正常，出现频发期前收缩、房室传导阻滞等心律失常或曾有心功能不全者应延长至半年。

2. 饮食护理

为患者准备易消化、富含蛋白质和维生素的食物，鼓励患者多食新鲜蔬菜和水果，禁烟、酒，禁饮浓茶、咖啡；当患者出现心功能不全时，应给予低热量饮食和低盐饮食。

3. 病情观察

密切观察生命体征、尿量、意识、皮肤及黏膜颜色，注意有无呼吸困难、咳嗽、易疲劳、颈静脉怒张、水肿、奔马律、肺部湿性罗音等表现。活动时严密监测心率、心律、血压的变化，若活动后出现胸闷、心悸、呼吸困难、心律失常等，应停止活动，以此作为限制最大活动量的指征。病毒性心肌炎患者半数以上出现各种类型的心律失常，故急性期应心电监护，注意心率、心律、心电图变化，同时准备好抢救仪器及药物，一旦发生严重心律失常，立即遵医嘱给予抗心律失常药物或配合临时起搏、电复律等。

【健康指导】

1. 疾病知识指导

告诉患者及家属卧床休息的重要性。急性心肌炎患者出院后需继续休息，避免劳累，3～6个月后可考虑恢复部分或全部轻体力工作或学习。适当锻炼身体，以增强抵抗力，并注意保暖，预防呼吸道感染。

2. 自查及复诊指导

嘱患者定期到医院复查心电图、实验室检查。教会患者及家属测脉率、脉律，发现异常或有胸闷、心悸等不适应及时复诊。

3. 饮食指导

指导患者进食高蛋白、高维生素、易消化的饮食，以促进心肌代谢与修复。

4. 避免诱发因素

病毒性心肌炎患者可发生心力衰竭，应指导患者尽量避免呼吸道感染、剧烈运动、情绪激动、饱餐、妊娠、寒冷、用力排便等。

第七节 心肌病

心肌病也称为原发性心肌病，指伴有心肌功能障碍的心肌疾病。根据1995年WHO国际心脏病学会联合会（ISFC）工作组的报道，心肌病分类包括扩张型心肌病、肥厚型心肌病、限制型心肌病、致心律失常型右室心肌病及不定型心肌病5型。

一、扩张型心肌病

扩张型心肌病（DCM）是一组以一侧或双侧心腔扩大、室壁变薄、心肌收缩期功能障碍为特征的心肌病，可产生充血性心力衰竭。

【病因】

病因尚不完全清楚，除家族遗传因素外，近年认为病毒感染是其重要原因，病毒感染触发了机体的免疫反应，所致心肌炎可导致和诱发扩张型心肌病。此外营养与代谢障碍、某些化学物质或重金属中毒及血流动力学变化也可能是扩张型心肌病的发病原因。

【临床表现】

起病缓慢，早期患者可有心脏扩大，但多无明显症状；病情发展后出现气急，甚至端坐呼吸、水肿、肝大等充血性心力衰竭的表现，常合并各种心律失常如期前收缩、心房颤动、传导阻滞；晚期患者常发生室速甚至室颤，可导致猝死。栓塞是常见并发症之一。

主要体征为心浊音界向两侧扩大及左、右心衰竭的体征。

【治疗要点】

主要针对充血性心力衰竭和各种心律失常进行治疗。一般措施是限制体力活动、低盐饮食，应用利尿剂和洋地黄制剂，但洋地黄类药物用量宜偏小。

二、肥厚型心肌病

肥厚型心肌病（HCM）是以心肌非对称性肥厚、心室腔变小、左心室血液充盈受阻、舒张期顺应性下降为特征的心肌病，根据左心室流出道有无梗阻分为梗阻性肥厚型心肌病及非梗阻性肥厚型心肌病两类。

【病因】

本病约 1/3 有家族史，目前认为是常染色体显性遗传疾病；亦有认为儿茶酚胺代谢异常、高血压、高强度运动等是本病发病的促进因子。

【临床表现】

患者可有劳力性呼吸困难、心悸、乏力、头晕及晕厥。梗阻性肥厚型心肌病患者，在起立、运动时出现眩晕甚至神志丧失。部分患者因肥厚心肌耗氧增多而致心绞痛，但用硝酸甘油和休息后多不能缓解。

主要体征有心脏轻度增大，心尖部可闻及第四心音。流出道有梗阻的患者，可在胸骨左缘第 3～4 肋间或心尖部听到粗糙的喷射性收缩期杂音，使用 β-受体阻滞剂或取下蹲位，使心肌收缩力下降或使左心室容量增加，可使杂音减轻；剧烈运动、含服硝酸甘油时，左心室容量减少或增加心肌收缩力，此杂音可增强。

【诊断要点】

对临床或心电图表现类似冠心病的年轻患者，诊断冠心病依据不充分，结合心电图、超声心动图及心导管检查可为诊断提供重要依据。如有阳性家族史（猝死、心脏增大等），则更有助于诊断。

【治疗要点】

本病的治疗原则为防止心动过速及维持正常窦性心律，减轻左心室流出道狭窄和抗室性心律失常。梗阻性肥厚型心肌病治疗以 β-受体阻滞剂及钙通道阻滞剂为最常用，可减慢心率，减轻流出道肥厚心肌的收缩，缓解流出道梗阻，增加心排血量，并可治疗室上性心律失常。

三、心肌病患者的护理

【常用护理诊断/问题】

1. 气体交换受损

与心排血量下降有关。

2. 活动无耐力

与心排血量下降及心脏规律活动失常有关。

3. 体液过多

与心力衰竭引起水、钠潴留有关。

4. 疼痛：胸痛

与肥厚心肌耗氧量增加、冠状动脉供血相对不足有关。

【护理措施】

1. 注意休息，避免诱因

嘱患者避免劳累、突然屏气或站立、提取重物、情绪激动、饱餐、寒冷刺激，戒烟酒，防止诱发心绞痛；疼痛加重或伴有冷汗、恶心、呕吐时告诉医护人员。

2. 饮食护理

适当控制水摄入量，发生心力衰竭时应限制钠盐入量（每日少于 5g），限制摄入含钠量高的食物如腌制食品、碳酸饮料、罐头等。观察水肿消长情况，每日测量体重，准确记录24 小时出入量。

3. 病情观察

密切观察心率、心律、血压、呼吸的变化，必要时给予心电监护。监测患者周围血管灌流情况，如脉搏、皮肤温度、皮肤颜色、毛细血管充盈、尿量及左、右心衰竭的征象。

4. 对症护理

疼痛发作时立即停止活动，卧床休息；遵医嘱使用 β-受体阻滞剂或钙通道阻滞剂，注意有无心动过缓等不良反应；持续吸氧，氧流量每分钟 2～4L。

【健康指导】

1. 休息

心肌病患者限制体力活动甚为重要，可使心率减慢，心脏负荷减轻，心力衰竭得以缓解。症状明显者应卧床休息，症状轻者可参加轻体力工作，但要避免劳累。肥厚型心肌病者体力活动后有晕厥和猝死的危险，故应避免持重、屏气及激烈的体力活动。有晕厥病史者应避免独自外出活动，以免发作时无人在场而发生意外。

2. 合理饮食

给予高蛋白、高维生素、富含纤维素的清淡饮食，少量多餐，以促进心肌代谢，增强机体抵抗力；心力衰竭时低盐饮食，防止因饮食不当造成的水、钠潴留，心肌耗氧量增加及便秘而增加心脏负荷。

3. 避免诱发因素

日常生活中要保持室内空气流通、阳光充足，防寒保暖，预防上呼吸道感染。

4. 用药指导

指导患者遵医嘱坚持服用抗心力衰竭、纠正心律失常的药物，以提高存活年限；说明药物的名称、剂量、用法，教会患者及家属观察药物疗效及不良反应。

5. 定期门诊随访

症状加重时立即就诊，防止病情进展、恶化。

第九章　消化科护理

第一节　胃　炎

胃炎是由多种病因引起的胃黏膜炎性病变，是最常见的消化系统疾病之一。按临床发病的急缓和病程的长短分为急性胃炎和慢性胃炎。

一、急性胃炎

急性胃炎是由多种病因引起的胃黏膜急性炎症，常表现为上腹部不适，胃镜检查可见胃黏膜充血、水肿、出血和糜烂，伴有浅表性溃疡等一过性改变。

【病因】

引起急性糜烂出血性胃炎常见病因：

1. 急性应激

如重要脏器衰竭、大手术、大面积烧伤、休克等，严重者可导致大出血或发生急性溃疡，称为"应激性溃疡"。Cushing 溃疡（Cushing's ulcer），又称库欣溃疡，是指在颅脑损伤、脑病变或颅内手术后发生的应激性溃疡，溃疡可见于食管、胃与十二指肠。Curling 溃疡（Curling's ulcer），又称柯林溃疡，是指中度、重度烧伤后继发的应激性溃疡，溃疡可见于食管、胃与十二指肠。Curling 溃疡可分为两类，最常见的一类在烧伤后最初数天内发生，为急性多发性浅表性溃疡，位于胃底部；第二类发生较晚，常发生于烧伤恢复期，通常位于十二指肠，多为慢性，很少有穿孔。

2. 药物

阿司匹林、吲哚美辛等非甾体抗炎药（NSAIDs），肾上腺皮质激素，某些抗肿瘤药，口服氯化钾和铁剂等可直接损伤胃黏膜上皮细胞。非甾体抗炎药可干扰胃、十二指肠黏膜内前列腺素合成，使黏膜细胞因失去前列腺素的保护作用而发生出血、糜烂。

3. 乙醇

乙醇具有亲脂性和溶脂能力，高浓度乙醇可直接破坏黏膜屏障。

【临床表现】

病因不同，临床表现亦不同。

1. 症状

多症状轻微或无症状，或症状被原发病所掩盖。少数患者有上腹部不适、腹胀、恶心、呕吐等消化道症状。急性应激或药物引起者多以突发呕血和黑粪为主，出血量不多时可自行停止。

2. 体征

急性期可有上腹轻压痛。

【治疗要点】

（1）积极治疗原发病：急性应激引起的胃炎要积极治疗原发疾病，消除应激因素，常规应用 H2-受体拮抗剂或质子泵抑制剂，或应用胃黏膜保护药。

（2）停用损伤胃黏膜的药物，服用制酸剂。

（3）出现消化道大出血时及时处理。

（4）呕吐明显，不能进食者需静脉补液，补充水、电解质。

（5）明确为细菌感染者需应用抗菌药物治疗。

【常见护理诊断/问题】

1. 知识缺乏

缺乏胃炎的病因及预防保健知识。

2. 潜在并发症

上消化道大出血。

【护理措施】

1. 休息与体位

为患者提供良好的生活环境，减少活动. 保证充足的睡眠。急性应激导致出血的患者嘱其卧床休息，避免病情加重。

2. 饮食护理

注意饮食卫生，少量多餐，给予少渣、温凉、易消化的半流质饮食。少量出血可给予牛奶、米汤等流质饮食以中和胃酸，利于胃黏膜修复；出血量大或频繁呕吐者应暂禁食。

3. 病情观察

观察上腹部不适、恶心、呕吐等症状是否缓解，观察患者呕吐物和大便的颜色、量以便了解有无上消化道出血。合并上消化道出血的患者要注意生命体征的监测。

4. 对症护理

（1）帮助患者认识和去除诱因。

（2）腹痛监测：严密观察患者腹痛的变化情况，通过对神志、面容表情、生命体征等观察，判断疼痛的严重程度；对急性腹痛患者，应详细了解疼痛的特点，重点询问患者腹痛的部位、性质、程度、持续时间以及伴随症状。

（3）减轻疼痛的护理：协助患者采取有利于减轻疼痛的体位，应用转移注意力、音乐疗法、局部热敷、针灸等方法缓解疼痛，必要时遵医嘱合理应用镇痛药物。急性腹痛诊断未明者，不可随意使用镇痛药，以免掩盖症状、体征而延误病情。

5. 用药护理

按医嘱给予止血制酸药，注意观察药物不良反应。

6. 心理护理

急性胃炎并消化道出血的患者应加强心理护理，消除思想顾虑；解释病情，鼓励患者积极配合治疗，保持轻松愉快的心情，有利于促进疾病康复。

【健康指导】

（1）向患者及家属讲解急性胃炎的病因和诱发因素，并提供指导；

（2）避免使用非甾体类抗炎药；

（3）注意饮食卫生，规律进食，少用或不用过冷、过热、刺激性食物，戒烟酒，防止损伤胃黏膜；

（4）嘱患者定期门诊复查，如有疼痛持续不缓解、排黑粪等应立即到医院检查。

二、慢性胃炎患者的护理

慢性胃炎指各种病因所致胃黏膜的慢性非特异性炎症。我国目前采用新悉尼系统的分类方法，根据病理组织学改变和病变部位，结合可能病因，将慢性胃炎分为非萎缩性（既往称浅表性）、萎缩性、特殊类型 3 大类。慢性非萎缩性胃炎不伴有黏膜萎缩，病变仅局限于黏膜层，以淋巴细胞和浆细胞的黏膜浸润为主，幽门螺杆菌感染是主要病因。慢性萎缩性胃炎胃黏膜发生萎缩性改变，常伴有肠上皮化生，又分为多灶萎缩性胃炎和自身免疫性胃炎两大类。

【病因】

1. 幽门螺杆菌（H. pylori）感染

H. pylori 感染是慢性胃炎的主要病因，机制：①幽门螺杆菌具有鞭毛结构，可在胃内黏液层中自由活动，并依靠其黏附素与胃黏膜上皮细胞紧密接触，直接侵袭胃黏膜；②幽门螺杆菌分泌的尿素酶能分解尿素产生 NH_3，中和胃酸，形成有利于幽门螺杆菌定居和繁殖的中性环境，同时损伤上皮细胞膜；③幽门螺杆菌能产生细胞毒素使上皮细胞空泡变性，造成黏膜损害和炎症；④幽门螺杆菌的菌体胞壁还可作为抗原诱导自身免疫反应，后者损伤胃上皮细胞。

2. 自身免疫

自身免疫性胃炎病变以富含壁细胞的胃体黏膜萎缩为主。壁细胞可分泌盐酸和内因子，内因子与食物中的维生素 B_{12}（外因子）结合形成复合物，使之不能被消化，到达回肠后，维生素 B_{12} 得以吸收。壁细胞受损后能作为自身抗原刺激机体产生相应的壁细胞抗体和内因子抗体，破坏壁细胞，使之数量减少，导致胃酸分泌减少，内因子不能发挥正常功能，并影响维生素 B_{12} 吸收，从而产生恶性贫血。

3. 饮食和环境因素

研究发现，饮食中高盐和缺乏新鲜蔬菜水果与胃黏膜萎缩、肠化及胃癌的发生密切相关。

4. 其他因素

长期饮浓茶、咖啡，进食过热、过冷、粗糙食物，长期服用非甾体抗炎药（NSAID），酗酒，肠液反流至胃等均会破坏胃黏膜屏障，损伤胃黏膜。

【临床表现】

1. 症状

病程迁延，进展缓慢，无特异性症状。部分患者有上腹疼痛、食欲减退、腹胀、暖气、恶心等，症状常与进食或食物种类有关。自身免疫性胃炎可伴有恶性贫血、体重减轻。

2. 体征

一般无明显体征，少数患者可见舌苔黄白色厚腻、舌乳头萎缩、上腹部有轻度压痛等。

【治疗要点】

1. 根除幽门螺杆菌

对于幽门螺杆菌引起的慢性胃炎是否应常规根除幽门螺杆菌尚缺乏统一意见。根据 2006 年中国慢性胃炎共识意见，根除幽门螺杆菌的治疗特别适用于：①伴有胃黏膜糜烂、中至重度萎缩及肠化生、异型增生者；②有消化不良症状者；③有胃癌家族史者。目前常用方案：-种胶体铋剂（柠檬酸铋钾）或一种质子泵抑制剂（奥美拉唑、兰索拉唑等）加两种抗生素（阿莫西林、甲硝唑、克拉霉素、呋喃唑酮等），疗程 7～14 天。由于各地抗生素耐药情况不同，抗生素及疗程的选择依当地耐药情况而定。

2. 消化不良症状的治疗

给予抑酸或抗酸剂、促胃肠动力药、胃黏膜保护剂等经验性治疗。

3. 自身免疫性胃炎治疗

目前无特异治疗，给予维生素 B_{12} 治疗恶性贫血。

4. 异型增生的治疗

异型增生是胃癌的癌前病变，应高度重视。轻度异型增生的关键是定期随访，重度异型增生宜予预防性手术。

【常见护理诊断/问题】

1. 疼痛：腹痛

与胃黏膜慢性炎症有关。

2. 营养失调：低于机体需要量

与食欲不振、消化吸收不良有关。

3. 活动无耐力

与自身免疫性胃炎致恶性贫血有关。

4. 知识缺乏

缺乏对慢性胃炎病因和防治知识的了解。

【护理措施】

1. 休息与体位

慢性胃炎急性发作时，患者需卧床休息；恢复期患者生活要有规律，避免过度劳累，注意劳逸结合。

2. 饮食护理

（1）饮食原则：鼓励患者养成良好的进食习惯，少量多餐、定时定量、细嚼慢咽，避免摄入粗糙、过咸、过甜、过辣的刺激性食物和饮料，戒除烟酒。

（2）食物选择：向患者说明摄取足够营养素的重要性，与患者共同制订饮食计划，以高热量、高蛋白、高维生素、易消化的饮食为主。指导患者及家属改善烹饪技术，粗粮细做，软硬适中，使食物色、香、味俱全，增进患者食欲。根据病情选择适宜的食物，如胃酸缺乏的患者食物应完全煮熟后食用，以利于消化吸收，并可选用刺激胃酸分泌的食物如肉汤、鸡汤等，或酌情食用酸性食物如山楂、食醋等；高胃酸者应避免进酸性及多脂肪食物，可食用牛奶、菜泥、面包等，口味要清淡，少盐。

3. 病情观察

密切观察腹痛的部位、性质等有无改变；观察患者每天进食的数量并定期测体重；观察用药前后患者症状是否改善。如果疼痛性质突然发生改变，且经一般对症处理，疼痛不仅不能减轻，反而加重，需警惕并发症的发生。

4. 对症护理

分散注意力缓解紧张情绪可减轻疼痛；用热水袋热敷上腹部，以解除痉挛，缓解疼痛；借助中医针灸疗法缓解疼痛。详见本章第 3 节 "消化性溃疡患者的护理"。

5. 用药护理

多潘立酮的不良反应较少，偶可引起惊厥、肌肉震颤等锥体外系症状，宜饭前口服，栓剂最好在直肠排空后插入肛门；莫沙必利可有腹泻、腹痛、口干等不良反应，服用时间不宜过长，孕妇及哺乳期妇女应避免使用本品；应用 2 周后，消化道症状无改善，应停止服用。

6. 心理护理

护理人员应向患者说明及时治疗和护理能获得满意的疗效。患者应保持轻松、愉快的心情，紧张、焦虑情绪会诱发加重病情。解释异型增生经严密随访，即使有恶变，及时手术也可获得满意的疗效，使其树立治疗信心，配合治疗。

【健康指导】

（1）向患者及家属讲明慢性胃炎的病因，某些药物对胃黏膜有损伤作用，要尽量避免使用，必须应用者要在医师指导下加用胃黏膜保护药；

（2）教育患者注意饮食卫生及养成良好的饮食习惯，进餐时要细嚼慢咽以使食物充分与胃酸混合；

（3）帮助患者制订戒烟、酒计划；

（4）介绍常用药物的名称、作用、疗程、服用的剂量和方法；

（5）慢性萎缩性胃炎有恶变的可能，嘱患者定期门诊复查。

第二节　消化性溃疡

消化性溃疡是指发生在胃和十二指肠的慢性溃疡，因溃疡形成与胃酸和胃蛋白酶的消化作用有关，故称消化性溃疡，根据发生部位不同分为胃溃疡（gastric ulcer，GU）和十二指肠溃疡（duodenal ulcer，DU）。

本病是全球常见病，约 10％的人一生中患过此病。临床上十二指肠溃疡比胃溃疡多见，两者之比为 3：：1，男性多于女性，十二指肠溃疡好发于青壮年，胃溃疡发病年龄较十二指肠溃疡约迟 10 年。

【病因】

正常生理情况下，由于胃、十二指肠黏膜有一系列的防御和修复功能，因此，胃、十二指肠黏膜在消化和吸收食物营养成分的同时不被强侵蚀力的胃酸和胃蛋白酶损伤。概括起来，胃、十二指肠黏膜有 3 层保护：①黏膜上皮细胞前的黏液和碳酸氢盐：黏液层是一道对胃蛋白酶弥散的物理屏障，黏膜层与上皮细胞之间的碳酸氢盐层是保持胃液与中性黏液间高 pH 值梯度的缓冲层；②上皮细胞：上皮细胞分泌黏液与碳酸氢盐，维持上皮前的结构和功能，对胃酸起屏障作用，上皮细胞再生速度很快，可及时修复受损部位；③上皮后：胃黏膜有丰富的血液供应，为细胞的不断更新和分泌提供营养，并将弥散人黏膜的 H＋带走。此外，前列腺素、表皮生长因子具有保护黏膜细胞的作用。当这一系列防御因素削弱，胃酸和胃蛋白酶才可侵袭黏膜发生溃疡。近年的研究表明，幽门螺杆菌和非甾体抗炎药可以损害胃、十二指肠黏膜屏障导致胃、十二指肠溃疡的发生。

1. 幽门螺杆菌（Hp）感染

近年大量研究表明，Hp 感染是消化性溃疡的主要原因。基于两方面证据：①消化性溃疡患者幽门螺杆菌检出率显著高于普通人群，DU 患者检出率约为 90％，GU 患者检出率为 70％～80％。②成功根治幽门螺杆菌后，溃疡复发率明显下降；对常规抑制胃酸分泌药物疗效不佳的难治性溃疡，在有效根除 Hp 治疗后可痊愈。

2. 药物

NSAID 是引起消化性溃疡的又一常见病因，可通过破坏黏膜屏障使黏膜防御和修复功能受损导致消化性溃疡的发生。NSAID 引起的胃溃疡较十二指肠溃疡多见。溃疡的形成及其并发症的危险因素与服用 NSAID 的种类、剂量、疗程有关，与同时服用抗凝药物、糖皮质激素等因素有关。

3. 胃酸和胃蛋白酶

消化性溃疡的最终形成是胃酸和胃蛋白酶的自身消化作用所致，胃蛋白酶只有在 pH＜4 时才有活性，因此，胃酸是溃疡形成的直接和关键原因，胃酸的损害作用只有在胃、十二指肠黏膜的防御和修复机制遭破坏时才发生。综合研究表明，十二指肠溃疡患者中大多存在基础酸排量（basal acid output，BAO）、夜间酸分泌、最大酸排量（maxlmal acid output，MAO）、十二指肠酸负荷增高现象，胃溃疡患者 BAO、MAO 多为正常或偏低，可能的原因是胃溃疡患者多伴有多灶萎缩性胃炎，影响壁细胞的泌酸功能，而十二指肠溃疡患者胃体黏膜损害轻微，壁细胞仍能保持旺盛的分泌能力。

4. 其他因素

①吸烟：吸烟影响溃疡愈合，增加溃疡的复发率，其发生机制还不十分明确，可能与吸烟增加胃酸分泌、减少十二指肠碳酸氢盐的分泌、影响胃十二指肠的正常运动、黏膜损害性氧自由基增加等因素有关。②急性应激：长期临床观察发现情绪应激是消化性溃疡的诱发因素，可能通过神经内分泌途径影响胃、十二指肠分泌、运动和黏膜血液供应，急性应激可引起应激性溃疡已被临床证实。③胃、十二指肠运动异常：十二指肠溃疡患者胃排空增快，影响食物与胃酸的充分混合，造成十二指肠酸负荷增高；胃溃疡患者胃排空减慢，可增加十二指肠液反流入胃，增加胃黏膜侵袭因素。④遗传因素：消化性溃疡发病有家族聚集现象，O型血者易患 DU 等。

【临床表现】

十二指肠溃疡多发生在球部，胃溃疡多在胃角和胃窦小弯。

典型的消化性溃疡具有三大临床特点：①慢性过程：病程长，可达数年或数十年；②周期性发作：发作和缓解期交替出现，秋冬和早春季节是溃疡病的好发季节，精神因素和过度劳累可诱发；③节律性疼痛。

（一）症状

1. 上腹部疼痛

上腹部疼痛是消化性溃疡的主要症状，GU 疼痛多位于剑突下正中或偏左，DU 疼痛常在上腹正中或偏右；性质多为隐痛、胀痛、烧灼痛、钝痛、剧痛或饥饿样不适感；疼痛范围有手掌大小。疼痛具有节律性，与饮食关系密切，GU 患者疼痛常在进餐后 0.5～1 小时出现，持续 1～2 小时后逐渐缓解，至下次进餐前疼痛消失，其典型节律为进食-疼痛-缓解；DU 患者疼痛为饥饿痛、空腹痛或夜间痛，其疼痛节律为疼痛-进食-缓解。

2. 其他

患者常有反酸、嗳气、恶心、呕吐等胃肠道症状，可有失眠、多汗、脉缓等自主神经功能失调表现。临床上少数溃疡患者可无症状，首发症状多为呕血和黑粪。

（二）体征

活动期可有上腹部轻压痛，缓解期无明显体征。

（三）并发症

1. 出血

最常见，发生率为 10%～15%，以十二指肠溃疡并发出血较为多见。出血是由于溃疡侵蚀周围血管所致，临床表现视出血的部位、速度和出血量决定，一般可表现为呕血或（和）黑粪。

2. 穿孔

溃疡病灶向深部发展穿透浆膜层引起穿孔，发生率为 2%～7%，多见于十二指肠溃疡。急性穿孔表现为突发上腹部剧烈疼痛，如刀割样，可迅速遍及全腹，大汗淋漓、烦躁不安，服用抑酸剂不能缓解，是外科常见的急腹症之一。腹部检查可见腹肌紧张，呈板状腹，压痛及反跳痛，肠鸣音减弱或消失，部分患者出现休克。

3. 幽门梗阻

发生率为 2%～4%，多由十二指肠溃疡或幽门溃疡引起，分功能性梗阻和器质性梗阻。功能性梗阻是由溃疡周围组织炎性充血、水肿或幽门平滑肌痉挛所致，梗阻为暂时性，炎症消退即可好转，内科治疗有效；器质性梗阻是由溃疡愈合瘢痕收缩或粘连造成，梗阻为持久性，需外科手术治疗。临床表现为上腹持续性胀痛、嗳气、反酸，且餐后加重；呕吐大量酸腐味宿食，呕吐后腹部症状减轻，严重及频繁呕吐者可致失水、低氯、低钾、代谢性碱性中毒及营养不良等；腹部可见胃型、蠕动波，可闻及振水音。

4. 癌变

十二指肠溃疡极少发生癌变，胃溃疡癌变的概率在 1% 以下。临床上对年龄在 45 岁以上、有长期 GU 病史、溃疡顽固不愈、粪潜血试验持续阳性者要提高警惕，胃镜检查可帮助确诊，要取多点活组织做病理检查，必要时定期复查。

【治疗要点】

治疗原则为消除病因，控制症状，促进愈合，预防复发和防治并发症。治疗消化性溃疡的药物可分为降低胃酸药物和保护胃黏膜药物两大类,同时还要根除幽门螺杆菌。

(一) 降低胃酸药物

1. 抗酸药

可直接中和胃酸,迅速缓解疼痛症状。抗酸药不宜单独使用,只作为治疗消化性溃疡的辅助用药,常用药物有碳酸氢钠、碳酸钙、氢氧化铝等。

2. 抑制胃酸分泌的药物

(1) H_2-受体拮抗剂:阻止组胺与 H_2-受体结合,抑制胃酸分泌,临床上特别适用于根除幽门螺杆菌疗程完成后的后续治疗及半量做长期维持治疗。常用药物有西咪替丁、雷尼替丁、法莫替丁,已证明全日量于睡前顿服与一日 2～3 次分服效果相仿。常规剂量十二指肠溃疡患者疗程 4～6 周,胃溃疡患者 6～8 周。服药后基础胃酸分泌量、食物刺激后胃酸分泌量及夜间胃酸分泌量均减少。

(2) 质子泵抑制剂(H^+-K^+-ATP 酶抑制剂)(proton pump inhibitor,PPI):PPI 是目前已知的抑制胃酸分泌作用最强的药物,可作用于壁细胞胃酸分泌终末过程的关键酶 H^+-K^+-ATP 酶,使其失去活性,并不可逆转。与 H_2-受体拮抗剂相比,PPI 促进溃疡愈合的速度快,溃疡愈合率较高,尤其适合非甾体类抗炎药所致溃疡患者不能停用非甾体类抗炎药时或难治性溃疡的治疗。PPI 是根除幽门螺杆菌基础药物,常用奥美拉唑(洛赛克)20mg,每日 2 次;兰索拉唑 30mg,每日 1 次;潘托拉唑 40mg,每日 1 次。

(二) 保护胃黏膜药物

1. 胶体次柠檬酸铋(colloidal bismuth subcitrate,CBS)

除有硫糖铝的作用外,还有较强抑制幽门螺杆菌作用,疗程 4～8 周。

2. 硫糖铝

硫糖铝可黏附在溃疡表面阻止胃酸、胃蛋白酶的侵袭,促进内源性前列腺素合成,刺激表皮生长因子分泌。常规用量为每日 1g,分 4 次口服。

3. 前列腺素类药物

可抑制胃酸分泌,增加胃、十二指肠黏膜的黏液和碳酸氢盐分泌,增加黏膜血流,代表药物为米索前列醇。

(三) 根除幽门螺杆菌

目前常采用 PPI 或胶体铋剂为基础加上两种抗菌药物的三联疗法。

【常见护理诊断/问题】

1. 疼痛:上腹痛

与消化道黏膜溃疡有关。

2. 营养失调:低于机体需要量

与疼痛导致摄入量减少,消化吸收障碍有关。

3. 知识缺乏

缺乏溃疡病防治的知识。

4. 焦虑

与疼痛症状反复出现、病程迁延不愈有关。

5. 潜在并发症

上消化道大出血、胃穿孔。

【护理措施】

1. 休息与体位

轻症者适当休息，可参加轻体力活动，注意劳逸结合，避免过度劳累，溃疡活动粪潜血试验阳性患者应卧床休息1～2周。

2. 饮食护理

宜选用营养丰富、清淡、易消化的食物，以促进胃黏膜修复和提高抵抗力。急性活动期应少食多餐，每天5～6餐，少食多餐可中和胃酸，减少胃饥饿性蠕动，同时可避免过饱所引起的胃窦部扩张增加促胃液素的分泌。以牛奶、稀饭、面条等偏碱性食物为宜。由于蛋白质类食物具有中和胃酸的作用，可摄取适量脱脂牛奶，宜安排在两餐间饮用，但牛奶中的钙质反过来刺激胃酸分泌，故不宜多饮。脂肪到达十二指肠时虽能刺激小肠黏膜分泌肠抑胃液素，抑制胃酸分泌，但同时又可引起胃排空减慢、胃窦扩张，致胃酸分泌增多，故脂肪摄取也应适量。忌食辛辣、过冷、油炸、浓茶等刺激性食物及饮料，戒烟、酒。

3. 病情观察

观察患者腹痛的部位、性质、时间及节律；腹痛与饮食、气候、药物、情绪等的关系；定时测量生命体征，同时注意观察患者的面色，呕吐物、粪便的量、性状和颜色，以便及时发现和处理出血、穿孔、梗阻、癌变等并发症。

4. 对症护理

（1）帮助患者认识和去除诱因：讲解消化性溃疡疼痛的诱因，使患者能够在饮食、嗜好、情绪、生活节奏等方面多加注意，并做到坚持服药。

（2）腹痛监测：参见病情观察。

（3）减轻疼痛的护理：参见本章第2节"胃炎患者的护理"。

5. 用药护理

（1）H_2-受体拮抗剂：药物应在餐中或餐后即刻服用，也可一日剂量于夜间顿服。西咪替丁可通过血脑屏障，偶尔引起精神症状；与雄激素受体结合，影响性功能；与肝细胞色素P450结合，影响华法林、利多卡因等药物的肝内代谢，用药期间应注意监测肝、肾功能和血常规。雷尼替丁和法莫替丁不良反应较少。

（2）质子泵抑制剂：不良反应较少，可有头晕，初次应用应减少活动。

（3）胃黏膜保护药：此类药在酸性环境下有效。硫糖铝在餐前1小时给药，全身不良反应少，常引起便秘；本药含糖量高，糖尿病患者不宜应用。胶体铋剂在餐前0.5小时服用，短期服用可有舌苔和粪便变黑，长期服用可造成铋在体内大量堆积引起神经毒性，故不宜长期应用。米索前列醇的常见不良反应是腹泻，可引起子宫收缩，孕妇禁服。

（4）其他药物：抗酸药，如氢氧化铝凝胶等应在餐后1小时或睡前服用，以液体制剂效果最好，服用时要充分摇匀，服用片剂时应嚼服。其与奶制品相互作用可形成络合物，要避免同服。

6. 心理护理

不良的心理因素可诱发和加重病情，而消化性溃疡患者因疼痛刺激或并发出血，易产生紧张、焦虑等不良情绪，使胃黏膜保护因素减弱、损害因素增加而致病情加重，故应为患者创造安静、舒适的环境，减少不良刺激；多与患者交谈，使患者了解本病的诱发因素、疾病过程和治疗效果，增强治疗信心，克服焦虑、紧张心理。

【健康指导】

1. 活动与休息指导

指导患者合理安排休息时间，保证充足的睡眠，生活要有规律，劳逸结合，避免精神过度紧张，长时间脑力劳动后要适当活动，保持良好心态，在秋冬或冬春气候变化明显的季节要注意保暖。

2. 饮食指导

指导患者定时进餐，不宜过饱。生活要有规律，避免辛辣、咖啡、浓茶等刺激性食物及饮料，有烟、酒嗜好者应戒除。

3. 用药指导

嘱患者避免应用对胃、十二指肠黏膜有损害的药物，如阿司匹林、泼尼松、咖啡因、利舍平等。嘱患者遵医嘱按时、正确服药，学会观察不良反应，不随意停药，避免复发。

4. 心理指导

指导患者身心放松，保持乐观精神，促进溃疡愈合。

5. 出院指导

对患者及家属进一步讲解消化性溃疡的病因和诱发因素，嘱患者定期门诊复查，如有疼痛持续不缓解、疼痛规律性消失、排黑粪等应立即到门诊检查。

第三节　肠结核

肠结核是结核分枝杆菌侵犯肠道引起的肠道慢性特异性感染。由于人们生活水平日益提高，预防保健意识增强，结核患病率下降，临床上肠结核的患病率也逐渐降低，但肺结核仍然常见，因此，仍应警惕肠结核的发生。肠结核的临床表现为腹痛、腹部肿块、腹泻与便秘交替及全身中毒症状，多见于青壮年，女性略多于男性。

【病因】

病原菌主要为人型结核杆菌，约占90%以上，极少数为牛型结核杆菌。

结核分枝杆菌侵犯肠道主要是经口感染，患者多有开放性肺结核或喉结核，因经常吞咽含结核杆菌的痰液而导致发病；经常和开放性肺结核患者共餐，忽视餐具消毒，也可被感染。肠结核也可由血行播散引起，见于粟粒型肺结核；或由腹腔内结核病灶直接蔓延，如女性生殖器结核。

结核病的发病是人体与结核分枝杆菌相互作用的结果，经上述途径感染只是获得致病的条件，只有当人体抵抗力下降、肠道功能紊乱，侵入的结核分枝杆菌大量繁殖、数量增加、毒力增大时才会发病。

结核分枝杆菌入侵肠道后，多在回盲部引起结核病变，其他部位按发病率高低依次为升结肠、空肠、横结肠、降结肠、阑尾、十二指肠和乙状结肠等。易发生回盲部结核与以下两方面因素有关：①含结核分枝杆菌的食物在回盲部停留时间较长，增加感染机会；②结核分枝杆菌易侵犯淋巴组织，而回盲部淋巴组织丰富。

肠结核病变以炎症渗出为主，当感染菌量多、毒力大时，可发生干酪样坏死，形成溃疡，成为溃疡型肠结核；患者机体免疫状况良好，感染轻，表现为肉芽组织增生、纤维化成为增生型肠结核；兼有两种者称为混合型肠结核。

【临床表现】

多数缓慢起病，病程长，具体表现如下：

（一）症状

1. 腹痛

多位于右下腹部，反映结核的好发部位在回盲部，也可牵涉到上腹部或脐周，引起相应部位疼痛。疼痛性质为钝痛或隐痛，进餐可诱发或加重腹痛伴有便意，排便后腹痛不同程度缓解，主要因为进餐后使病变肠曲痉挛或蠕动加强。并发肠梗阻时有腹绞痛，常位于右下腹或脐周，伴有腹胀、肠型及蠕动波，肠鸣音亢进。

2. 腹泻与便秘

为肠功能紊乱的表现。溃疡型肠结核主要表现为腹泻，每日排便 2～4 次，排便次数因病变严重程度和范围不同而异，病变严重而广泛时，腹泻次数增多，可达每日 10 余次。粪便为不含黏液、脓血的软便，无里急后重感。间断有便秘，大便呈羊粪状，隔数日又有腹泻。增生型肠结核多以便秘为主。

3. 腹部肿块

肿块位于右下腹，有压痛，比较固定，质地中等硬度。见于增生型肠结核，若溃疡型肠结核合并有局限性腹膜炎，病变肠曲与周围组织粘连时，或同时伴有肠系膜淋巴结结核也可出现肿块。

4. 全身症状和肠外结核表现

常有结核病毒血症表现，溃疡型肠结核较明显，有午后低热、不规则热，伴有乏力、自汗、消瘦、贫血，也可同时存在结核性腹膜炎、活动性肺结核的相关表现。增生型肠结核一般病程较长，偶有低热，多不伴有肠外结核。

（二）体征

慢性病容，消瘦、苍白、倦怠。增生型肠结核右下腹可触及包块，质地中等，较固定，伴有轻、中度压痛。溃疡性肠结核合并局限性腹膜炎、局部病变肠管与周围组织粘连或同时有肠系膜淋巴结结核时，也可出现腹部包块。

（三）并发症

并发症见于晚期患者，常有肠梗阻、结核性腹膜炎，偶见急性肠穿孔。结核性腹膜炎是由结核分枝杆菌引起的慢性、弥漫性腹膜感染，以青壮年女性多见，感染途径有：①腹腔内结核病灶直接蔓延；②血行播散。主要临床表现是腹痛、腹胀、腹泻与便秘交替出现及全身中毒症状。抗结核治疗有效，坚持早期、联合、规则及全程抗结核治疗，一般可用 3～4 种药物联合强化治疗。

【治疗要点】

肠结核治疗目的是消除症状、改善全身情况、促进病灶愈合及防止并发症。肠结核早期病变可逆，因此强调早期治疗。

1. 休息与营养

活动期肠结核需卧床休息。给予高蛋白、高维生素、高热量饮食，必要时可静脉内高营养治疗。

2. 抗结核化学药物治疗

化疗是本病治疗的关键，多采用短程化疗，疗程为 6～9 个月，一般用异烟肼与利福平两种杀菌药联合。

3. 对症治疗

腹痛可用颠茄、阿托品，摄入不足或腹泻严重者应补充水、电解质。对不完全性肠梗阻患者必要时可行胃肠减压，以缓解肠梗阻症状。

4. 手术治疗

适应证：①完全性肠梗阻；②急性肠穿孔或慢性肠穿孔、瘘管形成经内科治疗而未能闭合者；③肠道大量出血，经积极抢救不能有效止血者；④诊断困难须剖腹探查者。

【常见护理诊断/问题】

1. 疼痛

与结核分枝杆菌侵犯肠黏膜致炎性病变有关。

2. 营养失调：低于机体需要量

与结核分枝杆菌感染、消化吸收障碍有关。

3. 腹泻

与肠结核所致肠功能紊乱有关。

4. 知识缺乏

缺乏肠结核病的预防和治疗知识。

5. 焦虑

与疾病病程长、治疗疗程长有关。

【护理措施】

1. 休息与体位

卧床休息。病情稳定后，可逐步增加活动量，以增强机体抵抗力。肠结核患者常有自汗，应注意及时更换床单、衣物，保持干爽。

2. 饮食护理

摄入高热量、高蛋白、高维生素、少渣又易消化的食物。有脂肪泻的患者应少食乳制品、易发酵的食物，如豆制品、富含脂肪及粗纤维的食物，以免加快肠蠕动。肠梗阻的患者应禁食。

3．病情观察

注意观察患者的生命体征，腹痛的程度、性质及部位等，及早发现肠梗阻等并发症。每周测量患者体重，以了解营养状况。

4．对症护理

（1）疼痛护理：①严密观察腹痛特点，评估病情进展程度；②与患者交谈，分散其注意力；③采用针灸、按摩等方法缓解疼痛；④按医嘱给予患者解痉、止痛药物，对肠梗阻所致疼痛，应行胃肠减压，无效者需手术治疗；⑤病情出现明显变化，如腹痛明显加重，便血，应立刻通知医师，并积极配合医师采取抢救措施。

（2）腹泻的护理：详见本章第四节"溃疡性结肠炎的护理"。

5．用药护理

遵医嘱给予抗结核药物，让患者及家属了解有关抗结核药物的用法、作用及主要不良反应，若有不良反应出现时应及时报告医师。

6．心理护理

向患者讲解低热、盗汗、腹痛、腹泻等症状出现的原因及有关结核病的知识，使患者认识到此病经过合理、全程化疗是可治愈的。护理人员要充分理解患者，帮助患者消除顾虑，创造一个良好的治疗环境，使患者树立战胜疾病的信心。

【健康指导】

（1）向患者及家属宣传坚持正规与全程治疗肠结核的重要性，帮助患者及家属制订切实可行的用药计划，按时服药，避免漏服，切忌自行间断用药或停药。定期门诊复查；

（2）肠结核预后取决于早期诊断与及时正规治疗，一般预后良好；

（3）肠结核的预防应重点在肠外结核，特别是肺结核的早期诊断与积极治疗；

（4）注意饮食卫生，如牛奶应消毒后饮用，提倡分餐制；

（5）肠结核患者的粪便要消毒处理，防止病原体传播；

（6）加强身体锻炼，合理营养，生活规律，保持良好心态。

第四节　溃疡性结肠炎

溃疡性结肠炎（ulcerative colitis，UC）是一种病因不十分清楚的直肠和结肠慢性非特异性炎性疾病，病变主要限于大肠黏膜与黏膜下层，主要临床表现是腹泻、黏液脓血便、腹痛及里急后重，多见于 20～40 岁。病变位于大肠，多数在直肠和乙状结肠，可扩展至降结肠、横结肠，也可累及全结肠，病变呈连续性、弥漫性分布。

【病因】

病因尚未完全清楚，多数研究认为与免疫、遗传及感染 3 大因素有关；精神神经因素、过敏反应可能与疾病的发生有关。本病由多因素相互作用所致。

1．免疫因素

肠道黏膜免疫系统在 UC 肠道炎症发生、发展、转归过程中始终发挥作用。研究表明，

UC 的 T 细胞反应低下，除免疫细胞外，肠道上皮细胞、血管内皮细胞等非免疫细胞也参与炎症反应，与局部免疫细胞相互影响而发挥免疫作用，免疫反应中释放多种肠道炎性反应的免疫因子和介质使肠道黏膜损伤。

2. 遗传因素

经系统家族调查，显示血缘家族的发病率较高，提示遗传因素在本病发病中起一定作用。目前认为 UC 是多基因病，也是遗传异质性疾病（不同人由不同基因引起），患者在一定环境因素下由于遗传易感而发病。

3. 感染因素

本病在病理变化与临床表现方面与细菌性痢疾相似，但迄今未检出致病微生物，因此，有人认为感染是诱发因素。

4. 环境因素

近几十年来，UC 发病率持续增高，这一现象出现在社会经济高度发达的国家，首先是北美、北欧，继而是西欧、南欧，最近是日本、南美，表明环境因素的微妙变化对本病有很重要的作用。

5. 其他

吸烟、饮食、精神、过敏等因素也与本病的发生有关系。

【临床表现】

大多起病缓慢，偶有急性暴发起病。病程呈慢性经过，发作与缓解交替出现，饮食失调、劳累、精神因素、感染可使疾病复发或加重。

（一）消化系统表现

1. 腹泻、黏液脓血便

腹泻是最主要表现，见于绝大多数患者，主要与炎症导致结肠黏膜对水吸收障碍有关。黏液脓血便为炎症渗出、黏膜糜烂及溃疡所致，是本病活动期的重要表现。便血程度和大便次数反映病情严重程度。病变累及直肠、乙状结肠时伴有里急后重，可出现腹泻、便秘交替，此为病变引起直肠排空功能障碍所致。

2. 腹痛

缓解期及轻症者无或仅有腹部不适，活动期有轻至中度腹痛，系左下腹或下腹部阵痛，亦可全腹痛，有腹痛-便意-便后缓解的规律。若并发中毒性巨结肠、腹膜炎，则有剧烈腹痛，呈持续性。

3. 其他

严重者有食欲减退、恶心、呕吐、腹胀。

4. 体征

轻、中型者仅有左下腹压痛，偶可触及痉挛的降结肠、乙状结肠；重者常有明显压痛、鼓肠；如出现肠穿孔、中毒性巨结肠，则有腹肌紧张、反跳痛、肠鸣音减弱等表现。

（二）肠外表现

肠外表现如外周关节炎、结节性红斑、口腔多发性溃疡、坏疽性脓皮病等。

（三）全身表现

全身表现一般出现在中、重型患者，活动期常有低热或中度发热，高热提示有并发症或暴发型。重症者常出现衰弱、消瘦、低蛋白血症及水、电解质紊乱等。

（四）临床分型

根据疾病的病程、严重程度、范围及病期综合分型。

1. 临床分型

①初发型：无既往史的首次发作；②慢性复发型：最常见，发作与缓解交替；③慢性持续型：症状持续半年以上，间以症状加重；④急性暴发型：少见，起病急，病情重，全身毒血症状明显，可伴有各种并发症，易出血。上述各型可互相转化。

2. 根据病情程度

①轻度：每日腹泻少于 4 次，便血轻或无，无发热、脉速，贫血轻或无，血沉正常；②重度：腹泻每日 6 次以上，有明显黏液脓血便，体温高于 37.5℃，至少持续 2 日以上，脉搏 90 次/分以上，血红蛋白、清蛋白下降，血沉升高，短期内体重明显下降；③中度：介于两者之间。

3. 根据病变范围

可分为直肠炎、直肠乙状结肠炎、左半结肠炎、广泛性或全结肠炎。

4. 根据病期分型

活动期和缓解期。

（五）并发症

1. 中毒性巨结肠

中毒性巨结肠多发生于暴发型或重症患者，临床表现为病情急剧恶化，毒血症明显，有脱水与电解质平衡紊乱，出现鼓肠、腹部压痛，肠鸣音消失。低钾、钡剂灌肠、使用抗胆碱能药物或阿片类制剂是其诱发因素。本并发症预后差，易致急性肠穿孔。

2. 直肠结肠癌变

多见于广泛性结肠炎、幼年起病而病程漫长者。

3. 其他并发症

肠大出血、肠穿孔、肠梗阻。

【治疗要点】

治疗目的是控制急性发作，维持缓解，减少复发，防治并发症。

1. 一般治疗

急性期卧床休息，给流质饮食；患者需禁食者，给予静脉高营养。腹痛时给予解痉止痛药。

2. 氨基水杨酸制剂

柳氮磺胺吡啶（SASP）为首选药物，适用于轻、中型及重型经治疗已有缓解者，发作时 4～6g/d，分 4 次口服，病情缓解后改为 2g/d 维持，疗程 1～2 年。

3. 肾上腺皮质激素

适用于暴发型或重型或应用磺胺吡啶类药物无效的患者，常用氢化可的松 200～

300mg/d 或地塞米松 10mg/d 静脉滴注，7～14 天后改为口服泼尼松 60mg/d。病情控制后逐渐减量，直至停药。

4. 免疫抑制剂

适用于对激素治疗效果不佳或对激素依赖的慢性持续型病例。

5. 手术治疗

适用于并发肠穿孔、大出血、重症患者，特别是合并中毒性巨结肠经积极的内科治疗无效者。

【常见护理诊断/问题】

1. 腹泻

与肠道炎性刺激致肠蠕动增加及肠内水、钠吸收障碍有关。

2. 腹痛

与肠道黏膜的炎性浸润有关。

3. 营养失调：低于机体需要量

与频繁腹泻、吸收不良有关。

4. 焦虑

与频繁腹泻、疾病迁延不愈有关。

【护理措施】

1. 休息与体位

活动期患者应充分休息，减少精神和体力负担。给患者提供安静、舒适的休息环境，使患者得到身心全面的休息，以减少胃肠蠕动，减轻症状。

2. 饮食护理

给予易消化、少纤维素、高热量、高蛋白质、少渣软食。急性发作期和暴发型患者应进食无渣流质或半流质饮食，避免摄入生冷及含纤维素多的食物，忌食牛乳和乳制品。病情严重者应禁食并行胃肠外营养，使肠道得以休息以利于减轻炎症、控制症状。

3. 病情观察

观察患者腹泻的次数、量、性质，有无腹痛、发热、恶心、呕吐等伴随症状；观察有无口渴、疲乏无力、尿量减少等脱水表现；观察有无电解质紊乱、酸碱失衡的表现；还应观察进食情况，定期测量体重，监测粪便检查结果和生化指标变化。

4. 对症护理

针对腹泻护理：①休息：腹泻严重者需卧床休息，安排患者在离卫生间较近的房间，或室内留置便器；②饮食护理与病情观察：同前；③静脉营养：遵医嘱及时补充液体、电解质、营养物质；④肛周皮肤护理：指导患者和家属做好肛门及周围皮肤的护理，如手纸要柔软，擦拭动作宜轻柔，便后用肥皂与温水清洗肛门及周围皮肤，清洗后轻轻拭干局部，必要时局部涂抹无菌凡士林软膏或涂擦抗生素软膏以保护皮肤的完整。

5. 用药护理

护理人员应向患者及家属做好有关用药的解释工作，如药物的用法、作用、不良反应等。柳氮磺胺吡啶既可出现恶心、呕吐、食欲不振等消化系统不良反应，又可引起皮疹、粒细胞减少、自身免疫性溶血、再生障碍性贫血等，饭后服用可减少消化道症状，服药期间应定期复查血常规，出现不良反应要及时报告给医师。应用肾上腺皮质激素要注意激素用量和停药注意事项。对于采用灌肠疗法的患者，应指导患者尽量抬高臀部，从而延长药物在肠道内的停留时间。

6. 心理护理

由于溃疡性结肠炎病程较长，症状反复出现，患者缺乏战胜疾病的信心，思想顾虑较重，久而久之患者会有抑郁或焦虑。护理人员应耐心向患者做好宣传、解释工作，使其认识到积极配合治疗、良好的心态调节可使症状得到较好控制和长期缓解，帮助患者树立战胜疾病的信心和勇气。

【健康指导】

（1）指导患者从休息、饮食等方面加强自我护理以控制病情的发展，逐步缓解病情直至康复。生活要有规律，注意劳逸结合。轻型患者可从事一般工作。饮食上要摄入高热量、高营养、少纤维、少刺激的食物，补充营养并减少肠道刺激。服用牛奶导致腹泻加重者，应避免服用牛奶及奶制品。

（2）指导患者及家属正确认识疾病，以减轻患者心理压力，保持心情舒畅。

（3）告知患者及家属坚持用药的重要性，说明药物的具体服用方法及有关不良反应。告诫患者不要随意停药，服药期间要定期复查血常规。

第五节　肝硬化

肝硬化是由于一种或多种致病因素长期或反复作用于肝脏，造成以肝细胞坏死、肝组织弥漫性纤维化、假小叶和再生结节形成为特征的慢性肝病，门静脉高压和肝功能损害为主要临床表现，晚期可出现上消化道出血、肝性脑病、继发感染等严重并发症。

我国肝硬化患者占内科住院人数的 4%～14%，发病年龄在 35～50 岁，男女比例为（4～8）：1。

【病因】

引起肝硬化的病因很多，我国以病毒性肝炎最为常见，国外则以酒精中毒居多。

1. 病毒性肝炎

主要为乙型、丙型或乙型加丁型重叠感染，甲型和戊型病毒性肝炎不发展为肝硬化。一般认为肝硬化是经过慢性肝炎演变而来的。

2. 酒精中毒

长期大量酗酒引起酒精性肝炎，继而发展为肝硬化，主要是乙醇和其中间代谢产物乙醛对肝脏的毒性作用所致。

3. 循环障碍

慢性充血性心力衰竭、缩窄性心包炎、肝静脉和（或）下腔静脉阻塞，可使肝脏长期淤血，肝细胞发生缺氧、坏死和结缔组织增生，最终演变为淤血性肝硬化。

4．胆汁淤积

持续存在肝外胆管阻塞或肝内胆汁淤积时，高浓度的胆汁酸和胆红素对肝细胞有损害作用，可导致肝硬化。

5．遗传和代谢障碍

由于遗传或先天性酶缺陷，致使代谢产物积聚于肝脏，引起肝细胞坏死和结缔组织增生。

6．工业毒物或药物

长期接触四氯化碳、磷、砷等或服用甲基多巴、四环素、双醋酚汀等，可引起中毒性肝炎，最终演变为肝硬化。

7．营养障碍

食物中长期缺乏蛋白质、维生素，或脂肪堆积可引起吸收不良和营养失调、肝细胞脂肪变性和坏死以及降低肝对其他致病因素的抵抗力。

8．血吸虫病

虫卵沉积于汇管区，引起纤维组织增生，导致窦前性门静脉高压。

9．免疫紊乱

自身免疫性肝炎可演变为肝硬化。

10．隐源性肝硬化

病因不明者占5%～10%，其中一部分可能由非酒精性脂肪性肝炎发展而成的。

【临床表现】

肝硬化起病隐匿，病程发展一般比较缓慢，病情亦较轻微，可潜伏3～5年或更长时间。临床上将肝硬化分为肝功能代偿期和失代偿期，两期的界限不明显。

（一）代偿期

症状轻，或无任何不适。早期以乏力、食欲不振较突出，可伴有上腹部不适、腹胀、恶心、腹泻、厌油腻等，症状经休息或治疗可缓解。肝脏轻度肿大，质偏硬，可有轻度压痛，脾脏轻、中度肿大。肝功能正常或轻度异常。

（二）失代偿期

症状显著，主要为肝功能减退和门静脉高压引起。

1．肝功能减退的临床表现

（1）全身症状：患者一般情况及营养状况差，消瘦、乏力、面色灰暗、无光泽，精神不振，皮肤干而粗糙，有舌炎、口角炎，常有不规则低热及水肿。

（2）消化道症状：食欲明显减退，甚至厌食，进食后感上腹饱胀不适、恶心、呕吐等；对脂肪和蛋白质含量高的食物耐受差，稍进油腻食物即可引起腹泻；患者可因胃肠胀气和腹水终日腹胀。上述症状的产生与门静脉高压引起胃肠道淤血、水肿、消化吸收障碍和胃肠道菌群失调有关。半数以上患者有轻度黄疸，少数可有中或重度黄疸，提示肝细胞有进行性或广泛坏死。

（3）出血倾向和贫血：可有鼻出血、牙龈出血、皮肤紫癜和胃肠出血倾向，系肝脏合成凝血因子减少、脾功能亢进和毛细血管脆性增加所致。患者常有不同程度贫血，是由于肠道吸收障碍、营养不良、胃肠失血以及脾功能亢进等因素引起。

（4）内分泌失调：肝脏对雌激素的灭活功能减退，雌激素水平增高，通过负反馈抑制腺垂体的分泌功能，从而影响垂体-性腺轴或垂体-肾上腺皮质轴的功能，致使雄激素和糖皮质激素减少。雌、雄激素平衡失调，男患者常表现为性欲减退、睾丸萎缩、毛发脱落及乳房发育；女患者有月经失调、闭经、不孕等。部分患者出现蜘蛛痣，主要分布在面颈部、上胸、肩背和上肢等上腔静脉引流区域；手掌大、小鱼际和指端、腹侧部位皮肤发红称为肝掌，肝掌和蜘蛛痣的形成与雌激素增多有关。肝功能减退时，肝脏对醛固酮及抗利尿激素灭活作用减弱，导致继发醛固酮及抗利尿激素增多，致钠、水潴留和水肿，促进和加重腹水的形成。肾上腺皮质功能减退，表现为面部和其他暴露部位皮肤色素沉着。

2. 门静脉高压的临床表现

门静脉系统阻力增加和门静脉血流增多是形成门静脉高压的发生机制，门静脉高压症的3大临床表现是脾肿大、侧支循环建立与开放、腹水。

（1）脾肿大、脾功能亢进：脾脏因长期淤血而肿大，一般为轻、中度肿大，上消化道大出血时脾脏可暂时缩小。晚期脾肿大常出现白细胞、红细胞、血小板计数减少，称为脾功能亢进。

（2）侧支循环建立与开放：门静脉压力增高，超过 1.96kPa（20mmH$_2$O）时，正常来自消化器官和脾脏的回心血液至肝脏受阻，致使门静脉系统与腔静脉之间建立门-体侧支循环：①食管和胃底静脉曲张：在门静脉压力持续增高的情况下，食管和胃底静脉曲张明显，常因恶心、呕吐、剧烈咳嗽等使腹腔压力增高，或因粗糙、坚硬食物机械损伤，或因胃酸反流腐蚀损伤时，导致曲张静脉破裂出血，表现为呕血和黑粪，严重者可有周围循环衰竭的表现；②腹壁静脉曲张，脐静脉重新开放，在脐周和腹壁可见以脐为中心向上及下腹延伸的迂曲静脉，脐周静脉曲张明显时，外观呈水母状；③痔静脉扩张，形成痔核，破裂时引起便血。

（3）腹水：占 75% 以上，是肝硬化失代偿期最突出的临床表现，也是患者就医的主要原因。腹水形成与下列因素有关：①门静脉压力增高，使腹腔脏器毛细血管床静水压增高，组织间液回吸收减少而漏入腹腔；门静脉压力增高，肝静脉血流受阻，血浆自肝窦壁渗透致窦旁间隙，形成大量肝淋巴液，超过胸导管的引流能力，淋巴液自肝包膜表面和肝门淋巴管壁漏入腹腔。②血浆清蛋白降低，低于 30g/L 时，血浆胶体渗透压降低，致使血液成分外渗。③有效循环血容量不足致肾血流量减少，肾小球滤过率降低，排尿减少。④抗利尿激素及继发醛固酮增多而引起水、钠重吸收增多。

（三）肝脏触诊

肝脏大小与肝内脂肪浸润、再生结节、纤维化的程度有关。质地坚硬，早期表面光滑，晚期可触及结节或颗粒状，一般无压痛，在肝细胞进行性坏死或炎症时可有轻压痛。

（四）并发症

1. 上消化道出血

最常见。多突然发生大量呕血或黑粪，出血原因为食管下段或胃底静脉曲张破裂或并发急性胃黏膜糜烂、消化性溃疡。出血量大可并发出血性休克或诱发肝性脑病，病死率高。

2．肝性脑病

肝性脑病是晚期肝硬化的最严重并发症，也是最常见死因，主要临床表现为性格行为失常、意识障碍、昏迷。

3．胆石症

肝硬化患者胆结石发生率增高，且随肝功能失代偿程度加重，胆石症发生率随之增高。胆囊及肝外胆管结石均较常见。

4．感染

患者机体抵抗力低下，常并发肺炎、胆道感染、大肠埃希菌败血症和自发性腹膜炎等细菌感染。

5．原发性肝癌

患者如短期内出现肝脏迅速增大、持续性肝区疼痛、肝表面发现肿块或腹水呈血性等，应考虑并发原发性肝癌，需做进一步检查。

6．肝肾综合征

又称功能性肾衰竭，表现为自发性少尿或无尿、氮质血症、稀释性低钠血症和低尿钠，但肾脏无明显器质性损害。引起肝肾综合征的关键环节是肾血管收缩，导致肾皮质血流量减少，肾小球滤过率持续下降。

7．肝肺综合征

严重肝病、肺血管扩张和低氧血症组成的三联症。肝硬化时由于体内血管活性物质增多，使肺内毛细血管扩张，肺动、静脉分流，动脉氧合不足，造成通气/血流比例失调，临床表现为卧位呼吸和直立性低氧血症。尚无理想治疗药物，肝移植可能为其根本治疗措施。

8．电解质和酸碱平衡失调

常见的电解质紊乱：①低钠血症：由于长期利尿、大量放腹水导致钠丢失，抗利尿激素增多致水潴留超过钠潴留，低盐饮食引起；②低钾低氯血症与代谢性碱中毒：呕吐、腹泻、摄入不足、长期应用利尿剂或高渗葡萄糖液、继发性醛固酮增多等，均可导致或加重血钾和血氯的降低，低钾低氯血症可导致代谢性碱中毒。

【治疗要点】

（一）保护或改善肝功能

1．去除或减轻病因

（1）抗 HBV 治疗：治疗指征为 HBV 阳性的肝硬化失代偿期患者，HBV DNA 阳性，无论 ALT 水平如何。无固定疗程，需长期应用。肝功能失代偿患者不宜使用干扰素。

（2）抗 HCV 治疗：适用于肝功能代偿的肝硬化患者，尽管对治疗的耐受性和效果有所降低，但为使病情稳定、延缓或阻止肝衰竭和肝细胞癌（hepatic cellular cancer，HCC）等并发症的发生，在严密观察下，使用聚乙二醇干扰素-α 联合利巴韦林或普通干扰素联合利巴韦林等方案。

2．营养支持

尽量维持肠内营养，肠内营养是机体获取能量的最好方式，应进食易消化的食物，以糖类为主，蛋白质摄入量以患者可耐受为宜，辅以多种维生素，可给予胰酶助消化。对于食欲减退、不能耐受食物者，可给予易消化的、蛋白已水解为小肽段的肠内营养剂。肝衰竭或有肝性脑病先兆者，应限制蛋白质的摄入。

3. 保护肝细胞

胆汁淤积时，微创方法解除胆道梗阻，可避免对肝功能的进一步损伤；也可口服熊去氧胆酸降低肝内鹅去氧胆酸的比例，减少其对肝细胞的破坏。其他保护肝细胞的药物有水飞蓟素、多烯磷脂酰胆碱、还原型谷胱甘肽及甘草酸二胺。

4. 慎用损害肝脏的药物

避免使用疗效不明确的药物，以减轻肝脏代谢负担。

(二) 腹水治疗

治疗腹水可减轻症状及防止在腹水基础上发展的一系列并发症如自发性腹膜炎（spontaneous bacterial peritonitis，SBP）、肝肾综合征等。

1. 限制水、钠的摄入

钠摄入量限制在 500～800mg/d（相当于氯化钠 1.2～2g/d），摄入水量在 500～1000ml/d。

2. 利尿剂

应用原则是联合、间歇、交替使用，常用保钾利尿剂螺内酯和呋塞米联合使用。利尿速度不宜过快、剂量不宜过大，以每天体重减轻不超过 0.5kg 为宜，以免诱发肝性脑病等。

3. 经颈静脉肝内门体分流术（TIPS）

TIPS 以血管介入的方法在肝内的门静脉分支与肝静脉分支间建立分流通道，能有效降低门静脉压力，创伤小、安全性高，显著减少或消除腹水。如果能对因治疗，使肝功能稳定或有所改善，可较长期维持疗效，多数患者术后不需要限盐、限水及长期使用利尿剂，可减少肝移植。

4. 排放腹水并补充清蛋白

用于不具备 TIPS 技术、对 TIPS 禁忌及失去 TIPS 机会顽固性腹水的姑息治疗，一般每次放腹水 1000ml，同时输注清蛋白 80g，该方法缓解症状时间短，易于诱发肝性脑病、肝肾综合征。

(三) 肝移植手术

肝移植手术是终末期肝硬化治疗的最佳选择。

(四) 并发症的治疗

1. 自发性腹膜炎

一旦确诊，应立即治疗，早期、足量、联合应用抗生素。主要选用针对革兰阴性杆菌的抗生素，如环丙沙星、氧氟沙星、丁胺卡那等，或选用广谱抗生素如头孢噻肟钠、头孢曲松、头孢哌酮等。通常选择 2～3 种抗生素联合应用，然后根据治疗的反应和细菌培养结果调整抗生素，用药时间不得少于两周。

2. 肝肾综合征

①控制上消化道大出血、感染等诱发肝肾综合征的因素。②严格控制输液量，纠正水、盐代谢紊乱和酸碱失衡等。③输入清蛋白、右旋糖酐-70 或腹水回输，提高血容量、改善肾

血流量，然后给予利尿剂。④特利加压素联合清蛋白治疗，特利加压素系加压素与甘氨酸的结合物。⑤避免单纯大量放腹水、大量利尿，避免使用肾毒性药物；应用血管活性药物如多巴胺、山莨菪碱等，改善肾血流量，增加肾小球滤过率。

【常见护理诊断/问题】

（1）营养失调：低于机体需要量，与肝硬化所致的食欲下降及营养吸收障碍有关。

（2）体液过多，与肝硬化所致的门静脉高压、低蛋白血症及水、钠潴留有关。

（3）活动无耐力，与肝功能减退、大量腹水有关。

（4）有皮肤完整性受损的危险，与水肿、皮肤瘙痒、长期卧床有关。

（5）有感染的危险与机体抵抗力低下有关。

【护理措施】

1. 休息与体位

病室环境整洁、安静、舒适，根据病情合理安排患者休息和活动，代偿期患者可适当从事轻体力活动，失代偿期则需卧床休息，降低肝脏的代谢活动，增加肝脏血流量，以利于肝脏功能的恢复。

2. 饮食护理

饮食原则为高热量、高蛋白、高维生素、易消化饮食，血氨偏高者限制或禁食蛋白质，待病情好转后逐渐增加蛋白质的摄入量。蛋白质来源以豆制品、鸡蛋、牛奶、鸡肉、鱼肉、瘦猪肉为主；有肝性脑病先兆或血氨增高时应限制或禁食蛋白质，主要以植物蛋白为主，如豆制品。补充足够维生素，尤其是脂溶性维生素，新鲜蔬菜和水果含有丰富的维生素。有腹水者应低盐或无盐饮食，钠限制在每日 500～800mg（氯化钠 1.2～2.0mg），少食含钠食物，如咸肉、酱菜、酱油、含钠味精等；谷物、瓜果含钠较少，水果、硬壳果、干豆、肉类、马铃薯含钾多。饮水量每日 1000ml 左右。戒烟酒。进餐时要细嚼慢咽，避免进食刺激性强、粗纤维多和较硬的食物，以防损伤曲张的食管、胃底静脉导致出血。

3. 病情观察

观察生命体征、尿量等情况，注意有无并发症发生，出现异常情况及时通知医师，以便采取紧急措施。

4. 对症护理

（1）腹水的护理：①体位：大量腹水患者取半卧位，以减轻呼吸困难；少量腹水患者取平卧位，以增加肝、肾血流量。注意预防压疮。②限制水、钠摄入：遵医嘱严格限制水、钠摄入，向患者及家属讲明其有利于腹水消退。遵医嘱使用利尿剂，并注意观察电解质及酸碱平衡情况。③准确记录 24 小时出入液量，定期测量腹围和体重，并教会患者正确测量和记录方法。④协助腹腔放液：术前向患者说明操作过程和注意事项，测量腹围、体重和生命体征，排空膀胱以免穿刺时损伤；术中及术后监测生命体征，观察不良反应；术毕用无菌敷料覆盖穿刺部位，并观察穿刺部位有无渗液，应缚紧腹带，防止腹腔穿刺后腹压骤降，记录腹水量、颜色、性质，及时送检标本。

（2）皮肤护理：肝硬化患者常伴有四肢水肿，皮肤干燥、瘙痒，机体抵抗力下降，因此应加强皮肤护理。每日可用温水擦浴，避免用力搓拭、使用刺激性的药皂或沐浴液、水温过高等；衣服宜柔软、宽松；床铺要平整、洁净；定时更换体位，以防局部组织长期受压、皮肤损伤发生压疮或感染；皮肤瘙痒时勿搔抓，可涂抹止痒剂，以免皮肤破损和继发感染；向患者解释发生压疮的危险因素和早期表现，指导患者及其家属学会预防的方法。

5. 用药护理

遵医嘱静脉补充营养，以提高血浆胶体渗透压。应用利尿剂时注意观察电解质情况。

6. 心理护理

肝硬化是慢性病，症状很难控制，预后不良，患者和家属容易产生悲观情绪，护理人员要同情和关心患者，及时解答患者提出的疑问，安慰、理解、开导患者，使患者及家属树立战胜疾病的信心。对有严重焦虑和抑郁的患者，应加强巡视并及时进行心理干预，以免发生意外。

【健康指导】

1. 知识普及

护士应帮助患者和家属掌握本病的有关知识和自我护理方法，健康人群要避免酗酒、积极治疗病毒性肝炎以防止肝硬化发生。

2. 休息、活动指导

代偿期宜适当减少活动，参加较轻的工作，避免劳累；病情加重或合并腹水、食管胃底静脉曲张、肝性脑病时，应卧床休息，腹水者取半卧位。

3. 饮食指导

帮助患者制订合理的营养食谱，遵循饮食治疗原则，以高热量、高蛋白、丰富维生素、适当脂肪且易消化饮食为宜。对病情严重或血氨偏高者，根据病情限制蛋白质摄入；有腹水的患者应限制水、钠摄入。此外，忌酒，避免进食粗糙、坚硬或辛辣的刺激食物，以防食管胃底静脉曲张破裂出血。

4. 心理指导

告诉患者在疾病早期积极针对病因治疗和加强一般治疗，能使病情缓解及延长其代偿期。在失代偿期，积极对症治疗，让患者了解身心两方面休息对疾病的恢复很重要，要保持心情愉快，生活要有规律，提高生活质量，改善其身心状态，积极配合治疗。

5. 用药指导

按医嘱用药，勿擅自增减药物，教会患者观察药物疗效和不良反应，及时识别病情变化并及时就诊。

第六节　原发性肝癌

原发性肝癌是指肝细胞或肝内胆管细胞发生的肿瘤，是我国常见恶性肿瘤之一，其死亡率在消化系统恶性肿瘤中列第3位，仅次于胃癌和食管癌。我国肝癌死亡率占全球死亡率的45％，江苏启东和广西扶绥发病率最高。本病可发生于任何年龄，以40～49岁多见，男女之比（2～5）∶1。

【病因】

原发性肝癌的病因尚未明确，目前认为可能与以下因素有关。

1. 病毒性肝炎

原发性肝癌患者中约有 1/3 有慢性肝炎病史。流行病学调查显示，肝癌高发区人群 HBsAg 阳性率高于低发区，而肝癌患者 HBsAg 及其他乙型病毒性肝炎标志物的阳性率达 90%，提示乙型肝炎病毒与肝癌发病有关。近年来发现，丙型病毒性肝炎亦与肝癌的发病有关。

2. 肝硬化

原发性肝癌合并肝硬化者占 50%～90%。病理检查发现肝癌合并肝硬化多为乙型病毒性肝炎后大结节性肝硬化，肝细胞恶化在肝细胞再生过程中发生，丙型病毒性肝炎发展成肝硬化的比例并不低于乙型病毒性肝炎。欧美国家，肝癌常发生在酒精性肝硬化的基础上。一般认为血吸虫性肝硬化、胆汁性或淤血性肝硬化与原发性肝癌无关。

3. 黄曲霉毒素

黄曲霉毒素代谢产物黄曲霉毒素 B. 有很强的致癌作用。流行病学调查发现粮油、食品受黄曲霉毒素 B1 污染严重的地区，肝癌发病率也相应增高，提示黄曲霉毒素可能是某些地区肝癌发病率高的原因。

4. 饮用水污染

肝癌高发区的启示，饮池塘水的居民比饮井水的居民肝癌发病率、死亡率高。

5. 其他因素

某些化学物质如亚硝胺类、偶氮芥类、有机氯农药等均是可疑致癌物。硒缺乏、遗传因素、嗜酒也是肝癌的重要危险因素，华支睾吸虫感染可引起胆管细胞癌。

肝癌按病理改变可分为巨块型、结节型、弥漫型、小癌型 4 种类型；按细胞来源可分为肝细胞型、肝内胆管细胞型和混合型 3 种。

原发性肝癌可经血行转移、淋巴转移、种植转移使癌细胞扩散，其中，肝内血行转移最早、最常见，肝外血行转移最常见转移到肺，其次为肾上腺、骨、肾、脑。

【临床表现】

原发性肝癌起病多隐匿，早期无典型症状和体征，以 AFP 普查及 B 超检查检出的早期肝癌称为亚临床肝癌。自行就诊患者多为中晚期，常有以下临床表现：

1. 肝区疼痛

半数以上患者有肝区疼痛，多呈持续性胀痛或钝痛。如病变侵犯横膈，疼痛可牵涉右肩。如肿瘤生长缓慢，可完全无痛或仅有轻微钝痛。肝区疼痛是由于肿瘤增长快速，肝包膜被牵拉所致。如肝癌结节破裂，坏死癌组织及血液流入腹腔时，可引起腹部剧烈疼痛，并迅速遍及全腹。

2. 肝大

肝脏呈进行性肿大，质地坚硬，表面凹凸不平，有大小不等的结节或巨块，边缘钝而不整齐，有不同程度的压痛。

3. 肝硬化征象

肝癌伴有门静脉高压时可有脾大、脾功能亢进，腹水，侧支循环的建立和开放等表现。

4．黄疸

肝癌晚期可出现黄疸，因肝细胞损害、癌肿压迫或侵蚀肝门附近的胆管，或癌组织和血块脱落引起胆道梗阻所致。

5．恶性肿瘤的全身表现

患者可出现食欲减退、腹胀、食欲减退、乏力、进行性消瘦、发热等；由于癌肿本身代谢异常，可引起低血糖、红细胞增多症、高血钙、高血脂等，称伴癌综合征。

6．转移灶表现

肝癌可向肺、骨、胸腔等处转移，肺或胸腔转移以咯血、气短为主；骨转移局部有压痛或神经受压症状；脑转移则有头痛、呕吐和神经定位性体征。

7．并发症

（1）上消化道出血：出血约占肝癌死亡原因的 15％。肝癌患者常因肝硬化或门静脉、肝静脉癌栓引起门静脉高压，导致食管胃底静脉曲张或小肠静脉淤血，一旦血管破裂，则表现为呕血和黑粪；晚期患者还可因胃肠道黏膜糜烂合并凝血功能障碍而发生广泛出血。

（2）肝性脑病：通常发生在肝癌的终末期，约 1/3 患者因肝性脑病死亡。

（3）肝癌结节破裂出血：约 10％的患者死于肝癌结节破裂出血。破裂可局限于肝包膜下，表现为局部疼痛；如肝包膜下出血迅速增多则形成压痛性包块；也可破人腹腔引起急性腹膜炎。

（4）继发感染：肝癌患者因长期卧床、放疗或化疗导致白细胞减少、机体抵抗力下降，容易合并肺炎、败血症、肠道感染等。

【治疗要点】

随着诊疗技术的提高，高危人群的普查和随访，早期肝癌和小肝癌的检出率和手术根治切除率逐年提高，加上手术方法的改进及多种治疗措施的综合应用，肝癌治疗效果有了一定提高。

1．手术治疗

手术切除是目前治疗原发肝癌的最好方法，凡有手术指征者均应积极争取手术切除。手术适应证：①诊断明确，估计病变局限于一叶或半肝，未侵及第一、第二肝门和下腔静脉者；②肝功能代偿良好，凝血酶原时间不低于正常 50％；③无明显黄疸、腹水或远处转移者；④心、肺、肾功能良好，能耐受手术者；⑤术后复发，病变局限于肝一侧者；⑥经肝动脉栓塞化疗或肝动脉结扎、插管化疗后，病变明显缩小，估计有可能手术切除者。

由于手术切除仍有很高的复发率，因此术后宜加强综合治疗与随访。

2．局部治疗

（1）肝动脉化疗栓塞治疗（TACE）：TACE 对肝癌有较好疗效，可提高患者 3 年生存率，是肝癌非手术治疗的首选方法。

（2）无水乙醇注射疗法（PEI）：PEI 是在 B 超引导下，将无水乙醇直接注入肝癌组织内，使癌细胞脱水、变性，产生凝固性坏死，属于一种化学性治疗肝癌的方法。PEI 对小肝癌可使肿瘤明显缩小，.甚至根治；对晚期肝癌可控制生长速度，延长生存期。PEI 目前已被推荐为肿瘤直径小于 3cm，结节数在 3 个以内伴有肝硬化而不能手术治疗的主要治疗方法。

3. 物理疗法

局部高温疗法不仅可使肿瘤细胞变性、坏死，还可增强肿瘤细胞对放疗的敏感性，常见方法有微波组织凝固技术、射频消融、高功率聚焦超声治疗、激光等。冷冻疗法和直流电疗法也可杀伤肝癌细胞。

4. 肝移植

肝癌合并肝硬化患者，肝移植可将整个病肝切除，是治疗肝癌和肝硬化的有效手段；但若肝癌已有血管侵犯及远处转移（常见肺、骨），则不宜行肝移植术。

5. 药物治疗

HBV 感染者在手术、局部治疗或肝移植后，均需坚持口服抗病毒药物；肝移植患者需终身使用免疫抑制剂。

【常见护理诊断/问题】

1. 疼痛：肝区疼痛

与肝癌细胞增长迅速，肝包膜被牵拉有关。

2. 营养失调：低于机体需要量

与恶性肿瘤对机体的慢性消耗以及胃肠道反应有关。

3. 有感染的危险

与恶性肿瘤长期消耗及化疗、放疗致白细胞减少、机体抵抗力降低有关。

4. 潜在并发症

上消化道出血、肝性脑病、肝癌结节破裂出血。

5. 预感性悲哀

与死亡威胁有关。

【护理措施】

1. 休息与体位

轻症患者可适当参加日常活动，进行身体锻炼，以不感到劳累、腹痛为原则。重症患者应卧床休息，给予舒适体位以减轻疼痛。

2. 饮食护理及营养支持

应提供高蛋白、适当热量、高维生素饮食；伴有肝衰竭或肝性脑病倾向者，蛋白质摄入量应减少或暂禁蛋白质，有腹水时限制水、钠摄入。避免摄入高脂肪、高热量和刺激性食物，防止加重肝脏负担。有恶心、呕吐时，于服用止吐剂后进少量食物，增加进餐次数。进食少者可给予支持疗法，如静脉补液，必要时给予清蛋白等。

3. 病情观察

观察有无肝区疼痛加重，有无发热、腹水、黄疸、呕血、便血等；观察有无转移表现，有无肝昏迷先兆表现；密切观察患者体温、脉搏、呼吸、血压，询问有无咽痛、咳嗽、腹泻等感染迹象。病房应定期紫外线消毒，加强口腔和皮肤的护理以预防感染。

4. 对症护理

针对疼痛的护理。

（1）给患者创造一个安静、舒适的休息环境，减少各种不良刺激和心理压力，尊重患者，尽量满足患者的要求。

（2）教会患者放松技巧，如深呼吸等，鼓励患者适当参加活动以转移注意力，如与病友交谈、听音乐以及做文字、数字游戏等。

（3）有严重疼痛的患者，应与医师协商给予镇痛药物。最新的镇痛方式为患者自控镇痛（patient controlled analgesia，PCA），即应用特制泵，连续输入止痛药。患者可自行控制，采取间歇性投药，增强患者自我照顾和自主能力以及对疼痛的控制能力。

（4）观察患者疼痛的性质、部位及伴随症状，及时发现问题并协助医师及时处理。

5．肝动脉栓塞化疗术后护理

（1）术前护理：①向患者及家属解释手术的目的、方法和效果，减轻疑虑，积极配合治疗；②做好相关检查，如心电图、血常规、出凝血时间等；③术前1日做碘过敏试验；④术前6小时禁食、禁水，术前半小时遵医嘱给予镇静剂并测量血压。

（2）术中配合：①准备好各种抢救物品和药物；②注射对比剂时密切观察患者有无恶心、心慌、胸闷等过敏反应，并监测血压变化；③注射化疗药物后要注意观察患者有无恶心、呕吐。

（3）术后护理：术后由于肝动脉血供突然减少，可产生栓塞后综合征而出现腹痛、发热、恶心、呕吐、清蛋白降低、肝功能异常等改变，需做好以下护理：①饮食：术后禁食2～3天，后可摄流质并少食多餐，减轻恶心、呕吐等不适症状。②穿刺部位护理：穿刺部位压迫止血15分钟，再加压包扎，沙袋压迫6小时，保持穿刺侧肢体伸直24小时，并观察穿刺部位有无血肿及渗血。③栓塞后综合征护理：48小时内出现腹痛可根据需要按医嘱注射哌替啶以缓解疼痛。少数患者于术后4～8小时体温升高，持续1周左右，应观察体温变化，中、低度发热不需特殊处理，持续高热应与医师联系进行对症处理。

6．心理护理

（1）及时评估患者心理状态，患者最初常因不能接受患重病的打击，产生悲观、绝望、烦躁或抑郁等不良情绪，护理人员应给予诚挚的关心和帮助。

（2）多鼓励患者参与治疗和护理，适当讲解治疗知识，使其增强与疾病斗争的勇气和决心。

（3）关注患者家属的情绪，家属的不良情绪可影响患者，因此也要给予家属一定心理支持，倾听他们的诉说，并给予指导。

【健康指导】

1．心理指导

多与患者沟通，使其保持乐观情绪，以最佳心理状态配合治疗和护理。

2．饮食指导

注意饮水和食物卫生，大力宣传不吃霉变食品及粮食、不饮烈性酒、不酗酒的重要性。告诫患者戒烟、酒，全面摄取各种营养物质，以利肝组织修复，增强机体抵抗力。

3．活动与休息指导

保持生活规律、生活环境稳定，防止情绪波动和劳累，休息可减少肝糖原分解，减少乳酸与血氨的产生。

4. 用药指导

按医嘱用药，忌服对肝脏有损害的药物。

5. 出院指导

定期复诊；对存在易患因素的患者亲属进行定期普查；指导家属做好患者的护理工作。

第七节 肝性脑病

肝性脑病（hepatic encephalopathy，HE）过去称肝性昏迷，是由严重肝病引起的以代谢紊乱为基础，中枢神经系统功能失调为主要临床特征的综合征，主要表现为行为失常、意识障碍和昏迷。轻微肝性脑病过去称作亚临床性肝性脑病（subclinical hepatic encephalopathy，SHE），是指患者没有任何临床表现，常规神经系统检查无异常，但精细智力测验和（或）电生理监测可发现异常。

【病因】

各型肝硬化（病毒性肝硬化最多见）是肝性脑病的主要病因，占70%，肝硬化门体分流形成或门体分流术后更易引起。部分肝性脑病发生于重症病毒性肝炎、中毒性肝炎和药物性肝病的急性或暴发性肝衰竭阶段；少数肝性脑病由原发性肝癌、妊娠期急性脂肪肝及严重胆道感染等并发。常见诱因有上消化道出血、高蛋白饮食、继发感染、便秘、镇静催眠剂和麻醉剂的使用、低血糖、反复过量放腹水及大量排钾利尿等。

【临床表现】

肝性脑病的临床表现常因原有肝病的性质、肝细胞损害的轻重缓急以及诱因的差异而有所不同。急性肝性脑病常见于暴发性肝炎，诱因为大量侧支循环形成和门体分流术后。根据意识障碍程度、神经系统症状和脑电图改变，将肝性脑病由轻到重分为5期：

1. 0 期（潜伏期）

0 期又称轻微肝性脑病，无行为、性格的异常，无神经系统病理征，脑电图正常，心理测试或智力测试时有轻微异常。

2. 1 期（前驱期）

轻度性格改变和行为失常，如欣快感或淡漠少言、衣冠不整、随地便溺；应答还准确，但吐词不清且较缓慢；可有扑翼（击）样震颤，亦称肝震颤；脑电图多正常。历时数日或数周，有时症状不明显易被忽视。

3. 2 期（昏迷前期）

以意识错乱、睡眠障碍及行为失常为主，定向力和理解力减退，对时间、地点、人物的概念混乱，不能完成简单的计算和智力构图（如搭积木等），语言不清、书写障碍；多有睡眠时间倒错，甚至幻觉、恐惧及狂躁；腱反射亢进、肌张力增高、踝阵挛及巴宾斯基征阳性等；此期扑翼样震颤常存在，脑电图可有特征性异常。

4. 3 期（昏睡期）

以昏睡和精神错乱为主，患者大部分时间呈昏睡状态，但强刺激可以唤醒。各种神经体征持续存在或加重，扑翼样震颤仍可引出，肌张力高，腱反射亢进，锥体束征常阳性。脑电图有异常波形。

5. 4 期（昏迷期）

神志完全丧失，不能唤醒；由于患者无法合作，扑翼样震颤无法引出。浅昏迷时，对疼痛刺激和不适体位尚有反应，腱反射和肌张力仍亢进；深昏迷时，各种反射均消失，肌张力减低，瞳孔散大，可出现阵发性惊厥、踝阵挛。脑电图明显异常。

以上各期之间并无明显界限，前、后期临床表现可有重叠，随病情发展程度可进级或退级。肝功能严重损害的肝性脑病患者常可有明显黄疸、出血和肝臭，易继发各种感染，并发肝肾综合征和脑积水等。

【治疗要点】

肝性脑病目前无特效疗法，去除肝性脑病的诱因、保护肝脏功能免受进一步损伤、治疗氨中毒及调节神经递质是治疗肝性脑病的主要措施。

1. 消除诱因

如积极控制感染，止血和清除消化道积血，通便，避免快速大量排钾利尿，及时纠正水、电解质紊乱及酸碱平衡失调。禁用吗啡类、水合氯醛及巴比妥类镇静药物。

2. 减少肠道内氮源性毒物的生成和吸收

（1）饮食：开始数日应禁食蛋白质；病情改善后，饮食中可逐渐增加少量植物蛋白。每日供给足够热量和维生素，热量供给以糖类为主。

（2）灌肠与导泻：清除肠道内积食、积血和其他含氮物质。灌肠可用生理盐水或稀醋酸液，忌用肥皂水，因其呈碱性，可增加氨的吸收；导泻可口服 25% 硫酸镁 30~60ml。

（3）抑制肠道细菌生长：选用主要针对肠道产尿素酶细菌的抗生素，减少氨的生成。如新霉素 2~8g/d 或甲硝唑 0. 8g/d，分 4 次口服，疗效相当。

（4）乳果糖或乳梨醇：二者口服后到达结肠被细菌分解产生酸性产物，起酸化肠道作用。对忌用新霉素或需长期治疗者，乳果糖或乳梨醇为首选药。乳果糖 30~60g/d 或乳梨醇 30~40g/d，分 3 次口服；亦可将乳果糖稀释至 33. 3% 保留灌肠。

3. 促进有毒物质的代谢和清除，纠正氨基酸代谢的紊乱

（1）L-鸟氨酸-L-门冬氨酸（ornithine-aspartate，OA）：OA 是一种鸟氨酸和门冬氨酸的混合物，能促进肝内合成尿素的鸟氨酸循环而降低血氨。

（2）鸟氨酸-酮戊二酸：降氨机制同上，疗效稍差。

（3）谷氨酸钾或谷氨酸钠：谷氨酸钾、谷氨酸钠可与氨结合形成谷氨酰胺而降低血氨，每次用 4 支（谷氨酸钾每支 6. 3g/20ml，谷氨酸钠每支 5. 75g/20ml），加入葡萄糖液中静脉滴注，每日 1~2 次。谷氨酸钾、钠比例视血清钾、钠浓度和病情而定。

（4）精氨酸：每日 10~20g 加入葡萄糖液中静脉滴注，可促进尿素合成，呈酸性，适用于血 pH 偏高的患者。

（5）人工肝：用活性炭、树脂等进行血液灌流或用聚丙烯腈进行血液透析可清除血氨和其他毒性物质，有一定疗效。

4. 调节神经递质

（1）GABA/BZ复合受体拮抗剂：可以拮抗内源性苯二氮草所致的神经抑制，对部分3、4期患者有促醒作用。常用药氟马西尼，起效快，但维持时间短，可1mg/小时持续静脉滴注。

（2）减少或拮抗假神经递质：支链氨基酸（BCAA）制剂是一种以亮氨酸、异亮氨酸、缬氨酸等为主的复合支链氨基酸制剂，可减少假神经递质的形成，其疗效尚有争议。

5. 其他治疗

（1）纠正水、电解质和酸碱平衡失调：每日入液量以不超过2500ml为宜，肝硬化腹水患者的入液量应加控制，以免血液稀释、血钠过低而加重昏迷。及时纠正缺钾和碱中毒，缺钾者补充氯化钾，碱中毒可用精氨酸溶液静脉滴注。

（2）重症监护：重症患者可用冰帽降低颅内温度，以减少能量消耗，保护脑细胞功能。深昏迷患者，应做气管切开排痰给氧，保持呼吸道通畅；静脉滴注高渗葡萄糖、甘露醇等脱水剂以防治脑水肿。

6. 肝移植

肝移植是治疗各种晚期肝病的有效方法，各种严重肝性脑病在肝移植术后能得到显著的改善。

【常见护理诊断/问题】

1. 思维过程改变

与血氨增高、大脑处于抑制有关。

2. 营养失调：低于机体需要量

与代谢紊乱，进食少等有关。

3. 有受伤的危险

与肝性脑病致精神异常、烦躁不安有关。

4. 照顾者角色困难

与患者意识障碍，照顾者缺乏经验有关。

5. 知识缺乏

缺乏预防肝性脑病发生的知识。

【护理措施】

1. 休息与体位

保持环境安静，限制探视。对烦躁患者应加强保护，防止坠床及撞伤等意外。

2. 避免诱因，减少有毒物质的生成和吸收

（1）避免使用含氮药物、催眠药、麻醉药及对肝脏有毒的药物。烦躁不安或抽搐者，可注射地西泮5～10mg，忌用水合氯醛、吗啡、硫喷妥钠等药物。

（2）保持大便通畅，积极控制上消化道出血，及时清除肠道内积存血液、食物和其他含氮物质。如为上消化道出血后的肝性脑病或发生便秘，应给予灌肠或导泻，可用生理盐水或弱酸性溶液，禁用肥皂水灌肠。对急性门体分流性脑病昏迷患者应首选乳果糖500ml加生理盐水500ml做保留灌肠，也可口服或鼻饲25％硫酸镁30～60ml导泻。注意观察血压、脉

搏，记录尿量、排便量和粪便颜色，加强肛周护理。血容量不足、血压不稳定者不能导泻，以免引起脱水。

（3）注意保持水、电解质和酸碱平衡，有肝性脑病倾向的患者应避免使用快速、大量排钾利尿剂和大量放腹水。大量放腹水时应遵医嘱静脉输入清蛋白以维持有效循环血量，注意防止电解质紊乱。

（4）卧床患者易发生吸入性肺炎、压疮、口腔感染，要加强皮肤护理、口腔护理；防治皮肤、呼吸系统、泌尿系统感染。感染使机体分解代谢提高，氨产生增加，耗氧量增加。如发生感染应遵医嘱及时、准确应用抗生素。

（5）避免发生低血糖，低血糖时能量代谢下降，脑内去氨活动停滞，氨的毒性增强。

3. 合理饮食

（1）热量供给：每天总热量来源以糖类为主，昏迷患者鼻饲25％葡萄糖液供给足够热量，以减少组织蛋白质分解产氨，又有利于促进氨与谷氨酸结合形成谷氨酰胺而降低血氨。

（2）蛋白质的供给：1、2期患者开始数天应限制蛋白质在每天20g以内，3、4期患者应禁止从胃肠道补充蛋白质，可鼻饲或静脉注射25％的葡萄糖溶液。患者神志清楚后，可逐渐增加蛋白质摄入，每天20g，以后每3～5天增加10g，但短期内每天不能超过40～50g，患者完全恢复后可增加到每天每千克体重0.8～1.0g，以维持基本的氮平衡。蛋白质应首选植物蛋白，由于植物蛋白富含支链氨基酸和非吸收纤维，后者可促进肠蠕动，被细菌分解后能降低结肠的pH，加速毒物排出和减少氨的吸收。

（3）脂肪的供给：低脂饮食，禁用油炸食物、肥肉、猪油等，因为多余的脂肪在肝内沉积形成脂肪肝会加重肝脏损害。

（4）维生素的供给：食物配制应注意含丰富维生素，尤其富含维生素C、B、K、E等，不宜用维生素B_6，因其可使多巴在周围神经处转为多巴胺，影响多巴进入脑组织，影响中枢神经的正常递质传导。

（5）注意水、电解质的平衡：肝性脑病多有水潴留倾向，水不宜摄入过多，一般每天入量为尿量加1000ml左右，对可疑脑水肿患者尤应限制。除肾功能有障碍者，钾应补足，但钠盐要限制。准确记录出入量，按需要测定血钠、钾、氯化物、血氨、尿素等。

4. 病情观察

观察并记录患者的生命体征、瞳孔大小、对光反射、意识状态及行为表现等，如有异常应及时报告医师，以便及时处理；观察患者的思维、认知情况，以判断患者意识障碍的程度；安慰患者，给予患者情感支持，患者清醒时向其讲解意识障碍的原因；患者如有烦躁不安要加强护理，以防出现意外伤害。

5. 对症护理

意识障碍的护理。

（1）对前3期患者的性格改变和行为异常应予重视并严密观察，协助医师及早诊断、及时处理以控制病情恶化。对于烦躁不安者，要予以保护，防止坠床。注意患者指甲不宜过长，以防抓伤皮肤。

（2）对第4期的昏迷患者，要加强基础护理，特别注意保持呼吸道通畅，防止感染、压疮的发生。

（3）对有抽搐、脑水肿的患者可戴冰帽，降低颅内温度，减少能量消耗，保护脑细胞功能，应用脱水剂时要注意滴速和尿量。

6. 用药护理

认真执行医嘱，了解各种药物的作用、不良反应、给药注意事项等。如静脉注射精氨酸速度不宜过快，以免引起流涎、面色潮红与呕吐等反应；乳果糖在肠内产气增多可引起腹胀、腹痛、恶心、呕吐等不良反应，服用时以调节到每天排便 2～3 次，大便 pH 5～6 为宜；应用谷氨酸钾或谷氨酸钠时要注意观察患者的尿量、腹水的程度以及电解质情况；新霉素不宜长期应用，一般不宜超过 1 个月，因其可引起听力和肾功能损害；应用苯甲酸钠时注意患者有无饱胀、腹痛、恶心、呕吐等。

7. 心理护理

体贴、关怀、安慰患者，尊重患者的人格，切忌嘲笑患者的异常行为。帮助照顾者合理安排时间，制订合理、科学的照顾计划，将各种需要照顾的内容和方法进行讲解示范，鼓励其增强信心，协助患者共度难关。

【健康指导】

1. 知识宣教

向患者及其家属介绍导致肝性脑病的各种诱因及其他有关知识，指导患者避免各种诱因。使患者及家属认识病情的严重性，嘱患者要加强自我保健意识，树立战胜疾病的信心。

2. 饮食和生活指导

指导患者及家属制订合理的饮食计划，不宜进食过量蛋白质及粗糙食物，保持大便通畅。改变不良生活习惯和方式，戒酒。

3. 用药指导

指导患者严格按医嘱服药，了解药物的不良反应. 告诉患者及家属应慎用或避免使用的药物名称。

4. 定期复查

要求患者定期复诊，告诉患者及家属肝性脑病发生时的早期征象，以便能及时就医。

参考文献

[1] 魏晓莉. 医学护理技术与护理常规 [M]. 长春：吉林科学技术出版社，2019.

[2] 张纯英. 现代临床护理及护理管理 [M]. 长春：吉林科学技术出版社，2019.

[3] 王芳. 实用护理操作指南 [M]. 长春：吉林科学技术出版社，2019.

[4] 庄丽娟. 护理管理学 [M]. 杭州：浙江大学出版社，2018.

[5] 靳红君. 基础护理 [M]. 长春：吉林科学技术出版社，2017.

[6] 刘丽琴. 现代内科护理精粹 [M]. 西安：西安交通大学出版社，2018.

[7] 胡金华，商青林，余国萍. 临床护理与管理实践 [M]. 天津：天津科学技术出版社，2018.

[8] 武永芳，李鸿杰，李霞. 临床实用医学诊疗与护理研究 [M]. 汕头：汕头大学出版社，2019.

[9] 郑浩杰，贾彦生. 消化内科疾病观察与护理技能 [M]. 北京：中国医药科技出版社，2019.

[10] 迟琨. 新编临床护理学理论与操作实践 [M]. 长春：吉林科学技术出版社，2019.

[11] 王菊萍. 常见病护理技术与操作规范 [M]. 长春：吉林科学技术出版社，2018.

[12] 王英. 临床常见疾病护理技术与应用 [M]. 长春：吉林科学技术出版社，2019.

[13] 张应丽. 实用妇产科疾病诊断与护理 [M]. 长春：吉林科学技术出版社，2019.

[14] 张萍，黄俊蕾，陈云荣，等. 现代医学临床与护理 [M]. 青岛：中国海洋大学出版社，2018.

[15] 周静，陈瑞，谭婕，等. 静脉输液治疗护理临床实践 [M]. 青岛：中国海洋大学出版社，2018.

[16] 蒙黎，王桂花，郭艳梅，等. 现代临床护理实践 [M]. 北京：科学技术文献出版社，2018.

[17] 胡昌俊. 临床医学与护理概论 [M]. 昆明：云南科技出版社，2018.

[18] 赵霞. 临床外科护理实践 [M]. 武汉：湖北科学技术出版社，2017.

[19] 席明霞. 内科疾病护理常规 [M]. 北京：科学技术文献出版社，2018.

[20] 石翠玲. 精编护理操作技术 [M]. 上海：上海交通大学出版社，2018.

[21] 宋美茹. 最新内科护理精要 [M]. 天津：天津科学技术出版社，2018.

[22] 沈燕. 现代临床护理精要 [M]. 北京：科学技术文献出版社，2018.

[23] 孙平. 实用临床护理实践 [M]. 天津：天津科学技术出版社，2018.

[24] 谷业云. 实用护理技术与临床 [M]. 上海：上海交通大学出版社，2018.

[25] 徐姝一. 临床护理新思维 [M]. 北京：科学技术文献出版社，2018.

[26] 蔡华. 现代产科护理精要 [M]. 天津：天津科学技术出版社，2018.